T0178876

DIETA:
¿QUÉ CARAJOS DEBO COMER?

DIETA:
¿QUÉ CARAJOS DEBO COMER?

La guía definitiva y sin rodeos para
lograr tu peso ideal y vivir sano,
equilibrado y feliz

Dr. Mark Hyman

Traducción:
Ariadna Molinari Tato
Lesli Fernanda Mejía Chávez

Grijalbovital

Título original: *FOOD*
What the Heck Should I Eat?

Primera edición: junio de 2019
Segunda impresión: agosto de 2019

© 2018, Mark Hyman
© 2018 by Hyman Enterprises, LLC
Publicado bajo acuerdo con Little, Brown and Company, New York, New York,
una división de Hachette Book Group, Inc. Todos los derechos reservados.
© 2019, derechos de edición mundiales en lengua castellana:
Penguin Random House Grupo Editorial, S. A. de C. V.
Blvd. Miguel de Cervantes Saavedra núm. 301, 1er piso,
colonia Granada, delegación Miguel Hidalgo, C. P. 11520,
Ciudad de México
© 2019, Penguin Random House Grupo Editorial USA, LLC.
8950 SW 74th Court, Suite 2010
Miami, FL 33156
© 2019, Ariadna Molinari Tato y Lesli Fernanda Mejía Chávez, por la traducción

Adaptación del diseño de cubierta de Lauren Harms/Hachette Book Group, Inc.:
Penguin Random House Grupo Editorial USA
Foto del autor: Kelly Campbell
Foto de portada: its_al_dente/Shutterstock.com

www.megustaleerenespanol.com

ISBN: 978-1-644730-10-2

Impreso en Estados Unidos – *Printed in USA*

Penguin
Random House
Grupo Editorial

*Este libro está dedicado a toda la gente que alguna
vez se ha preguntado: "¿Qué carajos debo comer?"*

Índice

PRIMERA PARTE

PONERLE FIN A LA CONFUSIÓN, EL MIEDO
Y LA INSEGURIDAD ALIMENTARIOS

SEGUNDA PARTE

¿QUÉ CARAJOS DEBO COMER?

Introducción

Supongo que tomaste este libro porque la buena alimentación te resulta confusa. ¿Por qué lo digo? Porque llevo 35 años estudiando nutrición y hasta a los expertos nos confunde la ciencia nutricional. Si la gente a la que le pedimos que nos guíe en materia de nutrición cambia de opinión con frecuencia, es comprensible que los demás estemos confundidos y desconcertados.

Cuando despiertas por las mañanas, ¿te preguntas qué deberías comer ese día? ¿Estás harto de que las noticias acerca de investigaciones nutricionales recientes, respecto a lo que es bueno o malo para la salud, sean confusas y hasta contradictorias? Un día es malo comer huevo; al día siguiente es un alimento milagroso. Un año, el gobierno nos dice que comamos entre seis y 11 porciones de carbohidratos (pan, arroz, cereal y pasta) como base de nuestra dieta; al año siguiente nos dice que reduzcamos su consumo. Los lineamientos alimenticios de Estados Unidos decían hace 35 años que todos nuestros problemas de salud se derivaban de comer grasa, y recomendaban comerla sólo de forma esporádica. Más de tres décadas después, de pronto descubrieron que la grasa no era tan mala para la salud. Hace poco nos dijeron, en los lineamientos alimenticios de 2015: "Ay, no se preocupen por la grasa; no hay restricciones sobre cuánta comer porque las investigaciones no muestran conexiones entre obesidad o cardiopatías y grasas alimenticias. Ah, y con respecto al colesterol que les dijimos que evitaran por temor a caer muertos por un infarto… bueno, en eso también nos equivocamos, así que olvídense de comer sólo las claras y disfruten el huevo entero".

Claro que la industria alimentaria, cuyo valor supera el billón de dólares, ofrece toda clase de opciones "saludables": bajo en grasa, alto en fibra, de trigo integral, sin gluten… Pero la mayoría dista mucho de ser saludable. Mi regla de oro con la comida es que, si la etiqueta afirma que es saludable, seguramente no lo es. ¿Zucaritas integrales, por ejemplo?

Todo esto basta para que queramos darnos por vencidos y comer lo que se nos antoje, en las cantidades que se nos antojen. Es como un traumatismo nutricional.

Por eso escribí este libro. Quiero ayudarte a desmarañar todas esas creencias sobre la comida que te engordan y te enferman, y cambiarlas por una nueva comprensión de la comida que te guíe hacia la salud y la longevidad.

En el medio de la alimentación hay incontables creencias y dogmas: desde la alimentación vegana, la paleo, la vegetariana, la mediterránea y la crudivegana, hasta la cetogénica, la alta en grasas, la baja en grasas y la omnívora. ¿Será posible que todas estén en lo correcto? Cada una tiene sus propios beneficios, pero un acercamiento absoluto a cualquiera de ellas puede no darnos una respuesta absoluta.

Los seres humanos somos maleables. Durante incontables generaciones consumimos dietas nativas a toda clase de climas de todo el planeta, desde paisajes desérticos hasta la tundra gélida del Ártico. ¿Deberíamos comer 80% de carbohidratos provenientes del mezquite, las bellotas y los cereales silvestres, como los indígenas pima de Arizona hicieron durante miles de años? ¿O deberíamos comer 70% de grasas provenientes de carne de ballena y de foca, como los inuit del Ártico?

La buena noticia es que la ciencia sigue refinando y esclareciendo principios fundamentales de la buena nutrición, y ahora sabemos más que nunca qué implica una dieta buena y saludable. A estos principios básicos de la alimentación les llamo "dieta pegana", lo que es una parodia de mis amigos veganos y paleos, quienes con frecuencia se apasionan y exaltan al defender sus puntos de vista. Es como la pelea entre los Hatfields y los McCoys.

La triste verdad es que mucho de lo que comemos en realidad no es comida, o al menos está tan adulterado y procesado que ya no amerita ese título. Más que comida, es más bien una sustancia seudoalimenticia. En consecuencia, la mayoría de las personas está confundida, desconcertada y frustrada, y no sabe qué creer ni qué comer.

También escribí este libro porque creo que cultivar y consumir alimentos de verdad es la respuesta a muchos de los problemas del mundo. La forma en la que los cultivamos, los producimos y los comemos afecta casi todos los aspectos de nuestra vida y nuestra sociedad. Ésta es una guía honesta, diseñada para contestar la pregunta: "¿Qué carajos debo comer?"

Ahora bien, es posible que estés pensando: *Ya sé qué es la comida, es el combustible que comes y que le permite al cuerpo vivir.* Pero la comida es mucho más que eso. Es medicina. Es información. La comida controla literalmente casi todas las funciones de la mente y el cuerpo, y conecta todo lo que importa en la vida. La comida nos conecta con otros y con nuestro propio cuerpo; es capaz de revigorizar la salud, reunir familias, restablecer comunidades enérgicas, mejorar la economía y el medio ambiente, disminuir la contaminación y hasta ayudar a los niños a sacar mejores calificaciones en la escuela y evitar los trastornos alimenticios, la obesidad y las drogadicciones. La comida puede disminuir la pobreza, la violencia, el homicidio y el suicidio. El sistema de producción industrial de alimentos promueve muchos de estos problemas al impulsar una dieta a base de productos azucarados, llenos de almidón, sobreprocesados y carentes de proteínas, repletos de pesticidas, herbicidas, hormonas, antibióticos y otras sustancias químicas dañinas.

Este libro pretende ser una guía diseñada a partir de los mejores y más recientes descubrimientos científicos. Lo que pinchas con el tenedor es lo más importante de tu día, pues influye en tu capacidad de llevar una vida rica, enérgica, conectada y profunda; una vida en la que tengas la energía suficiente para cuidarte, para amar a tus familiares y amigos, para ayudar a tu vecino, para presentarte a trabajar con entusiasmo y vivir tus sueños. Si comes alimentos reales, integrales y frescos, y cocinados con ingredientes de verdad, influyes de forma positiva en todo lo que te rodea. En pocas palabras: la comida es la puerta de entrada a la buena vida y el buen amor, además de ser la solución a mucho de lo que está mal en este mundo.

Cómo funciona este mundo

Cada capítulo de la segunda parte de este libro examina un grupo alimenticio distinto (carnes, lácteos, cereales, verduras, frutas, etc.) y aspira a proveer un panorama completo de cada uno, partiendo de los fundamentos científicos y las opiniones de expertos, tanto las correctas como las erradas. Cada uno de estos capítulos contiene una guía para integrar lineamientos ambientales y éticos a tus prácticas de consumo alimentario, así como listas de qué comer y qué no. A fin de cuentas,

¿no es eso lo que todos queremos saber? Ninguna parte del libro implica privación y sufrimiento. Quiero que despiertes cada mañana sintiéndote bien, disfrutando la vida y preparado para comer mejor que nunca. Creo que descubrirás que este libro no habla tanto de lo que no debes comer, sino sobre lo que sí puedes comer: alimentos deliciosos e integrales, llenos de sabor, textura y potencial culinario.

En la tercera y cuarta partes del libro te enseñaré a usar la comida como medicina para restablecer tu cuerpo y comer de una forma que promueva la salud. Te daré lineamientos sencillos y principios nutricionales que sintetizan las investigaciones más recientes sobre alimentación, salud y enfermedades, y su relación con el medio ambiente. Son lineamientos flexibles que permiten variaciones dietéticas incluyentes, no excluyentes.

También aprenderás qué complementos alimenticios son esenciales para la salud y la sanación. Según datos oficiales, 90% de los estadunidenses tiene deficiencias de al menos un nutriente. En un mundo ideal, nadie necesitaría complementos alimenticios. No obstante, dado el exceso de factores de estrés cotidianos, la explotación de la tierra, el hecho de que la comida recorre largas distancias y pasa mucho tiempo almacenada, y la exposición a la carga creciente de toxinas de la que somos víctimas, necesitamos un suministro diario de vitaminas y minerales básicos que afinen nuestra bioquímica.

Tal vez te des cuenta de que algunos datos aparecen en más de un capítulo. Repetí algunos hechos importantes porque son relevantes para más de un grupo alimenticio, y sé que algunos lectores se saltarán algunas partes del libro, en lugar de leerlo de principio a fin. Prefiero repetirlo a que lo pases por alto.

Aunque este libro contiene bastante información científica sobre la comida, tengo la ilusión de que te dé el poder de simplificar tu vida. Cocinar y comer se vuelve mucho más fácil cuando dejas atrás lo artificial y te concentras en alimentos auténticos e integrales; así es más fácil recordar qué es qué. Pregúntate esto: ¿lo hizo un humano o lo creó la naturaleza? La naturaleza crea aguacates, mas no panquecitos. Cualquier niño de cinco años puede entenderlo. Es hora de desafiar los mitos nutricionales más dañinos y acoger los alimentos sabrosos y naturales que amarás y te amarán.

PRIMERA PARTE

Ponerle fin a la confusión, el miedo y la inseguridad alimentarios

La ciencia nutricional es confusa, pero no tendría por qué serlo, ya que no hay nada más natural o fundamental en la vida que la nutrición. El milagro que la humanidad siempre ha reconocido es el siguiente: la comida existe para llenarnos de energía, sanarnos, repararnos y animarnos. Cada bocado que damos es una oportunidad poderosa para producir salud o generar enfermedad. Cuando hablo de su cualidad milagrosa, me refiero a la comida *de verdad*, la que proviene de la tierra y sirve como combustible y sustento, y *no a* la basura industrializada, hiperprocesada e hiperpalatable que nos degrada y nos enferma. ¿Cuál de las dos te llevarás al organismo? La decisión es tuya. Es momento de ahondar en la verdad de la comida, dejar en claro qué está científicamente demostrado y qué no, y aprender a comer bien de por vida.

Antes de entrar en materia, empecemos con un pequeño cuestionario. Contesta las siguientes preguntas con base en tus creencias actuales sobre la comida. Las respuestas aparecen al final de la primera parte. ¡No hagas trampa!

Test de coeficiente nutricional

¿Verdadero o falso?

1. La avena es un desayuno saludable.

2. Hay que evitar la yema del huevo porque aumenta el colesterol y causa infartos.

3. El jugo de naranja es una excelente forma de empezar el día.

4. La carne roja es poco saludable y provoca cáncer y cardiopatías.

5. La mejor forma de perder peso es llevar una dieta baja en grasas.

6. La comida sin gluten es saludable.

7. Si quieres bajar de peso, debes comer menos y ejercitarte más.

8. Los lácteos son un alimento divino; son esenciales para el crecimiento infantil, el fortalecimiento de los huesos y la prevención de fracturas.

9. Hay que evitar la mantequilla porque tiene demasiadas grasas saturadas y provoca cardiopatías.

10. El aceite vegetal es mejor para la salud que la mantequilla.

Apuesto a que contestaste mal la mayoría de las preguntas. A mí me enseñaron que todas estas afirmaciones eran ciertas, ¡y durante mucho tiempo lo creí! Pero todas son falsas; son mitos que, por desgracia, contribuyen a los crecientes índices de obesidad y enfermedades crónicas. El propósito de este libro es distinguir los hechos de la ficción, desmentir los mitos y revelar la verdad respecto a lo que sí sabemos, lo que no sabemos y lo que necesitamos comer para prosperar.

Desde pequeños nos enseñan que debemos "amar al prójimo como a nosotros mismos". Sin embargo, muchos de nosotros nos descuidamos al comer alimentos industrializados y de baja calidad que nos enferman, nos engordan, nos aturden, nos nublan el pensamiento y merman nuestro espíritu. Si alimentáramos al prójimo como a nosotros mismos, todos estaríamos en muchos problemas.

Muchos enfocamos la mayor parte de nuestra atención en el trabajo, los pasatiempos y las amistades, y tendemos a ignorar nuestra necesidad básica de buena alimentación, ejercicio regular, relajación profunda y sueño de buena calidad. No hacemos la conexión entre lo que está en el plato y nuestro bienestar mental, físico, emocional y espiritual. La comida es más que sólo calorías; es medicina. Y muchos no nos damos cuenta de lo rápido que mejoraría nuestra salud si nos aprovecháramos de ello. La pregunta, entonces, es: ¿cómo crear abundancia, salud, alegría, felicidad y energía todos los días? ¿Cómo comer para prevenir y hasta curar la mayoría de las enfermedades?

La mitad de los estadounidenses padece enfermedades crónicas; entre las peores están demencia, enfermedades autoinmunes, cardiopatías, diabetes, cáncer, depresión, trastorno por déficit de atención, alergias, reflujo y colon irritable, así como problemas neurológicos, tiroideos, hormonales, menstruales y dermatológicos (entre estos últimos: eccema, psoriasis y acné). Los costos para tratar estas enfermedades son exorbitantes. Medicaid y Medicare son los principales agujeros negros del presupuesto federal estadounidense. El gasto anual en salud pública en 2016 ascendió a 3.35 millones de dólares, o 10 345 dólares por persona (casi uno de cada cinco dólares del presupuesto federal total). Y 80% de ello se destina al tratamiento recurrente de enfermedades crónicas provocadas por el estilo de vida, las cuales son prevenibles y reversibles.

Todos sabemos que la comida puede lastimarnos, que beber refresco y comer comida chatarra es malo para la salud. Pero ¿cuántas personas creen que la comida puede sanarlas? ¿Cuántas creen que la comida puede curar la depresión, la diabetes, la artritis, las enfermedades autoinmunes, las cefaleas, la fatiga y el insomnio, así como prevenir y revertir la demencia, las cardiopatías y cientos de otras enfermedades y síntomas comunes?

Éste es el descubrimiento científico más significativo desde que se confirmó la teoría de los gérmenes a mediados del siglo XIX y se desarrollaron los antibióticos en los años veinte del siglo pasado: *la comida es medicinal.*

La comida es el medicamento más potente del planeta. Puede mejorar la expresión de miles de genes, balancear docenas de hormonas, optimizar decenas de miles de redes de interacción de proteínas, disminuir la inflamación y optimizar el microbioma (la flora intestinal) con cada bocado. Es capaz de curar la mayoría de las enfermedades crónicas; funciona más rápido, mejor y a menor precio que cualquier medicamento jamás descubierto; y su único efecto secundario es positivo: prevención, reversión y hasta tratamiento de las enfermedades, por no mencionar el dinamismo de una salud óptima.

No obstante, y por desgracia, la mayoría de los médicos aprende muy poco sobre nutrición en la escuela de medicina. Eso está cambiando a medida que cada vez más médicos se enfrentan a las limitaciones de los medicamentos y la cirugía cuando se trata de curar enfermedades relacionadas con el estilo de vida que causan gran sufrimiento. Como director del Centro Clínico de Medicina Funcional de Cleveland y el UltraWellness Center, así como presidente de la mesa directiva del Instituto de Medicina Funcional de Estados Unidos, soy un entusiasta defensor de la educación médica y la investigación clínica que demuestran que usar la comida como medicina es un tratamiento efectivo para las enfermedades crónicas. He tratado a más de 10 000 pacientes usando la alimentación como principal "medicamento", y sus beneficios exceden por mucho los de cualquier medicamento que haya prescrito en mi consultorio. Estos centros de medicina de vanguardia han diseñado programas basados en medicina funcional, en los cuales se atacan las causas de raíz de las enfermedades, en lugar de etiquetarlas y tratarlas con base en sus síntomas. Y es que, cuando se trata de enfermedades crónicas, la culpable es casi siempre la alimentación. No me malinterpretes: seguimos tratando a los pacientes de forma holística con pruebas avanzadas, combinaciones cuidadosamente seleccionadas de complementos y medicamentos, y otros ajustes al estilo de vida que favorecen el equilibrio y la sanación. Sin embargo, nuestro principal "medicamento" es la comida; así de poderosa es cuando se le usa de forma apropiada. La medicina funcional es el mejor modelo que tenemos hasta el momento para enfrentar la epidemia de enfermedades crónicas. Es la medicina del *porqué*, no la medicina del *qué*: se trata de descifrar por qué tienes la enfermedad, no sólo de nombrar qué enfermedad tienes, y aspira a tratar la causa subyacente de la enfermedad en vez de meramente suprimir los síntomas.

Bueno, entonces ¿qué es lo que estamos comiendo?

La mayoría de la gente ya no consume comida de verdad, sino sustancias seudoalimenticias industrializadas y procesadas —es decir, frankenalimentos— que contienen grasas trans, jarabe de maíz alto en fructosa, glutamato monosódico (GMS), edulcorantes y colorantes artificiales, aditivos, conservadores, pesticidas, antibióticos, proteínas artificiales y alérgenos potenciados por la recombinación y la ingeniería genética. A estas sustancias también les llamamos antinutrientes. Si alguien te entregara una caja común y corriente que no tuviera otra cosa por fuera más que una etiqueta nutricional con la lista de ingredientes, tendrías dificultades para descifrar qué es; no sabrías si es un paquete de galletas dulces o pizzas individuales. Eso debería obligarnos a detenernos y pensar.

Por ejemplo, esta caja de "comida" tiene 37 ingredientes. Léelos y veamos si puedes adivinar de qué se trata:

> **Ingredientes:** harina de trigo blanqueada y enriquecida [harina, hierro reducido, vitaminas B (niacina, mononitrato de tiamina [B1], riboflavina [B2], ácido fólico)], jarabe de maíz, azúcar, jarabe de maíz alto en fructosa, agua, grasa vegetal y/o animal parcialmente hidrogenada (grasa de soya, semilla de algodón y/o canola, grasa de res), huevos enteros, dextrosa. Contiene 2% o menos de: almidón de maíz modificado, glucosa, agentes fermentadores (pirofosfato ácido de sodio, bicarbonato de sodio, fosfato de monocálcico), suero lácteo dulce, proteína aislada de soya, caseína de calcio y de sodio, sal, mono y diglicéridos, polisorbato 60, lecitina de soya, harina de soya, maicena, goma de celulosa, estearoil lactilato de sodio, saborizantes naturales y artificiales, ácido sórbico (como conservador), amarillo 5, rojo 40.

Apuesto que no tienes ni idea de qué es. Esto se debe a que no es comida real, sino una sustancia seudoalimenticia, mejor conocida como Twinkies.

¿De verdad está bien meternos estas cosas al cuerpo?

Veamos ahora otro ejemplo, a ver si adivinas qué es.

> **Ingredientes:** corazones de lechuga romana orgánica.

Es muy obvio, ¿cierto? Un aguacate no tiene lista de ingredientes ni etiqueta nutricional. Tampoco un filete. Sólo son comida.

La industria alimentaria se ha inmiscuido en nuestro hogar y nos alienta a delegarle la preparación de nuestros alimentos y la obtención de los ingredientes. De hecho, nos ha sacado de la cocina por completo. Hemos criado al menos dos generaciones de niños que no saben cocinar de cero con ingredientes auténticos y que pasan más tiempo viendo programas de cocina que cocinando en la vida real. Las sustancias seudoalimenticias industrializadas han secuestrado nuestras papilas gustativas y nuestra química cerebral. El azúcar causa una fuerte adicción biológica. Y nada de esto es accidental: los gigantes de la industria alimenticia poseen institutos del gusto, donde contratan "expertos de los antojos" para identificar los "puntos de deleite" de los alimentos, y así crear "usuarios intensos". (Estos términos los usan las compañías a nivel interno para describir lo que hacen.) Un alto ejecutivo de Pepsi me contó alguna vez lo emocionado que estaba de que habían logrado reproducir papilas gustativas humanas en el laboratorio, pues esto les permitiría probar nuevos productos con facilidad y crear bebidas o comida chatarra aún más adictiva. Nuestro sistema de alimentación industrial, auspiciado y respaldado por las políticas del gobierno, ha secuestrado nuestro cuerpo, mente y alma; es como en la película *La invasión de los ladrones de cuerpos*. La mayoría de las personas ni siquiera se enteran, y lo peor de todo es que nos culpamos a nosotros mismos de nuestros malos hábitos, nuestros antojos y nuestro aumento de peso.

La salud es el derecho humano más básico de todos, pero nos ha sido arrebatado.

Cocinar para librarnos de la obesidad y la enfermedad

llevo mucho tiempo escribiendo y dando conferencias sobre cómo usar la comida como medicina, y he visto los beneficios en la salud de miles de mis pacientes. Sin embargo, no fue sino hasta que participé en el documental *Fed Up* que retrocedí un paso y me di cuenta de lo terrible que se ha puesto la epidemia de comida industrializada en Estados Unidos. El documental expone cómo la industria del azúcar impulsa la epidemia de obesidad, y durante la filmación me pidieron que fuera a Carolina del Sur para hablar con una familia de bajos ingresos sobre su salud. Examiné la crisis sanitaria de aquella familia, intenté descifrar las causas de raíz y me esmeré por ayudarlos a salir de su aterradora espiral descendente. Tres de los cinco padecían obesidad mórbida, dos tenían prediabetes, y el padre tenía diabetes tipo 2 y fallo renal que requería diálisis. La familia sobrevivía a base de cupones de comida y de discapacidad (parte de un programa de apoyo gubernamental), tenía problemas financieros y había perdido la esperanza. Este círculo vicioso de pobreza y mala salud afecta a más de 150 millones de estadounidenses (incluyendo a decenas de millones de niños) que combaten de algún modo la carga física, social y financiera de la obesidad, las enfermedades crónicas y las complicaciones de ambas.

Justo eso le pasaba a esta familia. La madre, el padre y el hijo de 16 años padecían obesidad mórbida. El adolescente tenía 47% de grasa corporal total; su vientre era 58% grasa. Para poner las cosas en perspectiva, el rango normal de grasa corporal para un hombre está entre 10 y 20%. Dijo que le preocupaba llegar a ser 100% grasa. Sus niveles de insulina estaban por los cielos, lo cual favorecía un ciclo incesante de antojos de azúcar y de adicción a la comida. Con obesidad a los 16 años, su esperanza de vida era 13 años menor que la de chicos de su edad con índices de grasa corporal saludables, y tenía el doble de probabilidades de morir antes de los 55 años en comparación con sus amigos saludables. Su padre, a los 42 años, padecía fallo renal causado por complicaciones de la obesidad. Toda la familia estaba en riesgo.

Ansiaban con desesperación encontrar una salida, pero carecían del conocimiento y las habilidades para escapar del yugo de la comida industrializada. Se culpaban a sí mismos, pero era evidente que no era su culpa, sino que ellos eran las víctimas.

Cuando les pregunté qué les motivaba a cambiar, corrieron lágrimas. El padre dijo que no quería morir y dejar solos a su esposa y sus cuatro hijos. El más pequeño tenía apenas siete años. El padre necesitaba un trasplante de riñón para sobrevivir, pero no sería candidato a menos de que bajara 20 kilos y no tenía idea de cómo lograrlo. Ninguno de sus familiares sabía cocinar ni cómo encontrar cosas en el supermercado, comprar comida real o leer una etiqueta. No tenían idea de que los nuggets de pollo congelados que compraban tenían 25 ingredientes distintos y que sólo uno de ellos era "pollo". Se dejaban llevar por las afirmaciones sanitarias del empaque que en realidad los engordaban y enfermaban: "bajo en grasas", "dietético", "cero grasas trans" y "con cereales integrales". ¿Pop-Tarts de trigo integral? ¿Crema batida con *cero* grasas trans?

He aquí un detalle curioso sobre etiquetas, porciones y publicidad: en 2003 el *lobby* alimentario coerció a la Administración de Alimentos y Medicamentos de Estados Unidos (FDA) para que permitiera que las empresas de comida anunciaran que sus productos estaban "libres de grasas trans" *si* el producto tenía menos de 0.5 gramos de grasas trans *por porción*. Por ende, los productores de la crema batida pueden afirmar que es un "alimento" libre de grasas trans porque tiene menos de medio gramo de grasas trans por porción de dos cucharadas, a pesar de que la crema batida está hecha *casi por completo* de grasas trans. *Tienen la capacidad de mentir legalmente*. Finalmente, en 2015 la FDA determinó que las grasas trans no son seguras, pero le han dado mucho tiempo a la industria alimentaria para eliminarlas de sus productos. Por ende, hay que tener cuidado; lee la lista de ingredientes y no comas nada que contenga la palabra "hidrogenado".

Los padres de esa familia de Carolina del Sur crecieron en hogares donde prácticamente todo lo que se comía estaba frito o provenía de una caja o una lata. Sólo cocinaban dos verduras: col hervida y ejotes enlatados. No tenían instrumentos de cocina básicos, como tablas de picar para cortar las verduras o trozar la carne. Tenían algunos cuchillos viejos sin afilar, escondidos al fondo de un cajón, que nunca usaban. Todo lo que comían era prefabricado. Subsistían a base de cupones de comida y subsidios de discapacidad, y gastaban alrededor de 1 000 dólares en comida al mes, la mitad de lo cual se destinaba a comer fuera en restaurantes de comida rápida. ¡Ésa era su principal actividad en familia! Estaban atrapados en un desierto nutricional y un ciclo de adicción a la comida. La discusión ha cambiado ahora que la ciencia ha demostrado que los alimentos procesados —en especial el azúcar— son adictivos. Cuando el cerebro se engancha con las drogas, la fuerza de voluntad y la responsabilidad personal no tienen oportunidad alguna. Pero sí hay forma de romper el ciclo de la adicción con comida de verdad.

La cura está en la cocina

Me di cuenta de que lo peor que podía hacer por esa familia era avergonzarlos, juzgarlos, prescribirles más medicamentos o decirles que comieran menos y se ejercitaran más (lo que no es más que una forma sutil de culparlos). En vez de eso, quise enseñarles a cocinar comida real desde cero y demostrarles que podían comer bien con un presupuesto limitado y quedar satisfechos.

Cuando me asomé a su refrigerador el primer día, me sorprendió encontrar un puñado de espárragos frescos. La madre me explicó que solía odiarlos. "Una vez comí espárragos de lata, y me dieron asco —me contó—. Pero luego una amiga me recomendó probar los espárragos a la parrilla y, aunque no se me antojaban, los probé y me gustaron." Tengo una teoría con respecto a las verduras: si las odias, es muy probable que sea porque nunca las has comido bien preparadas; seguramente sólo las has comido enlatadas, hervidas, fritas o de otra forma altamente procesada e insípida. ¿Has comido coles de Bruselas sobrecocidas o chícharos de lata insípidos? ¡Es asqueroso!

Pusimos a toda la familia a lavar, pelar, picar, cortar, tocar y cocinar comida de verdad: alimentos integrales como zanahorias, cebollas, camotes, pepinos, tomates, hortalizas de hoja verde y hasta espárragos. Les enseñé a pelar el ajo, a picar cebolla y a cortarles el extremo fibroso a los espárragos. Les enseñé a saltear espárragos con ajo en aceite de oliva, a hornear camotes con hinojo y aceite de oliva, a hacer chili de pavo desde cero. Cocinamos todos juntos. La familia incluso aprendió a preparar aderezo de ensalada con aceite de oliva, vinagre, mostaza, sal y pimienta, en lugar de ahogar sus hortalizas en aderezo embotellado —el cual está repleto de jarabe de maíz alto en fructosa, aceites refinados y glutamato monosódico—, como solían hacer antes.

Los chiquillos entraron a la cocina corriendo, pues el aroma dulce y cálido del chili y los camotes al horno los distrajo de sus videojuegos. Eran fragancias que nunca habían percibido. Nos sentamos todos juntos a la mesa a comer comida recién preparada, y ellos estaban sorprendidos de lo deliciosa y saciante que era.

Disfrutamos de una comida alegre y sanadora, hecha con alimentos de verdad, más económica y cocinada en menos tiempo del que habrían invertido en ir a un restaurante de comida rápida para comer nuggets de pollo fritos, bizcochos, salsa de carne y chícharos de lata. Después de comer, el hijo casi "superobeso" volteó a verme, desconcertado, y me preguntó: "¿Usted come así *todos los días* con su familia, doctor Hyman?" Le contesté: "Sí, claro que sí". Este chico se había esforzado por ser más saludable, quería estudiar medicina y ayudar a su familia. Creo que quedó claro que, si su familia elegía comer comida verdadera y casera —aunque el presupuesto fuera bajo—, emprenderían el camino hacia sus sueños y mucho más.

Cuando llegó la hora de volver a casa, me fui envuelto en lágrimas de alivio y con la esperanza de un nuevo futuro para esta familia. Les regalé mi libro de recetas de *La solución del azúcar en la sangre* y una guía de bolsillo llamada *Buena comida con bajo presupuesto*, publicado con una organización con la que trabajo, llamada Grupo de Trabajo Ambiental. Cinco días después de mi partida, la madre me envió un mensaje de texto para contarme que la familia en conjunto había bajado siete kilos, y que estaban preparando chili de pavo de nuevo. Cuando me puse en contacto con ellos nueve meses después, la familia en conjunto había perdido 80 kilos. La madre había bajado 40. El padre había bajado 20 y era candidato a recibir un nuevo riñón. El hijo había perdido siete kilos, pero luego entró a trabajar a un restaurante de comida rápida y volvió a subirlos. Sin embargo, ya ha regresado al buen camino, y pasó de pesar 153 kilos a sólo 95: ¡una pérdida de 58 kilos! Además, está mandando solicitudes a varias universidades para estudiar medicina.

Si una familia que habita en el peor desierto alimentario de Estados Unidos y vive a base de cupones de comida y apoyo gubernamental puede lograrlo, entonces cualquier familia puede.

Sal de este embrollo cocinando un platillo a la vez

El tiempo y el dinero aparentan ser los mayores obstáculos para una buena alimentación; sin embargo, en la mayoría de los casos, ninguno lo es de verdad. Los estadounidenses pasan ocho horas al día frente a una pantalla. En promedio, cada uno de nosotros pasa dos horas al día en internet, ¡algo que ni siquiera existía hace 20 años! Pero sentimos que no tenemos tiempo para planear, ir de compras y cocinar para nuestra familia. Cierto, quizá cueste un poco más comprar carne, pescado y frutas y verduras frescas que comer chatarra procesada y comida rápida, mas no tiene por qué ser así. De hecho, los estudios demuestran que comer alimentos reales no es más costoso que consumir comida procesada. No es necesario que compres carne de res de pastoreo (aunque sería lo ideal). Puedes comer bien por menos dinero. Para poner las cosas en perspectiva, los europeos gastan como 20% de su ingreso en alimentos, mientras que los estadounidenses invierten apenas 9%. Necesitamos valorar nuestra comida y nuestra salud. Lo que no pagamos por adelantado lo pagamos al final en la farmacia y el consultorio médico.

Lo que falta es educación —habilidades básicas, conocimiento y confianza— para comprar y cocinar comida real. Si no sabes cocinar una verdura, ¿cómo vas a alimentar a tu familia? La experiencia en Carolina del Sur me enseñó que no es falta de ganas de estar bien lo que hace que la gente sea víctima de la industria alimentaria y la publicidad. Sin la confianza que conlleva saber preparar comida de calidad, la gente queda vulnerable frente a la agresiva publicidad de la industria alimentaria, la cual ansía vendernos productos seudoalimenticios sumamente adictivos, de baja calidad y prefabricados que nos engordan mientras engordan sus carteras. Las grandes empresas de comida prefabricada son como narcotraficantes que se enriquecen vendiendo sus productos adictivos.

Para librarnos de la adicción a la mala comida, debemos empezar por la cocina. Comprar, cocinar y comer son actos políticos con beneficios extensos para la salud, el planeta, la economía y mucho más. Michael Pollan, en su libro *Cooked*, afirma: "El deterioro de la cocina casera diaria no sólo daña la salud de nuestro cuerpo y de nuestro planeta, sino también de nuestra familia, nuestra comunidad y nuestro sentido de vinculación alimenticia con el mundo".

Cocinar es divertido, liberador y esencial para tener salud y felicidad. Por desgracia, hemos cedido el acto de cocinar, esa tarea única que nos hace humanos, a la industria de los alimentos. Nos hemos vuelto consumidores de comida, no productores ni preparadores; y, con ello, hemos perdido la conexión con el mundo y con nosotros mismos.

Mi intención es ayudarte a reconstruir esa conexión.

Descifrar las investigaciones nutricionales

Parte de la razón por la cual estamos tan confundidos con respecto a qué comer es que las investigaciones nutricionales son difíciles de realizar. En un mundo ideal, los científicos tomarían dos grupos de personas, los alimentarían con dietas diferentes (asegurándose de que no coman ninguna otra cosa) y les darían seguimiento durante 30 días. Pero a los humanos, a diferencia de los ratones de laboratorio, no se les puede contener en un ambiente controlado durante cierta cantidad de tiempo, así que los resultados de los estudios nutricionales nunca son tan definitivos como nos gustaría que fueran. La clave para sacar conclusiones precisas es valorar toda la evidencia proveniente de estudios científicos básicos, estudios poblacionales y experimentos controlados, y combinarlos con una pizca de sentido común evolutivo. La ciencia nutricional suele ser resbaladiza, lo que explica las contradicciones y la desinformación que hemos recibido de los científicos y los expertos durante décadas. Por ejemplo, la Asociación Cardiaca Estadounidense (AHA, la cual recibe buena parte de su financiamiento de las industrias alimentaria y farmacéutica) declaró hace poco que el aceite de coco es dañino porque contiene grasas saturadas, a pesar de que no se ha realizado un solo ensayo controlado o estudio que demuestre que el aceite de coco virgen y orgánico provoca infartos. El estudio de la AHA sobre grasas fue fundado en parte por procesadores de aceite de canola. Los patrocinadores de la AHA incluyen muchas de las grandes empresas de alimentos: Kellogg's, PepsiCo, General Mills, Nestlé, Mars, Domino's Pizza, Kraft, Subway y Quaker; casi todas han cambiado las grasas saturadas por aceites de origen vegetal omega-6 que, según la AHA, debemos comer para prevenir cardiopatías. La AHA también recibe cientos de dólares cada vez que su sello de aprobación se usa en alimentos como el cereal Lucky Charms, que es basura azucarada que se sabe que causa enfermedades cardiacas. Cada vez más científicos señalan el potencial dañino de cambiar las grasas saturadas por aceites vegetales o ácidos grasos poliinsaturados (PUFA).[1]

La satanización del aceite de coco se basa en una teoría anticuada de que las grasas saturadas provocan cardiopatías. Más de 17 metaanálisis no han encontrado conexión alguna. Si aceptáramos la recomendación de la AHA de que menos de 5% de nuestras calorías provengan de grasas saturadas, tendríamos que prohibir el consumo de leche materna (sorprendentemente, 25% de las calorías de la leche materna son de grasas saturadas).

La mayor parte de las investigaciones nutricionales depende de grandes estudios poblacionales y sus patrones alimenticios. En tales estudios los datos se obtienen, en su mayoría, por medio de cuestionarios alimenticios o sondeos de memoria alimenticia que interrogan a los participantes respecto a la frecuencia de su alimentación una vez al año. ¿Recuerdas todo lo que comiste este mes, esta semana, o siquiera las últimas 24 horas? ¿Y qué tanto tu dieta actual representa lo que has comido durante los últimos cinco años o las últimas cinco décadas? Es un hecho que la gente modifica su reporte de consumo, para bien o para mal, dependiendo de lo que considera más o menos saludable. Por ejemplo, si crees que el postre es malo para la salud, es probable que digas que comiste menos helado la semana pasada del que en realidad comiste.

Otro factor que necesitamos tomar en cuenta es quién financia el estudio. ¿Hay algún conflicto de interés? Si el estudio lo paga una empresa de alimentos, es ocho veces más probable que registre resultados positivos para el producto de la empresa.[2] Si el Consejo Nacional de Lácteos financia estudios sobre la leche, entonces es probable que, según dicho estudio, la leche resulte ser benéfica. Si Coca-Cola financia estudios sobre refrescos, es probable que se argumente que el refresco no es responsable de la diabetes y otras enfermedades.

Además, a veces hasta los científicos son culpables de apoyar ciertas teorías predilectas con un fervor casi religioso y, por ende, creen únicamente en los estudios que confirman sus puntos de vista. A esto le llamamos la falacia de evidencia incompleta en la investigación. Después de leer incontables artículos sobre nutrición humana durante más de 35 años, hasta yo me confundo. Sin embargo, he aprendido a abrirme paso entre los encabezados sensacionalistas porque comprendo las metodologías y puedo analizar los datos reales para descifrar qué es lo que un estudio demuestra (o, en todo caso, lo que *no* demuestra). He pasado miles de horas navegando datos y descifrando la ciencia para que tú no tengas que hacerlo.

Como médico, también he observado cómo responden mis pacientes a distintas intervenciones dietéticas y nutricionales. He desarrollado una forma de alimentarnos que nos libera del peligroso miedo a la comida y nos permite crear una dieta saludable, sustentable y flexible. No recibo dinero por ponerme la camiseta de nadie ni he pasado la vida queriendo demostrar alguna escuela de pensamiento nutricional en particular. He sido tanto vegano como omnívoro; he llevado dietas bajas en grasa y altas en carbohidratos, así como bajas en carbohidratos y altas en grasas, y he recomendado y dado seguimiento a toda clase de regímenes en decenas de miles de pacientes durante más de 30 años de práctica médica y activismo nutricional.

En alguna época defendí y prescribí dietas vegetarianas bajas en grasas, pero, a medida que las investigaciones recientes me convencieron de que la grasa era buena, cambié mis recomendaciones. No estoy casado con un punto de vista en particular. Me da curiosidad saber qué está detrás del dinero y los egos que sustentan las investigaciones científicas, y me interesa una sola cosa: ¿qué debemos comer para mantenernos en forma y sanos? Quiero vivir mucho, sentirme bien y evitar enfermedades, y no quiero comer nada que ponga en riesgo mi objetivo. Y quiero lo mismo para ti.

Necesitamos mejores políticas nacionales sobre alimentación, salud y bienestar

Una última explicación a la incertidumbre dietética es que el sistema alimenticio se ha politizado demasiado. Las políticas gubernamentales influyen mucho en los lineamientos nutricionales y determinan qué alimentos se producen, cómo se procesan y cómo se comercializan. Las políticas alimenticias actuales también determinan qué alimentos sirven como base de todos los programas estatales de alimentación; entre ellas están los cupones de comida, que alimentan a más de 40 millones de personas en Estados Unidos; los almuerzos escolares y WIC (servicio de nutrición y alimentación para mujeres, niños y menores de edad). La influencia excesiva que tienen la industria alimentaria y los cabildeos agrícolas en las políticas nacionales favorece un sistema de alimentación que engendra enfermedades. Por ejemplo, en la elección de 2016, la Asociación Estadounidense de Bebidas y las empresas refresqueras gastaron más de 30 millones de dólares en contrarrestar los impuestos a las bebidas azucaradas. Fue sólo gracias a que una organización adinerada y un billonario (la Fundación Arnold y Michael Bloomberg) gastaron 20 millones para oponerse a ellas que el impuesto a los refrescos se aprobó en cuatro ciudades. Además, ¿por qué los lineamientos alimenticios estadounidenses de 2015 recomiendan que disminuyamos el consumo de azúcares añadidos a menos de 10% de nuestras calorías,[3] mientras que el programa de cupones alimenticios gasta como 7 000 millones de dólares al año en que los pobres consuman bebidas azucaradas y refrescos? (El refresco es el "artículo alimenticio" número 1 comprado por las personas en el programa.) Con razón los costos de las enfermedades crónicas aplastan el presupuesto federal. Necesitamos transformar nuestro sistema alimenticio y abordar una de las principales amenazas al bienestar: la falta de políticas alimenticias coordinadas y detalladas. Las crisis nacionales y mundiales de salud no son causadas por problemas médicos, sino por problemas sociales, económicos y políticos que conspiran para propulsar las enfermedades; es decir, son causadas por lo que Paul Farmer, activista defensor de la salud mundial, llama "violencia estructural"; y nuestro sistema alimentario es la encrucijada donde confluyen estas crisis actuales. Los efectos de la forma en la que cosechamos, producimos, distribuimos y consumimos los alimentos debilitan tanto el bienestar público como la poca confianza que la gente tiene en el gobierno. He aquí algunas de las consecuencias de nuestras políticas alimentarias actuales:

* Una crisis sanitaria, resultado de enfermedades crónicas causadas por la alimentación y el estilo de vida, que afecta a la mitad de los estadounidenses.[4]
* Deuda federal creciente, debida en gran medida a la carga fiscal que las enfermedades crónicas ejercen en programas públicos como Medicare y Medicaid.[5]
* Una "brecha de logros" causada por la obesidad infantil y otras enfermedades relacionadas con la alimentación que deterioran el desempeño escolar y reducen nuestra competitividad económica a nivel mundial.[6]
* Una amenaza a la seguridad nacional debido a la falta de condición física entre los reclutas militares.[7]
* Degradación ambiental[8] y cambio climático[9] causados por la agricultura basada en petroquímicos y las operaciones de alimentación animal concentrada (CAFO), que es como se produce casi toda la carne en Estados Unidos.
* Pobreza, violencia e injusticia social, consecuencia de los efectos de la mala alimentación en el comportamiento humano.[10]

Las políticas alimenticias actuales promueven el consumo de azúcar y alimentos procesados poco saludables al permitir lo siguiente:

* Publicidad alimenticia no regulada, dirigida a niños, a los menos privilegiados y a las minorías, que promueve el consumo de bebidas azucaradas y alimentos industrializados, responsables de la epidemia de obesidad infantil y de las disparidades raciales en términos de salud, sobre todo entre las comunidades latina y afroestadounidense.[11]
* Falta de etiquetación clara en los alimentos que ayude a los consumidores a tomar decisiones informadas.[12]
* Subsidio de materias primas[13] usadas en alimentos procesados (jarabe de maíz alto en fructosa y aceite de soya), las cuales tienen un vínculo demostrado con la incidencia de varias enfermedades. Sólo 1% de la ley agrícola favorece la comida saludable. El precio de los refrescos ha disminuido casi 40 por ciento desde los años setenta, mientras que el precio de frutas y verduras ha aumentado casi 40 por ciento.[14]

- El programa de cupones de comida,[15] el cual favorece el consumo de bebidas azucaradas. (En este programa, la principal partida presupuestaria, como ya se mencionó, es de 7 000 millones al año para refresco. Eso representa casi 20 000 millones de porciones de refresco para los menos privilegiados al año.) Es el principal "alimento" que se compra con los cupones de comida.
- Los lineamientos alimenticios de Estados Unidos[16] que no reflejan la ciencia, sino la influencia del cabildeo alimentario, son la base de todos los programas gubernamentales, incluyendo los almuerzos escolares, los cuales permiten que los niños tomen leche endulzada y baja en grasas, pero no leche entera. De hecho, en 2016, el Congreso le solicitó a la Academia Nacional de las Ciencias que examinara cómo se desarrollaban los lineamientos dietéticos de Estados Unidos. La Academia dio a conocer su informe a finales de 2017. Encontraron problemas significativos con el proceso, entre los cuales estaba la influencia de la industria alimentaria y los conflictos de intereses de científicos pertenecientes al comité consultivo de los lineamientos alimentarios. ¿Hay evidencia alguna de que deberíamos beber tres vasos de leche al día? Para nada. El informe también observó que el comité ignoraba una parte significativa de la bibliografía científica. Por ejemplo, ignoraron muchos estudios longitudinales que demostraban que no hay vínculo entre el consumo de grasas saturadas y las cardiopatías, así como estudios que señalaban el potencial dañino de los cereales.
- La falta de impuestos a bebidas azucaradas, a pesar de la evidencia clara de que la fiscalización disminuye el consumo y provee una fuente de recursos para medidas de salud pública que mejoren la salud de las comunidades y combatan la obesidad y las enfermedades crónicas.[17]
- La falta de regulación de relaciones irresponsables[18] entre la industria alimenticia y organizaciones no gubernamentales orientadas a la salud pública y supuestamente confiables. Esto se complementa con actividades comunitarias y filantrópicas, o programas de "responsabilidad social corporativa" que la industria alimenticia ha diseñado para controlar y combatir los intentos de reformas de ley (por ejemplo: las donaciones de la industria alimentaria a la Asociación Nacional para el Progreso de las Personas de Color [NAACP] hicieron que la organización se opusiera

al impuesto a los refrescos; más de 40% del presupuesto anual de la Academia Nacional de Nutrición y Dietética proviene de la industria alimenticia).

- Falta de financiamiento adecuado para la ciencia nutricional o las intervenciones sanitarias comunitarias dirigidas a tratar enfermedades crónicas (tales como el Plan Daniel, el cual creamos Rick Warren y yo, junto con los doctores Mehmet Oz y Daniel Amen, o los esfuerzos de los trabajadores de salud comunitaria Partners in Health, un grupo fundado y dirigido por Paul Farmer, a quien mencioné anteriormente).[19]
- El uso de antibióticos en el alimento para ganado con el propósito de prevenir enfermedades, lo que pone en riesgo nuestra salud al crear superbichos resistentes a los medicamentos existentes.[20]
- La oposición persistente de la industria alimenticia al cambio, a través de cabildeos y confrontaciones activas contra cualquier propuesta de fiscalizar el refresco o el azúcar. Las compañías refresqueras gastaron 30 millones de dólares para oponerse al impuesto a los refrescos en apenas cuatro estados de Estados Unidos en 2016. También suelen emprender acciones legales[21] para oponerse a las etiquetas de advertencia, los impuestos y más.

Hay muchas formas de abordar estos problemas. No obstante, la injusticia alimenticia y sus efectos generalizados en la salud de la población, la economía y el medio ambiente justifican hacer una revisión exhaustiva y una reforma a las políticas alimenticias actuales. En Estados Unidos hay más de ocho agencias federales que regulan el sector más importante de nuestra economía: la industria alimenticia. Estas agencias y sus políticas suelen contraponerse unas a otras y generar resultados que no promueven el bienestar de la población. Por ejemplo, los lineamientos alimenticios de Estados Unidos sugieren que reduzcamos de forma sustancial el consumo de bebidas azucaradas, pero el "seguro de cosechas" del gobierno, también conocido como subsidio agrícola, fomenta la producción de maíz que se procesa y transforma en jarabe de maíz alto en fructosa, lo que lo hace muy económico y omnipresente en nuestros alimentos. Por eso el vicepresidente de Pepsi, al contestar la pregunta de por qué usan jarabe de maíz alto en fructosa, dijo que el gobierno hace que sea tan barato que no pueden darse el lujo de no aprovecharlo. La falta de políticas congruentes beneficia intereses privados que perjudican el bienestar público. Reformar el sistema alimenticio y crear políticas nacionales de salud, bienestar y alimentación, así como poner-le fin a la injusticia alimentaria, son acciones esenciales para mejorar la salud de nuestra población.

Enfocarnos de nuevo
en la comida de verdad

Parte de la confusión en torno a qué debemos comer y qué no se debe a una cosa llamada *nutricionismo*. El nutricionismo es la ciencia que descompone los componentes dietéticos en partes individuales, como vitaminas o ciertos tipos de grasas, y los estudia de forma aislada. Esta aproximación sirve para evaluar el desarrollo de medicamentos, en donde puede haber una única molécula diseñada para atacar cierto sendero específico de una enfermedad en particular. Sin embargo, no es útil para entender los alimentos. Las cosas que comemos contienen muchos componentes diferentes que interactúan entre sí y con la complejidad bioquímica de nuestro organismo. En el mundo real, ningún nutriente actúa en solitario, pero fingir que sí le permite a la industria alimenticia afirmar que dicho nutriente aporta determinados beneficios, dependiendo de lo que esté de moda: si de pronto alguien habla de los beneficios de la fibra o los aceites vegetales, o de los peligros de la grasa saturada, los productores ajustan los ingredientes (y su publicidad) para aprovecharse de ello. ¿Algo así como Froot Loops multigrano?

Quiero enfatizar algo: la gente no come ingredientes, sino comida, la cual, con frecuencia, contiene docenas de ingredientes distintos, muchos tipos de grasas, proteínas, carbohidratos, vitaminas, minerales, fitonutrientes y más. Por ejemplo, el aceite de oliva, que la gente cree que es una grasa monoinsaturada o "buena", también contiene como 20% de grasa saturada, 20% de grasa omega-6 poliinsaturada y hasta un poco de grasas omega-3, así como una serie de polifenoles antioxidantes que combaten enfermedades. La res (o ternera) también contiene toda clase de grasas, así como muchas vitaminas, minerales y antioxidantes. El mundo de la nutrición está dejando de concentrarse en los nutrientes individuales y empezando a ver el panorama de los patrones dietéticos, los alimentos integrales y la variedad compleja de alimentos... dicho de otro modo, están concentrándose en lo que *en realidad* comemos.

Tener claridad sobre
qué carajos debemos comer

Creo de todo corazón que los especialistas en salud estarían de acuerdo en qué constituye una buena nutrición, a pesar de que parece haber mucha información contradictoria y debatible. Si todos apelamos al sentido común, coincidiremos en que debemos comer comida real, integral, local (siempre que sea posible), fresca, no adulterada, no procesada y libre de sustancias químicas artificiales. Este libro examina las minucias de lo que implica comer de esta manera.

Juntos podemos reestructurar el discurso en torno a las elecciones alimenticias. Podemos recobrar la salud que nos arrebataron quienes se enriquecen con nuestra confusión. No quiero satanizar a todas las grandes empresas alimenticias ni a los medios, pero es evidente que se benefician de mantenernos desorientados. Además, el gobierno permite que las corporaciones privaticen las ganancias y socialicen los costos.

En los encabezados, lo que vende son las generalizaciones y la confusión. Piensa en los artículos que se han viralizado en internet: "La lechuga es peor para el planeta que el tocino", "La dieta vegana casi me mata", "El aceite de coco no es saludable en realidad". Están diseñados para engañarnos; y, una vez que estamos más que frustrados, las grandes empresas de comida pueden hacer mucho dinero al proveer productos fáciles, convenientes y accesibles que afirman resolver el dilema por nosotros. En los años cincuenta General Mills invitó a las grandes empresas de alimentos a reunirse en Minnesota para discutir el rechazo a los alimentos procesados de ese entonces. En conjunto, decidieron que la conveniencia fuera su valor principal: que fuera su estrategia. Activamente subvirtieron el movimiento de economía del hogar que les enseñaba a las familias a cocinar y hacer jardinería. Asimismo, inventaron a Betty Crocker y crearon un libro de recetas que integraba alimentos procesados —galletas Ritz, queso Velveeta, sopa Campbell's y demás— en las preparaciones. Mi madre usaba esas recetas todo el tiempo. Las grandes empresas de comida nos convencieron de que nos estaban quitando un peso de encima al facilitar y abaratar la preparación de nuestras comidas, pero en realidad lo único que estaban haciendo era enfermarnos y engordarnos.

La confusión que sientes en torno a la comida no es un mero dilema personal, pues también tiene impacto en tu familia y en tu comunidad. En general, la confusión colectiva envía el mensaje de que no somos responsables de lo que nos llevamos al cuerpo; así, podemos permitir que las grandes empresas de comida y los supuestos expertos carguen con nuestra responsabilidad. En esencia, si nos sentimos derrotados, ellos ganan; pero, si tenemos claridad y no nos dejamos afectar por las tendencias, los reportes de noticias contradictorios y la publicidad antiética, nosotros ganamos.

Vivimos en una época emocionante y compleja. Con cada compra que hacemos, tenemos la oportunidad de ayudar a crear un planeta más sano y una sociedad más saludable, y con cada bocado podemos nutrir y sanar nuestro cuerpo. La segunda parte de este libro está diseñada para ayudarte a entender cada aspecto de tus alimentos, desde su efecto en la biología y la salud del cuerpo, hasta su efecto en el medio ambiente, los animales y la gente. El Grupo Consultivo de Investigación Agrícola Internacional, un conglomerado de 15 centros de investigación de todo el mundo, estima que, una vez tomadas en cuenta todas las actividades agrícolas —desde la fertilización hasta el empaque y transporte—, la agricultura representa hasta $1/3$ de los gases de efecto invernadero.[22] Lo que pinchas con el tenedor es más importante que el auto que conduces, tanto para la salud como para el medio ambiente.

Y bueno, ¿de dónde proviene mi autoridad para hablarte de este tema? De lo siguiente: he visto miles de pacientes sumamente enfermos que se vuelven humanos sanos al adoptar un enfoque amplio hacia el bienestar, el cual los lleva a comer alimentos reales, disminuir el estrés, tener actividad física, construir mejores relaciones sociales y encontrar la felicidad a su modo. No obstante, lo que vincula sus experiencias es y siempre será la comida. Nunca he visto que alguien se convierta en la mejor versión de sí mismo comiendo porquerías.

Hace 100 años no necesitábamos etiquetas que nos dijeran que la comida era de producción local, orgánica y de pastoreo; todo era integral, verdadero, sin adulterar y tradicional. Por fortuna los consumidores conscientes tienen un fuerte deseo de volver a aquel estilo de vida y de reparar la relación conflictiva que tenemos con la comida.

Por lo tanto, recobremos el control de nuestra salud, empezando por la comida.

Respuestas al test de coeficiente nutricional

No creas que me olvidé del test de coeficiente nutricional que inagura la primera parte, ¿eh? Como verás en las siguientes explicaciones, todas las afirmaciones son falsas. Lee el resto del libro para averiguar cuáles de las creencias convencionales sobre los alimentos son verdaderas y cuáles son mitos potencialmente dañinos, y sobre todo para dar una respuesta definitiva a la pregunta: "¿Qué carajos debemos comer?"

1. La avena ha ganado fama de ser buena para el corazón porque el salvado que contiene reduce el colesterol. No obstante, la avena instantánea o de microondas suele contener un montón de azúcar. No le creas a lo que dice la etiqueta o a los avales de la Asociación Cardiaca Estadounidense (AHA), pues ésta recibe 300 000 dólares cada vez que un producto pone su sello en la etiqueta. Además, la avena produce aumentos repentinos de insulina y azúcar en la sangre, lo que activa aún más el apetito.[23] Definitivamente, no es buena para el corazón y puede promover aumento de peso. El salvado de avena está bien, pero no la avena instantánea, y la avena cortada con acero tampoco es mucho mejor.

2. Después de décadas de evitar el huevo porque nos dijeron que el colesterol causa infartos, los lineamientos alimenticios estadounidenses de 2015 exoneraron este alimento de forma oficial, pues no se ha encontrado una conexión entre el colesterol dietético y las cardiopatías. Ahora los huevos se consideran un alimento saludable.[24]

3. El jugo de naranja es, en esencia, refresco con unas cuantas vitaminas. Un vaso de 250 ml contiene casi la misma cantidad de azúcar que la misma cantidad de Coca-Cola. Definitivamente no es un alimento saludable. Mejor cómete la naranja entera.

4. Hace décadas que se sataniza la carne roja porque se le considera una fuente de grasas saturadas que causan cardiopatías. Resulta que ni la carne roja ni la grasa son el enemigo; de hecho, la carne es una excelente fuente de proteína y nutrientes clave. Ahondaremos en la carne y la ciencia que respalda su consumo en la segunda parte del libro.

5. Por fin sabemos cuál es la principal causa del aumento de peso: es la insulina, la hormona de almacenamiento de grasa. Cuando llevas una dieta baja en grasas, casi automáticamente incrementas el consumo de carbohidratos. En un análisis de 53 estudios que comparan el efecto de dietas bajas o altas en grasas en la pérdida de peso, las dietas altas en grasas ganaban siempre. Entre más grasa, menos carbohidratos y mayor pérdida de peso.[25]

No se trata de las calorías nada más, sino de cómo afectan esas calorías al metabolismo. La grasa acelera el metabolismo y quema grasa corporal, mientras que los carbohidratos lo ralentizan y promueven el aumento de peso.[26]

6. Los alimentos industrializados que afirman ser libres de gluten sin duda no son saludables. Contienen azúcares, otros tipos de harina con alto índice glicémico, espesantes y más. Los panes y las galletas sin gluten siguen siendo panes y galletas. Otros alimentos sin gluten son mejores: aguacates, pollo, brócoli, manzanas...

7. La mentira que a todos nos han inculcado es que la pérdida de peso es cuestión de calorías. Come menos y ejercítate más. Mil calorías de Pepsi son iguales a 1 000 calorías de almendra. Pero eso es absurdo; no tiene ningún sentido a nivel intuitivo, pues la ciencia ha demostrado que las calorías que disparan los niveles de azúcar e insulina en la sangre (del azúcar y los almidones) promueven el aumento de peso, mientras que las calorías que no disparan estos mismos niveles —en especial las de las grasas, verduras y algunas proteínas— en realidad aceleran el metabolismo.

8. La leche es el alimento ideal... si eres un becerro. No promueve la salud ósea ni previene fracturas. Además, tiene más de 60 hormonas naturales que pueden promover la incidencia de cáncer y el aumento de peso. Y la leche descremada es aún peor. ¿Es mejor un vaso de leche que uno de Coca-Cola? Sí. ¿Es mejor que uno de agua? No.[27] Te contaré mucho más sobre los riesgos y los problemas del consumo de lácteos en la segunda parte del libro.

9. La mantequilla ha estado en la lista de alimentos prohibidos desde hace décadas, pero ahora sabemos que la margarina y los sustitutos de mantequilla cobran decenas de miles de vidas humanas al año. Resulta que la grasa saturada no es el enemigo público número uno, pues no se ha demostrado que tenga influencia en las cardiopatías.[28]

10. De no ser por el aceite de oliva extra virgen, los aceites vegetales (grasas poliinsaturadas) son una invención relativamente nueva. Aparecieron a principios del siglo xx y su consumo se ha incrementado 1 000 veces desde entonces. Los aceites de semilla, frijol y cereal (girasol, soya, maíz) son inestables, se oxidan con facilidad y producen inflamación. La mayoría de los estudios

que demuestran que estos aceites son benéficos incluyen también las grasas omega-3 saludables y antiinflamatorias provenientes del aceite de pescado, las semillas de linaza y las nueces. Sin embargo, si vemos que los aceites vegetales refinados también contienen omega-6, sabremos que incrementan el riesgo de inflamación y de infartos.[29]

Si las respuestas al test te sorprendieron, visita www.foodthebook.com (en inglés) y suscríbete a mis notificaciones para recibir una vez por semana datos curiosos sobre la comida y recetas provenientes de mi propia cocina.

Entonces, ¿cuáles son las grandes interrogantes actuales sobre la comida? Bueno, en primer lugar, ¿dónde está toda la comida de verdad? ¿Qué le ha hecho la industria agrícola a nuestro suministro de comida y cómo afecta eso la salud y el medio ambiente? ¿Cómo podemos ser consumidores conscientes al entrar al supermercado? ¿Qué diferencia hay entre productos de animales de pastoreo y orgánicos? ¿De verdad importa? ¿Cómo podemos usar la comida como medicina? Y, sobre todo, *¿Qué carajos debemos comer?*

Sigue leyendo para conocer las respuestas.

SEGUNDA PARTE

¿Qué carajos debemos comer?

En esta parte del libro abordaré la pregunta del título, parte por parte y opción por opción. ¿Qué carajos *deberíamos* comer? Hoy en día los expertos en nutrición nos dicen que evitemos ciertos alimentos y acojamos otros si queremos estar sanos. Sin embargo, suelen no ponerse de acuerdo respecto a cuáles son cuáles, y sus sabios fundamentos parecen estar en constante transformación. Atravesaré la neblina de la confusión abordando ciertos alimentos clave y repasando los mejores hallazgos científicos, para así ofrecerte información fundamental al respecto.

Te prometo lo siguiente: si te tomas el tiempo de leer cada una de las siguientes secciones, no sólo obtendrás información nueva, sino que te liberarás de la ansiedad y la angustia que la mayoría de la gente siente en torno a la pregunta "¿Qué carajos debo comer?"

¡Comencemos!

Carne roja

Test de coeficiente nutricional

¿Verdadero o falso?

1. La carne roja contiene altos niveles de grasas saturadas, las cuales causan cardiopatías.
2. Si deseas evitar la carne, puedes obtener las proteínas necesarias de fuentes vegetales.
3. El ganado evolucionó para comer pasto en libertad, no cereales como el maíz ni legumbres como la soya.
4. El hígado animal es uno de los alimentos más nutritivos que existen.
5. El tocino influye en la incidencia de cáncer tanto como el tabaquismo.
6. El gobierno regula de forma estricta la alimentación del ganado.
7. Asar la carne a la parrilla disminuye la contaminación y las sustancias químicas ajenas y dañinas.

Respuestas

1. **Falso:** La carne roja contiene varios tipos de grasa; no sólo grasa saturada, sino también grasas omega-6 (más en ganado vacuno de engorda alimentado con maíz) y grasas omega-3 (sobre todo en ganado de pastoreo). Además, estudios realizados en más de 600000 personas de 19 países demostraron que no hay conexión entre el consumo de grasas saturadas y la incidencia de enfermedades cardiacas.[1] Otro estudio realizado en 135000 personas

de 18 países y cinco continentes, a quienes se les dio seguimiento durante una década, observó una disminución en el riesgo de cardiopatías y muerte prematura asociada al consumo de grasas saturadas.

2. **Falso:** Tendrías que comer muchísimas verduras, leguminosas y cereales para cubrir tus requerimientos diarios de proteína. Tendrías que comer tres tazas de lentejas para obtener la cantidad adecuada de aminoácidos y proteínas que obtendrías de una porción de entre 110 y 170 gramos de carne, pollo o pescado. Además, a medida que envejecemos, necesitamos proteína de mayor calidad para preservar la masa muscular y la salud. Las proteínas de origen vegetal contienen niveles bajos de leucina, un aminoácido que permite mantener y desarrollar músculo, mientras que la proteína animal contiene niveles elevados de este mismo aminoácido.[2]

3. **Verdadero:** Las vacas, las ovejas y las cabras deben comer pasto y forraje. Sin embargo, el ganado de engorda se alimenta de cereales de mala calidad, azúcares y partes de animales molidas, por no mencionar las hormonas y los antibióticos que usan para que engorden más rápido.

4. **Verdadero:** El hígado contiene niveles elevados de vitaminas, proteínas y nutrientes, pero sólo debes consumir hígado orgánico y de animales de pastoreo.

5. **Falso:** Hay evidencia que vincula el consumo de carnes procesadas con el cáncer colorrectal. Sin embargo, tal asociación ha sido exagerada. Sin duda y en lo personal, no me atascaría de carnes procesadas, pero éstas no son tan malas como nos han hecho creer los medios sensacionalistas. Comer un trozo de tocino al día incrementa el riesgo en apenas 0.5 por ciento.

6. **Falso:** La chatarra, las toxinas, las hormonas y los antibióticos que se le agregan de forma legal a la comida del ganado harían a cualquiera estremecerse.

7. **Falso:** Cocinar carne a altas temperaturas genera compuestos tóxicos. Lo mejor es no cocerla de más ni asarla a altas temperaturas.

Recibe un dato alimenticio y una receta semanal directo de mi cocina. Inscríbete gratis en www.foodthebook.com (en inglés).

Comer carne te tapará las arterias, te provocará cáncer y diabetes tipo 2, y te arrebatará años de vida, ¿cierto?

Totalmente falso.[3] Pero es comprensible que lo creas; mucha gente lo cree, tanto carnívoros como abstemios. Este alimento que hemos comido toda la vida se ha convertido en uno de los elementos más controversiales del plato. Es el tema en el que muchos de los acalorados debates alimenticios —las teorías nutricionales en disputa, el estado abismal de la salud pública en el país, el impacto ambiental de la agricultura, el tratamiento poco ético de los animales de granja (vacas, cerdos, pollos)— confluyen y chocan, causan explosiones y desastres. ¿La carne es buena o mala para la salud? Si queremos vivir mucho y estar sanos, ¿debemos comer mucha, poca o nada de carne?

Empecemos por reconocer que los humanos domesticaron a las ovejas, las vacas y los cerdos por ahí del año 10 000 a.C.[4] Los seres humanos llevan comiendo carne desde el principio de los tiempos. De hecho, los científicos que estudian a los cazadores recolectores modernos, los cuales viven y comen de forma muy similar a nuestros ancestros del Paleolítico —con una dieta alta en carne y baja en azúcar—, han observado que estos cazadores no suelen exhibir indicios de cardiopatías, diabetes u otras enfermedades crónicas.[5] Los animales siempre han ocupado un lugar central en la alimentación humana. Por ende, desde una perspectiva evolutiva, es difícil imaginar que esta comida que ha sido parte tan integral de nuestra existencia —el alimento que ha permitido a las civilizaciones sobrevivir en el mundo desde hace milenios— nos ha estado matando lentamente todo este tiempo.

En décadas recientes, los defensores de la erradicación de la carne y los científicos han intentado amedrentar a los estadounidenses al vincular la carne con cualquier cosa, desde cáncer hasta cardiopatías, diabetes y obesidad. Pero las investigaciones no dejan de demostrar que eso es falso. Como bien sabían nuestros ancestros, la carne es un alimento con gran densidad de nutrientes que ayuda a *prevenir* enfermedades y deficiencias nutrimentales cuando se consume junto con múltiples plantas y verduras —o como parte de lo que yo llamo dieta paleo-vegana, o "pegana"—. Claro está que eso no significa que el consumo de carne no tenga un lado oscuro. Por desgracia, la mayor parte de la carne que se consume en Estados Unidos y otros países desarrollados proviene de animales de granjas industriales, en donde se les somete a condiciones crueles, insalubres e inimaginables. Estos gigantes industriales contribuyen al cambio climático, a la contaminación ambiental y, en algunos casos, al abuso laboral. Todos deberíamos hacer lo posible para evitar enriquecer esta industria. Sin embargo, esto no niega el hecho de que la carne adecuada puede —y debe— ser parte esencial de la dieta estadounidense promedio. Hay razones personales, espirituales, religiosas, éticas y ambientales válidas para decidir no comer carne. No obstante, no hay buenos fundamentos científicos ni médicos para evitar comer carne orgánica, de pastoreo, de buena calidad y ambientalmente sustentable en el contexto de una dieta saludable, a la cual yo le llamo dieta pegana.

La ciencia cárnica

Cuando piensas en carne, probablemente piensas en proteínas. Sin embargo, las proteínas están presentes casi en cualquier alimento; hasta las verduras contienen proteínas en pequeñas cantidades. Dado que a la carne se le ha satanizado durante el último medio siglo, muchos estadounidenses han empezado a buscar alternativas, llegando al punto de renunciar a ella por completo en algunos casos. Se estima que en la actualidad 5% de los estadounidenses se identifica como vegetariano.[6] Sin embargo, es un camino difícil de seguir por mucho tiempo. Mientras que la popularidad de las alternativas vegetales a la carne va en aumento, no se puede ignorar el hecho de que la carne es la mejor fuente existente de proteínas (y de muchas vitaminas y minerales también). Quizá hayas oído que las legumbres tienen muchas proteínas, por ejemplo, y sí que las tienen… para ser plantas; pero les faltan ciertos aminoácidos esenciales. Los huevos también son buena fuente de proteína (cada uno contiene seis gramos); pero el adulto promedio requiere entre 60 y 90 gramos de proteína al día, y hasta más si eres muy activo: es necesario comer alrededor de 30 gramos tres veces al día para conservar y desarrollar la musculatura. Si dependieras sólo de los huevos, tendrías que comer muchos omelettes. Cubrir los requerimientos diarios de proteína con alimentos no cárnicos requiere mucha planeación y esfuerzo, mucho más del que la gente está dispuesta o es capaz de hacer. También debes asegurarte de obtener todos los aminoácidos esenciales —los que el cuerpo necesita, pero no puede producir— de la proteína que consumes. Sólo la quinoa, el trigo sarraceno y la soya son fuentes vegetales que los contienen, mientras que todos los alimentos de origen animal los contienen. Para darte una idea de cómo se posiciona la proteína vegetal junto a la animal, te ofrezco una comparación de ambas:[7]

Gramos de proteína animal en cada 100 gramos de:

- Ternera: 36.71
- Res: 36.12
- Cordero: 32.08
- Cerdo: 28.86
- Pollo: 28.74
- Atún: 25.51
- Sardinas: 24.62
- Queso: 23.63
- Salmón: 22.10
- Chapulines: 20.50 (sí, tienen mucha proteína)
- Huevo: 12.58

Gramos de proteína vegetal en cada 100 gramos de:

- Crema de cacahuate: 22.21
- Almendras: 20.96 (pero la leche de almendra tiene apenas 0.42)
- Avena: 16.89
- Tofu: 9.04
- Lentejas: 9.02
- Frijoles negros: 8.86

Como verás, tendrías que comer un montón de frijoles negros, avena o tofu para conseguir la proteína contenida en apenas una pequeña porción de carne. Eso no significa que ésta deba ser tu única fuente de proteína. Puedes obtener una porción al día de verduras. Sin embargo, para la mayoría de la gente, sobre todo a medida que envejecemos y necesitamos más proteína para conservar la masa muscular, la proteína de origen animal es importante.

En lo que los expertos no se equivocan

Durante casi toda la historia de la humanidad, salvo por el periodo que comenzó más o menos a mediados del siglo xx, tanto los expertos como la gente común consideraron que la carne era parte esencial de la alimentación humana. Siendo realistas, nunca ha existido una sociedad nativa que sea voluntariamente vegana en ningún lugar del planeta.[8] De hecho, el término *vegano* no fue acuñado sino hasta 1944. Aunque es cierto que algunos estudios demuestran que comer carne es dañino para la salud, el demonio está en los detalles, y en este caso el demonio son el diseño y tipo del estudio realizado. Como verás, el alarmismo se derrumba bajo el peso del escrutinio científico. ¿En algo no se han equivocado los expertos? Sin duda sí. Las advertencias sobre el consumo excesivo de carne roja —de res criada de forma convencional, proveniente de animales que llevan dietas inadecuadas que, a su vez, pueden dañarnos— tienen cierta relevancia. Incluso la forma en la que cocinamos dicha carne puede dañar nuestra salud. En términos generales, la carne roja ha adquirido mala reputación, pero la ciencia no está de acuerdo en que sea la gran fuente de enfermedades que desde hace décadas creemos que es.

En lo que sí se equivocan

Cualquiera que haya vivido en Estados Unidos durante los últimos 50 años ha oído las funestas advertencias sobre la carne roja: que causa cáncer, que causa cardiopatías, que prácticamente es letal. ¿Cómo llegamos a este punto de histeria y desinformación?

Dos palabras: grasas saturadas.

Hace medio siglo se descubrió que las grasas saturadas elevaban los niveles de colesterol, lo que derivó en la satanización de la carne roja. Redujimos el consumo de carne, elegimos carne "magra" y le quitamos la grasa restante. En ese entonces los científicos estaban convencidos de que el colesterol elevado era el principal culpable de la epidemia nacional de cardiopatías que cobraba más de un millón de vidas al año. Su teoría era sencilla... demasiado sencilla. La introdujo el científico Ancel Keys a la OMS en Ginebra, en 1955, y se le conoció como la hipótesis de los lípidos o de "la dieta y el corazón". Dicha hipótesis decía una cosa así: cuando se eleva el colesterol, se incrementa el riesgo de afecciones cardiacas, y cuando disminuye, se reduce el riesgo. En un principio, Keys y sus colegas señalaron que todas las grasas alimentarias eran la principal causa del colesterol elevado. Sin embargo, con el paso del tiempo, se enfocaron en las grasas saturadas, las cuales suelen elevar el colesterol más que las grasas insaturadas. Y, dado que las grasas saturadas se encuentran sobre todo en productos de origen animal, la carne debía ser mala para la salud, según el razonamiento de Keys. Este discurso fue apoyado por la AHA, la cual les dijo a los estadounidenses que soltaran el plato de tocino, huevos y salchichas, y se alejaran del desayunador con las manos en alto. De hecho, todos los alimentos que contenían grasas saturadas se volvieron "malos" de la noche a la mañana, incluso alimentos grasos de origen vegetal como el coco, las nueces y el aguacate.

Hoy en día sabemos que ese razonamiento era sumamente simplista y errado. Las cardiopatías son afecciones complejas que implican no sólo al colesterol, sino también la inflamación, los niveles de azúcar en la sangre, los triglicéridos y otra serie de factores. De igual modo, el impacto de las grasas saturadas en el colesterol tampoco es tan sencillo: algunas formas de grasa saturada incrementan el colesterol LDL, el que se conoce como colesterol malo; sin embargo, al mismo tiempo, la grasa saturada aumenta los niveles de colesterol HDL, que es el tipo de colesterol que *protege* al corazón.[9] Las grasas saturadas también tienen un efecto benéfico en el tamaño y la densidad de las partículas de lipoproteínas que transportan el colesterol en el torrente sanguíneo. Además, crea partículas de LDL que son grandes y esponjosas (como torunda de algodón),[10] las cuales son menos aterogénicas (causantes de afecciones cardiacas) que las partículas pequeñas y densas de LDL que producen el azúcar y los carbohidratos refinados (alimentos almidonosos), las cuales incrementan la inflamación y promueven la formación de placa en las arterias.[11]

Esta información novedosa sobre la grasa saturada ha sido revelada en múltiples estudios, e incontables cardiólogos y nutriólogos la han acogido con entusiasmo. Sin embargo, la idea anticuada de que la grasa saturada causa cardiopatías se aferra con uñas y dientes. Después de introducir la hipótesis de los lípidos en los años cincuenta, Keys colaboró en el Estudio de Siete Naciones en 1970, el cual promovía la idea de que las naciones que consumen cantidades relativamente bajas de grasas saturadas tienen bajos índices de cardiopatías. Por desgracia, Keys eligió los resultados que le convenían, hizo un informe sobre una pequeña cantidad de países que se ajustaban a su hipótesis (7) e ignoró los que no se ajustaban (15), como la Francia amante de la mantequilla y el queso.[12] Estudios más recientes que involucraron a 42 países observaron que en 15 de ellos no había vínculo alguno entre la grasa saturada y las cardiopatías. A pesar de sus errores, el Estudio de Siete Naciones se mantuvo vigente a ojos de las políticas alimentarias estatales, las que hasta la fecha siguen apelando por una reducción drástica en la ingesta de carne y grasas saturadas.

Disminuir la ingesta de grasas saturadas ha sido una de las recomendaciones más persistentes del gobierno en los lineamientos alimenticios de Estados Unidos, los cuales se actualizan cada cinco años. Los lineamientos más recientes, publicados en 2015, sugieren que la gente limite su ingesta de grasa saturada a no más de 10% de las calorías diarias.[13] Las recomendaciones igual de anticuadas de la AHA son todavía más drásticas: recomiendan que limitemos la ingesta de grasas saturadas a no más de 5 o 6% de las calorías diarias, lo que para una persona promedio es poco menos de una porción de 85 gramos de ternera o una porción de 20 gramos de queso cheddar.[14] En su página web, la AHA dice que debemos "limitar el consumo de carne roja" y evitar otros alimentos con grasas saturadas, como cordero, cerdo y pollo con piel. Según sus recomendaciones, "comer alimentos que contienen grasas saturadas incrementa los niveles de colesterol en la sangre. Los niveles elevados de colesterol LDL en la sangre incrementan el riesgo de cardiopatías y embolias".[15]

Mientras tanto, las investigaciones recientes señalan que obsesionarnos con el colesterol LDL puede opacar otras causas de las afecciones cardiacas. Un estudio nacional que examinó a casi un cuarto de millón de adultos que ingresaron a hospitales con infartos observó que casi 75% de esos pacientes tenían niveles de colesterol LDL considerados "bajos" u "óptimos" según los lineamientos actuales sobre niveles de colesterol.[16] Estudios longitudinales, como el famoso Estudio Cardiaco de Framingham, demuestran que, mientras que sí hay una asociación entre la cardiopatía y el colesterol LDL, el colesterol HDL, el cual aumenta cuando comemos grasas saturadas, en realidad *reduce* el riesgo de infarto.[17]

Al mismo tiempo, los estudios más grandes y exhaustivos sobre ingesta de grasa dietética no han encontrado un vínculo entre el consumo de grasas saturadas y las cardiopatías.[18] Un ensayo clínico muy controlado que se publicó en la revista *BMJ* en 2016 comparó a gente que recibió dietas ricas en grasas saturadas provenientes de lácteos y carne con gente a la que se le asignó que comiera alimentos en los que la grasa saturada había sido reemplazada por aceite de maíz, un aceite vegetal insaturado. El estudio observó que el grupo que consumió el aceite vegetal tenía menores niveles de colesterol, pero mayores tasas de mortalidad.[19] Otro repaso longitudinal de las investigaciones más rigurosas sobre grasas saturadas, publicado en los *Annals of Internal Medicine*, no encontró conexión alguna entre las grasas saturadas y las cardiopatías, y concluyó que los lineamientos alimentarios actuales que dicen que debemos evitar las grasas saturadas e incrementar el consumo de ácidos grasos poliinsaturados (PUFA), o aceites refinados de origen vegetal, no tienen sustento científico.[20]

Uno de los reproches más extraordinarios al mito de las grasas saturadas que provino del Estudio de Siete Naciones de Keys surgió en 2016. En un estudio publicado en la revista *Food & Nutrition Research*, los científicos analizaron datos reunidos durante más de 16 años en 42 países, y observaron la relación entre diversos alimentos y la incidencia de afecciones cardiacas.[21] Fue un estudio mucho más exhaustivo que el de las siete naciones, y sus resultados fueron totalmente opuestos a los de Keys. De hecho, no encontraron conexión entre el consumo de carne roja y las afecciones cardiacas. En todo caso, sus resultados indicaban que una mayor ingesta de grasas y proteínas de origen animal tenía un efecto *cardioprotector*. Se observó que los alimentos que más promueven la enfermedad son los carbohidratos con alto índice glicémico, como la papa, el pan y los cereales. El principal autor del estudio, el doctor Pavel Grasgruber, dijo que los hallazgos dejaban en claro que las recomendaciones alimentarias convencionales están de cabeza.

"Este estudio contradice las creencias aceptadas sobre alimentación —le dijo Grasgruber a los medios—. Queda muy claro que el consumo de productos lácteos y carne no se relaciona con el riesgo de enfermedades cardiacas, como se ha creído tradicionalmente. El principal problema son los cereales, el trigo y las papas, los cuales sí incrementan el riesgo de sufrir episodios cardiacos."[22]

Las ideas anticuadas suelen tardar en morir, razón por la cual muchas autoridades médicas y nutricionales se rehúsan a cambiar su visión sobre las grasas saturadas. No obstante, mucha gente sí está actualizándose. En 2016 uno de los cardiólogos estadounidenses más respetados, Steve Nissen, quien se desempeña como jefe de medicina cardiovascular en la Cleveland Clinic, el mejor hospital de cardiología del mundo, y un colega al que admiro mucho, publicó un editorial explosivo en *Annals of Internal Medicine* que puso en jaque los lineamientos dietéticos estatales y sus recomendaciones sobre grasa saturada. "La mejor evidencia disponible no sustenta de forma evidente la creencia generalizada de que la gente debe limitar la ingesta de grasas saturadas y colesterol dietético", escribió.[23]

Asimismo, en 2017, en uno de los más grandes congresos de medicina cardiovascular en Suiza, Salim Yusuf, presidente de la Federación Mundial del Corazón y cardiólogo de talla mundial, se mostró aún más tajante con respecto al mito que enmarca las grasas saturadas y las cardiopatías: "Contrario a lo que suele creerse, las recomendaciones actuales de reducir la grasa saturada no tienen fundamento científico".[24] Entonces, se preguntó después, ¿qué sí causa las enfermedades cardiacas? "Los carbohidratos probablemente son los principales responsables. Por ende, si vas a pedir una hamburguesa, cómete la carne y descarta el pan."

No podría estar más de acuerdo con él. Y si me dieran a escoger entre comer un bagel y comer mantequilla, elegiría la mantequilla.

Lo que aún no sabemos a ciencia cierta

Aunque hayamos exonerado a la grasa saturada de ser la causa de cardiopatías que creíamos que era, eso no significa que podamos darle rienda suelta a su consumo; no creo que debamos comerla en cantidades ilimitadas. Seguimos descifrando exactamente cuánta grasa saturada es "saludable", aunque los estudios recientes sugieran que es bastante neutra: no es dañina, pero tampoco es necesariamente sana. Hay un gran detalle: si se le combina con azúcar o con carbohidratos refinados (lo que yo llamo "grasa dulce"), es letal. Recibimos muchos consejos de que hay que comer carne y mantequilla "con moderación", pero ¿qué significa esa "moderación"? Para saberlo, necesitamos más investigaciones. Mientras tanto, no temas echarle un poco de mantequilla de vaca de pastoreo a tus huevos de gallina orgánica de pastoreo, y no sientas culpa de pedir el bistec de res de pastoreo en lugar del filete de pescado la próxima vez que salgas a cenar.

Ocho cosas que debes saber sobre la carne

1. Es más que sólo proteína y músculo

Los alimentos de origen animal son nuestra única fuente de vitamina B_{12}, la cual es esencial para la vida misma. También proveen vitaminas E, D y otras vitaminas B, y contienen enzimas que necesitamos para acceder a ciertos nutrientes, así como aminoácidos esenciales y antioxidantes anticancerígenos como el beta-caroteno (que el cuerpo convierte en vitamina A), la luteína y la zeaxantina. La carne contiene minerales como zinc, selenio, magnesio, sodio y potasio; también contiene hierro, el cual es de particular importancia para las mujeres, muchas de las cuales pueden desarrollar anemia por la menstruación. Es verdad que, como argumentan los veganos, todos esos minerales (y hasta las proteínas) están presentes también en verduras, legumbres y otros alimentos. Sin embargo, nuestro organismo debe esforzarse para convertirlos en un tipo de sustancia que pueda procesar, mientras que los nutrientes de la carne están mucho más biodisponibles. Un estudio clínico publicado en *American Journal of Clinical Nutrition* descubrió, por ejemplo, que la gente a la que se le asignó que llevara una dieta con carne, pollo, cerdo y pescado desarrolló más masa muscular magra que la gente que llevó una dieta vegetariana que consistía en plantas, lácteos, huevos y cereales.[25] También se ha demostrado que las dietas que contienen proteína animal ayudan a preservar la masa muscular existente y disminuyen la "descomposición proteínica" en el cuerpo mucho más que cualquier dieta vegetariana.[26] La proteína es indispensable para mantener y desarrollar la masa muscular, cuya pérdida (sarcopenia) conlleva cambios hormonales relacionados con la edad que incluyen prediabetes (la cual causa cardiopatías, cáncer y demencia), niveles elevados de hormonas del estrés (como cortisol) y niveles bajos de hormonas antienvejecimiento (como hormona del crecimiento y testosterona). Por esa razón, las investigaciones indican que, a medida que envejecemos, necesitamos más proteínas para prevenir enfermedades y muerte prematura. Eso explica por qué evolucionamos para comer carne.

2. Deja de preocuparte por que el tocino cause cáncer

Si eres como la mayoría de la gente, probablemente has visto los aterradores artículos periodísticos que salieron a finales de 2015: "Los embutidos son comparables al tabaquismo como causa de cáncer", anunciaba un encabezado del *Guardian*; "Tocino y salchichas, tan malas como el cigarro", anunciaba otro. Estos encabezados hacían alusión a un informe de la Organización Mundial de la Salud que concluía que comer embutidos como tocino, jamón, salami y salchichas incrementaba en 20% el riesgo de desarrollar cáncer de colon.[27] Mucha gente que vio las noticias se preocupó, y es comprensible. Algunas personas incluso juraron que renunciarían al tocino. Pero los hallazgos del informe fueron exagerados por los medios.

¿Por qué? Pues porque el informe observó que, como tal, los efectos de la carne roja en la salud humana no son concluyentes; además, aunque sí vinculó los embutidos con el cáncer, el efecto era relativamente insignificante. Ese incremento de 20% se refería al riesgo *relativo* de desarrollar cáncer, no al riesgo *absoluto*. La persona promedio tiene una probabilidad relativamente baja de desarrollar cáncer de colon en el transcurso de su vida; a grandes rasgos es de 5%. Cuando la oms dice que comer tocino al día incrementa el riesgo en 20%, lo que quiere decir es que el riesgo aumentaría de 5 a 6% en el transcurso de la vida si comieras cuatro rebanadas de tocino al día todos los días de tu vida. Eso representa un incremento real de 1%. Por ese riesgo, yo estaría dispuesto a comer tocino de forma ocasional, sobre todo en el contexto de una dieta saludable en términos generales. Si pensamos en el riesgo absoluto y no en el riesgo relativo, el incremento no es tan aterrador como nos han hecho pensar los medios de comunicación.

Como ya mencioné, los riesgos asociados al consumo de carne roja suelen estar distorsionados. De hecho, es debatible si los hallazgos de la oms sobre el vínculo entre la carne y el cáncer son precisos. Un artículo publicado en la revista *Obesity Reviews* examinó 35 estudios longitudinales sobre cáncer y consumo de carne, y concluyó que el riesgo era muy bajo.[28] De hecho, un análisis del Estudio de Salud de las Mujeres, el cual dio seguimiento a 37 547 mujeres durante casi nueve años, descubrió que las mujeres que comían más carne tenían los índices más bajos de cáncer de colon.[29] Entonces, ¿por qué muchos estudios descubren que el consumo de carne se vincula con el cáncer, mientras que otros observan lo contrario? Una posible respuesta está en el sesgo del participante saludable. En la mayoría de los estudios, la gente que afirma haber consumido cantidades mayores de carne también tiende a involucrarse en otros comportamientos "poco saludables", como fumar, beber y evitar las frutas y verduras, así como consumir más alimentos procesados y azúcares; todo esto se vincula con mayor incidencia de cáncer. Por el contrario, la gente que se inclina por ser "saludable" y evita la carne roja también es más propensa a ejercitarse varias veces por semana, comer muchas verduras y evitar el tabaco. Cometemos el error de pensar que la culpable de las enfermedades es la carne, cuando en realidad es todo lo demás que esa gente hace y come. Esto explicaría algunos de los hallazgos sesgados de las investigaciones nutricionales.

Claro que no todos los embutidos son iguales. Muchos de ellos están saturados de azúcar, aditivos como el gluten y conservadores. Procura sólo consumir embutidos integrales, como pavo rebanado o rosbif, salami preparado de forma tradicional o tocino de productores orgánicos. En una ocasión un amigo neurocirujano, en plan de broma, envió al patólogo un trozo de salchicha en lugar de una biopsia cerebral. El patólogo le llamó después, alarmado, porque había encontrado hueso, cabello, uñas y dientes en la muestra: eso es lo que contienen muchos de los embutidos modernos, para que sepas de dónde viene lo que comes.

3. Somos lo que comió la carne que comemos

Es probable que conozcas aquel dicho de "somos lo que comemos", ¿cierto? Bueno, pues es falso. ¡Eres lo que come tu comida! Y eso es aterrador, ya que nuestros peores temores sobre qué comen los animales modernos e industrializados y cómo los tratan suelen ser ciertos; de hecho, la verdad puede ser incluso peor de lo que imaginamos. Los animales de engorda consumen cereales producidos en masa y de baja calidad, ya que eso los engorda rápido y por poco dinero. Eso implica que consumen organismos modificados genéticamente y pesticidas. Además, los saturan de hormonas y antibióticos porque eso también los ensancha y engorda.[30] Pero eso no es lo más aterrador: según regulaciones federales, es perfectamente legal alimentar al ganado y a las aves con cosas que los humanos jamás comeríamos ni querríamos que los animales comieran. No obstante, los "aditivos" que la ley contempla incluyen "pienso de plumaje" (plumas trituradas); desechos animales "reciclados", tanto deshidratados como procesados (es decir, heces); comida adulterada con desechos de roedores, insectos o aves (o sea, más heces que han sido tratadas con calor para matar los gérmenes); "reemplazo de forraje a base de polietileno" (un saciante plástico); bacterias, incluyendo algunas que son resistentes a antibióticos; sustancias químicas tóxicas, como PCB y dioxina, y una larga lista de otras sustancias que no se parecen en nada a lo que convencionalmente creemos que deben comer los animales.[31]

Por desgracia, muchas granjas industriales están dispuestas a alimentar a su ganado con lo que sea que lo engorde rápido y por poco dinero, sin importarles la nutrición adecuada ni la calidad de la carne que producen. En enero de 2017 un camión de redilas accidentalmente derramó su cargamento en una carretera de Wisconsin, lo que produjo una escena memorable: el camión, que iba hacia una granja industrial, llevaba cientos de miles de Skittles rojos que se usarían para alimentar al ganado.[32] El accidente dejó una alfombra roja de caramelos en el camino, pero lo más escalofriante de este suceso fue que hizo público un hecho poco conocido sobre la ganadería industrial: que no sólo es legal sino que es común que los productores alimenten al ganado con toda clase de azúcares, caramelos, polvo de Kool-Aid, papas fritas y melazas.[33] Algunos productores incluso hasta lo presumen. En 2012 el dueño de United Livestock Commodities, en Kentucky, le reveló a un noticiario televisivo local que, en respuesta al aumento de los precios del maíz, había empezado a alimentar su ganado con dulces defectuosos que de otro modo terminarían en la basura.[34] Un video incluso mostraba que el ganado recibía los dulces aún envueltos en plástico. Expertos en agricultura dicen que esto lleva años practicándose y que es completamente legal. De hecho, muchos productores de ganado vacuno tiran toda clase de desperdicios en los comederos de sus animales, incluyendo cosas que serían consideradas inadecuadas para consumo humano. Sin embargo, por alguna razón les parece apropiado que los animales sí las coman.

4. Por qué es preferible la carne de animal de pastoreo

Es difícil negar todos los problemas de la industria ganadera. Daña el ambiente con su uso constante de combustibles fósiles como fertilizantes y agroquímicos. Además, agota y contamina los suministros locales de agua, libera sustancias químicas tóxicas en la atmósfera y contribuye al cambio climático. Depende de un uso desmedido de antibióticos en el pienso animal para engordarlos y hacerlos más resistentes a las enfermedades que suelen propagarse con rapidez en corrales sobrepoblados y estrechos. Asimismo, maltrata a los animales de maneras inimaginablemente espantosas y crueles. Pero hay también otra razón para mirar con saña la ganadería industrial: la carne que produce es menos nutritiva. La alternativa —la carne de animal de pastoreo— no sólo es mejor para el medio ambiente y para los propios animales, sino también para la salud humana. La carne de animales de pastoreo es nutricionalmente superior a la carne industrial; casi podría decirse que no son siquiera el mismo alimento.

Las vacas, ovejas y cabras son rumiantes, lo que significa que tienen estómagos divididos en cuatro secciones diseñadas para extraer los nutrientes necesarios del pasto, el heno y otro tipo de forraje. Los cerdos son omnívoros —se han ganado la reputación a pulso—, pero están más sanos cuando se les permite pasear y comer cualquier planta o alimento natural que encuentren en el suelo, como bellotas, frutas y gusanos. Ésos son los alimentos que están diseñados para comer, pero no es lo que les dan en las granjas; ahí los obligan a comer maíz, soya, trigo y otras cosechas extremadamente económicas porque están subsidiadas por el gobierno federal. Aproximadamente la mitad de toda la soya y 60% del maíz que se produce en Estados Unidos se usa para alimentar al ganado.[35]

¿Cómo afecta esto la salud del ganado y la de su carne? El efecto es terrible. El ganado que se alimenta de cereales puede desarrollar distensión abdominal, abscesos en el hígado y otras afecciones letales. Un estudio publicado en *Journal of Animal Science* reportó que hasta un tercio del ganado de engorda desarrolla abscesos en el hígado como consecuencia de "programas de alimentación agresiva con cereales".[36] No obstante, los estudios demuestran que la incidencia de estas enfermedades disminuye de forma sustancial cuando el ganado se alimenta de pasto y heno.[37] El ganado criado con métodos convencionales también es más susceptible a infecciones que pueden persistir después en su carne. En una investigación de 2015 Consumer Reports examinó 300 muestras de carne de res adquirida en supermercados de todo el país y comparó las muestras de carne de res criada de forma convencional con las de res criada de forma "sustentable", de pastoreo, orgánica o criada sin antibióticos. La investigación arrojó que 18% de la carne de ganado convencional estaba contaminada con superbacterias —las peligrosas bacterias que son resistentes a tres o más tipos de antibióticos—, mientras que sólo 6% de las muestras de res de pastoreo y 9% de las muestras de res orgánica o libre de antibióticos estaban contaminadas de esa manera.[38] La investigación también encontró que tres de las muestras de res convencional contenían una bacteria resistente a antibióticos llamada MRSA (*Staphylococcus aureus* resistente a la meticilina), la cual cobra más de 10 000 vidas humanas en Estados Unidos cada año. Las muestras de pastoreo, orgánicas y libres de antibióticos no contenían esos bichos potencialmente letales. Asimismo, la carne de res de crianza convencional era más propensa a albergar *E. coli*.

"Sabemos que los métodos sustentables son mejores para el medio ambiente y más compasivos con los animales —afirmó el doctor

Urvashi Rangan, director ejecutivo del Centro de Seguridad Alimentaria y Sustentabilidad de Consumer Reports—. Además, nuestras pruebas también demuestran que estos métodos pueden producir carne molida que represente menos riesgos para la salud pública."[39]

Tres décadas de investigaciones han demostrado que la res y ternera de pastoreo y alimentada con forraje es significativamente más saludable que la alimentada con cereales y producida en granjas industriales. La carne alimentada con pasto contiene tipos de grasa mucho mejores que los que contiene la alimentada con cereales (más omega-3, menos omega-6 y más ácido linoleico conjugado). Cuando se alimenta al ganado con cereales y otros alimentos que no son parte de su dieta natural, los niveles de ácidos grasos inflamatorios omega-6 se incrementan, mientras que los de los ácidos grasos benéficos omega-3 se desploman. Si consumen la dieta que deben consumir por naturaleza, ocurre lo contrario. La carne de pastoreo contiene hasta cinco veces más omega-3 que la carne de crianza convencional, y niveles mucho menores de grasas omega-6.[40] En la res de pastoreo, la proporción de omega-3 a omega-6 es saludable, 1:1. En la res alimentada con cereales, la proporción es más bien como de 1:7. La carne de res de pastoreo tiene niveles más elevados de nutrientes esenciales, incluyendo vitaminas B, vitamina E y antioxidantes como luteína, zeaxantina, beta-caroteno, superóxido dismutasa y glutatión, un poderoso componente anticancerígeno que también está presente en las verduras frescas.[41] Asimismo, la carne de pastoreo contiene niveles superiores de minerales benéficos[42] como potasio, fósforo, zinc y hierro.[43]

5. La carne de pastoreo contiene un ácido graso muy especial

Es cierto que la carne contiene grasas saturadas, pero eso es sólo una parte de la historia, además de que no ha resultado ser un problema. Cuarenta y cinco por ciento de la grasa de la carne es grasa monoinsaturada y poliinsaturada, el mismo tipo presente en el aceite de oliva, los mariscos y las nueces. El tipo de grasa saturada de la res también es particular: buena parte de ésta es ácido esteárico, el cual no incrementa los niveles de colesterol total. La carne también contiene por naturaleza un tipo de grasa trans que es saludable y buenísima para el ser humano; se llama ácido linoleico conjugado, o CLA.[44] Está presente en pocos alimentos, pero la mejor fuente es la grasa de los rumiantes (vacas, ovejas y, en la cima de la lista, en caso de que seas un consumidor aventurero, los canguros) que comen pasto. El CLA es un potente antioxidante que ralentiza el crecimiento de los tumores cancerígenos. También previene la formación de placa en las arterias que causa la ateroesclerosis. Disminuye los triglicéridos y el riesgo de cardiopatías y de diabetes tipo 2,[45] y ayuda a controlar el peso y mejorar el metabolismo.[46] Todos los alimentos de origen animal contienen CLA, pero la carne y los lácteos de animales de pastoreo son, por mucho, la fuente más prolífica: contienen hasta 500% más CLA que la carne y los lácteos de animales de engorda.[47]

6. La carne orgánica o de pastoreo vale lo que cuesta

En aquella investigación de 2015 Consumer Reports realizó un análisis de costo-beneficio de la res molida de distintas fuentes, y esto fue lo que encontró (precios en dólares):[48]

Carne de engorda convencional (400 gramos):	4.95
Carne orgánica:	5.62
Carne libre de antibióticos:	6.55
Carne de pastoreo:	7.38
De pastoreo y orgánica:	7.83

Hay un incremento de 50% entre la carne de menor calidad y la de mejor calidad, lo cual es una cantidad de dinero considerable si alimentarás a una familia completa. Esto se debe a que los animales de pastoreo tardan más en alcanzar el peso requerido para entrar al mercado, ya que no han sido engordados con cereales baratos, maíz, dulces o antibióticos, y por lo regular su carne es más magra y menos voluminosa que la de los animales de granja industrial. El ganado de pastoreo necesita vivir en terrenos más amplios y comer forraje de alta calidad. Ten en mente que estarás pagando por carne que no sólo ha sido criada de forma compasiva y sustentable, sino que también es más nutritiva, es menos susceptible a estar contaminada y, en general, es mejor para tu organismo.[49] Los estadounidenses gastan alrededor de 10% de su salario en comida, mientras que los europeos destinan 20%, y gente de otras nacionalidades destina incluso más que eso. Piensa en todas las fugas de dinero desperdiciado (¿cinco dólares por un café de especialidad, por ejemplo?). Reorganizar el presupuesto para concentrarte en tu salud y la calidad de tus alimentos te hará sentir mejor a corto plazo y te ahorrará mucho dinero en gastos de salud en el futuro. Lo mejor de todo es que no es necesario que pagues muchísimo dinero por carne de animales de pastoreo si sabes dónde comprarla y qué recursos aprovechar; más adelante te compartiré algunos de mis favoritos. Tampoco necesitas comer un filete de 350 gramos, sino que basta con que comas entre 120 y 180 gramos. De hecho, insisto en que le des más prioridad a la calidad que a la cantidad.

7. Recobremos el gusto por las menudencias

¿Has visto alguno de esos especiales de *National Geographic* en donde una manada de leones caza un antílope o una cebra? Hay una razón lógica por la cual siempre se van directo al hígado cuando empiezan a devorar a la presa: es uno de los órganos con mayor densidad de nutrientes. El hígado contiene mucha proteína y una amplia gama de vitaminas (sobre todo A y B_{12}, pero también folato y vitamina C, las cuales solemos asociar con alimentos de origen vegetal), minerales (en especial cobre, fósforo, hierro, zinc y magnesio) y otras sustancias, como CoQ10, la cual necesitamos para tener una buena salud.[50] Es muy probable que tus abuelos comieran hígado con cierta frecuencia. Es un platillo popular en muchas culturas: el hígado picado es un plato judío tradicional; el hígado encebollado es lo más británico que hay; los franceses comen hígado frito con mantequilla y tocino; los españoles lo cocinan con aceite de oliva y ajo y, en Brasil, el hígado se sirve con papas y otras verduras amiláceas.

Sin embargo, en la actualidad hemos perdido el hábito de comer menudencias y preferimos casi exclusivamente la carne musculosa. Una razón por la cual se dejó de comer hígado en Estados Unidos es porque tiene un alto contenido de colesterol. A fin de cuentas, el colesterol se produce en el hígado; y si no nos dejaban comer yema de huevo por el colesterol, entonces el hígado también era prohibido. Sin embargo, así como el impacto de comer yema en los niveles de colesterol en la sangre es insignificante, también lo es el de comer hígado. Hay a quienes les preocupa que el hígado almacene toxinas, pero no tienen de qué preocuparse: el hígado no las almacena, las procesa. La mayor parte de las toxinas se almacena en el tejido muscular y la grasa, incluso en el cerebro. Para otras personas, la textura del órgano es repugnante. Sin embargo, cuando se prepara bien —en rebanadas delgadas y aderezado con cebolla y un poco de tocino orgánico, por ejemplo— puede ser una delicia y un platillo de lo más nutritivo. Hay quienes lo comen crudo o licuado en un batido, pero no te preocupes porque no intentaré convencerte de que llegues a esos extremos. Hay una forma más fácil de comerlo: cuando era niño, mi mamá solía prepararnos hígados de pollo salteados con arroz, lo cual le encantaba a toda mi familia. Me faltan palabras para recomendarlo lo suficiente.

Idealmente, el hígado debe provenir de fuentes de pastoreo para garantizar su calidad. Y bueno, el hígado no es el único órgano que es bueno para la salud. Algunas personas más aventureras aprovechan los beneficios de comer corazón, riñón, tripa, mollejas, entre otras menudencias. Sin embargo, en términos de costo-beneficio, el hígado es probablemente el órgano con mayor concentración de nutrientes que podrás encontrar.

8. La forma en que cocinas la carne importa

Si fríes, ahúmas, asas o cueces cualquier carne a altas temperaturas, se desencadenará la creación de compuestos carcinógenos llamados aminas heterocíclicas (HCA) e hidrocarburos aromáticos policíclicos (PAH). Por este motivo, debes tener cuidado de no sobrecocer ninguna carne que consumas. No obstante, hay que señalar que esos compuestos también están presentes en las verduras y los cereales.[51] Las marcas negras del asador en la carne o las verduras pueden hacerte agua la boca, pero ahí es donde es más probable que se encuentren los peligrosos subproductos de la cocción excesiva. Por ende, es preferible que uses métodos de cocción a baja temperatura, como horneado y estofado.

ALERTA GEEK:
Un poco más de ciencia cárnica

Pero ¿qué hay de los estudios científicos bien publicitados que demuestran que los consumidores de carne tienen peor salud que los vegetarianos y son más propensos a morir de forma prematura? Bueno, eso tampoco es tan sencillo como aparenta. Los hallazgos pueden tener que ver con *cuáles* consumidores de carne están siendo estudiados. En términos generales, la gente que come mucha carne también tiene muchos malos hábitos: pesan más, beben más, fuman más, comen menos frutas y verduras, comen menos fibra y llevan una vida más sedentaria que quienes consumen menos carne, según un estudio que involucró a más de 600 000 sujetos. Así que quizá no sea la carne lo que está dañando su salud. En una época en la que la carne roja es el diablo, la gente saludable la evita, y la gente a la que no le importa su salud la come en mayores cantidades. Se realizó otro estudio con personas que comían carne y vegetarianos que compraban en supermercados de comida saludable y que supuestamente intentaban llevar un estilo de vida saludable. ¿Cuál fue el resultado? Ambos grupos estaban igual de saludables y vivían más que personas que no le prestaban mucha atención a la buena nutrición.[52] Esto se conoce como "efecto del consumidor saludable", y explica por qué es tan difícil identificar la influencia específica de algún grupo de alimentos o nutrientes en particular. Otro estudio extenso de 245 000 personas no encontró diferencia alguna en términos de mortalidad entre los vegetarianos, los pescetarianos y los carnívoros.[53] Todo lo que comemos (o evitamos comer) importa. Así como es posible ser un vegano enfermizo y con sobrepeso, también es posible ser un carnívoro saludable y bien nutrido. Basta con comer de forma inteligente.

¿La producción de carne contribuye al calentamiento global?

Puede parecer descabellado, pero el gas metano intestinal que produce el ganado representa casi la *mitad* de la contaminación por gases de efecto invernadero producida por la industria agropecuaria.[54] Si hubiera un país poblado únicamente por todas las vacas del mundo, quedaría en tercer lugar, después de China y Estados Unidos, como principal productor de gases responsables por el calentamiento global. Por si fuera poco, se requieren alrededor de 1 000 litros de aceite para producir apenas los 1 250 kilos de maíz que cada vaca consumirá durante su vida. A nivel mundial, una quinta parte del consumo de energía se destina a la agricultura industrial. ¡Es más de lo que se usa en todos los medios de transporte —autos, camiones, aviones, trenes, barcos— combinados!

La producción ganadera también consume alrededor de una tercera parte del agua potable del mundo. Se requieren 6 800 litros de agua para producir 400 gramos de carne de res, y 2 180 para producir 400 gramos de carne de cerdo. Para colmo, el cultivo de maíz y de frijol de soya, que es lo que se les da de comer a los animales de engorda, requiere una cantidad gigantesca de agua.[55] La irrigación agrícola está drenando el acuífero Ogllala —la principal fuente de agua potable de Estados Unidos—, cinco litros al año más rápido de lo que lo puede reabastecer el agua de lluvia; la mayor parte de esa agua se usa para cultivar cereales y alimentar animales de engorda.

¿Hay algo que podamos hacer al respecto? Las investigaciones iniciales han demostrado que la ganadería regenerativa puede ser el futuro de una producción cárnica saludable para el ser humano y el ambiente, así como compasiva para los animales. Instalaciones de pastoreo bien administradas pueden atenuar y hasta compensar el metano y otros gases de efecto invernadero vinculados con la producción de ternera al atrapar el carbono en la tierra. El pasto absorbe y almacena —o aísla— el carbono, lo que impide que se libere dióxido de carbono a la atmósfera. La ganadería en tierra nos salvará. Sugiero que veas la película o leas el libro *Kiss the Ground* para aprender cómo se puede reducir la producción de dióxido de carbono hasta alcanzar niveles preindustriales por medio de la ganadería regenerativa.

Estas acciones también implican mover regularmente a los animales a campos de pastoreo frescos y mantenerlos alejados de cauces naturales, lo que puede ayudar a prevenir la contaminación del agua. En términos generales, el ganado de pastoreo no necesita alimentarse de cosechas irrigadas, lo que también disminuye la cantidad de agua necesaria para la producción de carne. Si eliges carne de pastoreo de granjas pequeñas y sustentables, también apoyarás el trato justo de los empleados y del ganado. Si quieres saber más al respecto, consulta la página web del Savory Institute (www.savory.global) y los recursos sobre carne de pastoreo disponibles en mi página web: www.foodthebook.com/resources (en inglés).

En resumen

Cuando compres, fíjate en la etiqueta

Las siguientes denominaciones te ayudarán a asegurarte de que estás comprando carne producida de forma compasiva y sustentable, que es justo lo que estamos buscando:

- Aprobada por organismos de bienestar animal
- De producción ética
- Asociación global animal
- Certificada por alianzas alimenticias

¡Opta por carne de pastoreo!

Recomiendo ampliamente que optes por carne de ternera, bisonte, cabra, cordero u oveja que tenga alguna certificación de pastoreo, como la de la American Grassfed Association (AGA). Para ello, busca el logotipo de la organización; en el caso de la AGA, dice "American Grassfed". Su certificación te garantiza lo siguiente:

- **Dieta:** Todos los animales certificados por la AGA han sido criados en campos de pastoreo abiertos. Es importante porque algunos animales "de pastoreo" se alimentan también de cereales y otras cosechas durante buena parte de su vida, y luego los "rematan" con una dieta de pasto previa al matadero. La certificación de la AGA prohíbe esa práctica.
- **Trato:** La certificación de la AGA garantiza que los animales pudieron pastorear en campos sin que los obligaran a estar en corrales restrictivos o confinados.
- **Antibióticos y hormonas:** La certificación de la AGA prohíbe tajantemente el uso de antibióticos y hormonas de crecimiento en animales.
- **Origen:** La certificación de la AGA exige que los animales hayan nacido y crecido en granjas familiares en Estados Unidos. No permite carne importada.

Es posible que puedas conseguir carne de pastoreo en una tienda de alimentos saludables local y en algunos supermercados. Pregúntale a tu carnicero de confianza, en caso de que tengas dudas. También puedes usar algunos de estos recursos para encontrar distribuidores de carne de pastoreo en tu área (en inglés):

- **Perfiles de los productores de la AGA:** Puedes buscar productores aprobados por la AGA en la página web de la agrupación: www. americangrassfed.org/producer-profiles/.

- **Eatwild:** En el directorio de Eatwild encontrarás granjas de libre pastoreo, pues es una de las fuentes más completas de información sobre carne y lácteos de pastoreo: www.eatwild.com/products/index.html.
- **Local Harvest:** Esta agrupación ayuda a los consumidores a encontrar y comprar alimentos reales de productores locales. Tiene una página web dedicada a la ternera de pastoreo: www.localharvest.org/beef.jsp.
- *The Meat Eater's Guide to Climate Change and Health:* El Grupo de Trabajo Ambiental publicó esta guía que les da acceso a los consumidores a múltiples investigaciones sobre etiquetado, certificaciones y mejores prácticas para carnívoros. Consúltala para tener más consejos sobre cómo ser un consumidor de carne responsable: www.ewg.org/meateatersguide/eat-smart/.
- Hay otros recursos, como **Butcher Box** (www.butcherbox.com) y **Walden Local Meat** (www.waldenlocalmeat.com), quienes venden por internet productos de origen animal orgánicos y de pastoreo. También te permite compartir una vaca con un grupo de gente para disminuir su costo. Para más información, consulta www.eatwild.com/products/ y www.marksdailyapple.com/where-to-buy-grass-fed-beef (en inglés).

Cuando la carne de pastoreo no sea opción, opta por carne orgánica

La mejor opción es la carne de libre pastoreo, pero la segunda mejor opción es la carne con certificación orgánica (en Estados Unidos, la certificación es del USDA; en México, la certificación es de la Sagarpa y el Senasica). Aunque los estándares del USDA no sean tan estrictos como los de la AGA, siguen siendo mejores que los de la carne de crianza convencional. Comprar carne con certificación orgánica te garantiza lo siguiente:

- **Dieta:** A diferencia de la res de pastoreo, la res orgánica puede estar criada con una dieta de cereales y maíz, aunque no únicamente. Las regulaciones orgánicas exigen que los animales sean criados en condiciones de vida que "se ajusten a sus comportamientos naturales". Por ende, parte de su vida la deben pasar pastoreando.

- **Trato:** La certificación orgánica exige que el ganado no pase periodos extensos en lugares confinados.
- **Antibióticos y hormonas:** Para obtener la certificación orgánica, los animales no deben haber sido sometidos a antibióticos u hormonas del crecimiento dañinos, a diferencia del ganado de crianza convencional.
- **Organismos modificados genéticamente:** La certificación orgánica exige que los animales coman pienso y forraje 100% orgánico. Eso excluye cosechas modificadas genéticamente, contaminantes sintéticos, fertilizantes y pesticidas artificiales.

Cuida las cantidades que comas

El adulto estadounidense promedio consume poco más de 150 gramos de carne al día. A menos de que seas atleta, es probable que no necesites tanta carne. Recuerda que al menos tres cuartas partes del plato deben ser verduras, y el resto, proteína. Me gusta el término *carnimento*: una pequeña cantidad de carne que se agrega como condimento a la comida hecha principalmente a base de verduras. He reducido mi consumo a no más de 120 o 170 gramos al día, que es un trozo más o menos del tamaño de la palma de mi mano. Casi siempre como cordero, en particular cuando como fuera de casa, pues casi todo el cordero es de pastoreo. Ocasionalmente como res de libre pastoreo, bisonte o venado.

Limita el consumo de carnes procesadas y embutidos

Como ya mencioné, las investigaciones sugieren que puede haber cierto vínculo entre el consumo de embutidos y el cáncer. No obstante, el riesgo es bajo: un incremento del riesgo poblacional promedio de 5% de desarrollar cáncer de colon a un riesgo de 6% si comes embutidos a diario. Sé que la mayoría de la gente no puede vivir sin tocino y salchichas, pero ayuda considerarlas un premio, no la base de la alimentación. He aquí algunas cosas a tomar en cuenta para reducir el riesgo causado por el consumo de embutidos si vas a comerlos:

- **Evita los conservadores:** Busca tocino, embutidos, jamones y salchichas hechas de alimentos enteros que no tengan aditivos, espesantes, conservadores, gluten ni jarabe de maíz alto en fructosa.

Algunas carnes procesadas también contienen nitratos, los cuales no son carcinógenos, pero si se calientan a altas temperaturas (por encima de 130 °C) y se queman, se convierten en nitrosaminas, las cuales sí son cancerígenas. Cocinarlas a baja temperatura es lo ideal. El calor también genera otros subproductos cancerígenos, como hidrocarburos aromáticos policíclicos y aminas heterocíclicas. Procura comprar carnes orgánicas o poco procesadas. Recomiendo las marcas Applegate y Niman Ranch, las cuales se consiguen en muchos supermercados en Estados Unidos.

- **Compra productos locales:** Compra el tocino, las salchichas y otras carnes procesadas de productores locales. Podrás encontrarlos en mercadillos de productores locales, en donde también podrás aprovechar para preguntarles por los ingredientes y conservadores que usan (si es que los usan).
- **Lee las etiquetas:** Antes de comprar embutidos o tocino de una tienda local, lee la etiqueta para asegurarte de que no contenga ninguno de los siguientes ingredientes: azúcar añadida, jarabe de maíz alto en fructosa, ingredientes artificiales o glutamato monosódico.
- **Sin curar:** Busca carnes procesadas en cuya etiqueta diga "sin curar". Esto garantiza que te ahorres conservadores y sustancias químicas indeseables.
- **Diles adiós a las salchichas de hot dog:** Si hay un producto cárnico procesado que debes evitar a toda costa, son las salchichas de hot dog. Suelen estar repletas de sal y sustancias químicas artificiales, así como estar hechas de una mezcla de partes de animal. Es muy difícil saber qué te estás llevando a la boca al comer una de esas cosas, así que mejor evítalas.

Evita las carnes al carbón

La carne asada al carbón es uno de los platillos favoritos de cualquier estadounidense. Sin embargo, asar la carne a altas temperaturas puede desencadenar la producción de aminas heterocíclicas y otros compuestos cancerígenos. He aquí algunos consejos para evitar exponerte a ellos:

- **No quemes la carne:** Evita comer hamburguesas y otro tipo de carne que esté cocida al carbón o bien cocida.

- **Marínala:** Marinar la carne antes de cocerla ayuda a disminuir la producción de componentes tóxicos. Los marinados más sanos y deliciosos contienen ajo, cebolla y jugo de limón.
- **Usa romero:** Un estudio publicado en *Journal of Food Science* observó que añadir extractos de romero a las hamburguesas antes de cocinarlas a altas temperaturas disminuía de forma significativa la producción de aminas heterocíclicas (en algunos casos en más de 90%).[56] Agrégale romero a la carne antes de cocerla.
- **Entre más especias, mejor:** Si no eres fanático del romero, prueba otras especias. Los estudios sugieren que los antioxidantes de muchas especias ayudan a disminuir la producción de toxinas.[57] Quizá por eso el romero funciona tan bien. Otras especias ricas en antioxidantes que puedes agregarle a la carne antes de cocerla son: orégano, albahaca, pimentón, pimienta cayena, cúrcuma, jengibre y chile seco triturado.

Carne roja: ¿qué carajos debo comer?

- Res de libre pastoreo
- Cordero de libre pastoreo
- Cerdo de libre pastoreo
- Bisonte
- Venado
- Alce
- Pequeñas cantidades de tocino, jamón, pavo, salami y salchichas de alta calidad, orgánicos y libres de nitratos, aditivos y azúcar

Carne roja: ¿qué carajos debo evitar?

- Res, cordero o cerdo de engorda y crianza convencional (en la medida de lo posible)
- Embutidos y otras carnes procesadas
- Salchichas de hot dog (si no son 100% de carne de res o cerdo)
- Salchichas convencionales
- Tocino convencional
- Salami convencional

Aves y huevos

Test de coeficiente nutricional

¿Verdadero o falso?

1. Es mejor comer pollo que carne roja.
2. Hay que limitar la ingesta de huevo porque su alto contenido de colesterol incrementa el riesgo de infartos.
3. El mejor tipo de pollo que puedes comer es el de corral.
4. Es mejor comer las claras que el huevo entero.
5. No hay que comerse la piel del pollo porque es mala para la salud.
6. Los huevos de libre pastoreo son mejores que los huevos convencionales.

Respuestas

1. **Falso:** De hecho, la composición grasa de la res de pastoreo es más nutritiva. Los pollos comen cereales y tienen niveles más elevados de grasas omega-6, las cuales ya de por sí son demasiado abundantes en la alimentación convencional moderna.
2. **Falso:** Comer colesterol no necesariamente incrementa los niveles de colesterol en la sangre, e incontables estudios demuestran que comer huevo no se correlaciona con tener un infarto.[1]
3. **Falso:** El término "de corral" suele ser engañoso y no significa que las aves pasen mucho tiempo fuera del corral. Querrás comer carne de aves 100% de pastoreo.
4. **Falso:** La yema es la parte más nutritiva del huevo, pues contiene todos los nutrientes necesarios para engendrar una vida nueva.

Además, el huevo entero sabe mejor y es más saciante. El colesterol del huevo ya ha sido exonerado y se sabe que no causa infartos.

5. **Verdadero:** La piel del pollo es poco saludable si se cuece hasta que quede crujiente, pues eso desencadena la producción de sustancias químicas dañinas. Sin embargo, la carne del pollo horneado es segura.

6. **Verdadero:** Los pollos de pastoreo llevan una dieta más saludable y vidas menos estresantes que las aves de crianza convencional. Cuando las gallinas pastorean y comen insectos, eso incrementa de forma sustancial la calidad y cantidad de los nutrientes de sus huevos.

Recibe un dato alimenticio y una receta semanal directo de mi cocina. Inscríbete gratis en www.foodthebook.com (en inglés).

En los años sesenta, el estadounidense promedio comía 30 k de res, 27 k de cerdo y 16 k de pollo al año.[2] Sin embargo, en la actualidad nuestro amor prohibido por la carne roja ha dado pie a una obsesión con el pollo. El adulto promedio consume ahora 42 kilos de pollo al año, lo que representa un incremento de 200% desde la administración de Kennedy. ¡Son muchas aves! Mientras tanto, la cantidad de cerdo y res en nuestro plato se ha desplomado, pues ahora el adulto estadounidense promedio consume apenas 25 k de res y 23 de cerdo. Entonces, ¿qué fue lo que pasó?

La carne de res puede haber sido una cena habitual hace décadas. Sin embargo, los lineamientos alimenticios del gobierno lo cambiaron todo al satanizar las grasas saturadas. La ternera, el cordero y otros tipos de carne roja fueron relegados por las autoridades nutricionales, las cuales empezaron a exaltar la carne blanca por considerarla una alternativa más saludable. Por desgracia, el consejo engañoso del USDA generó sin querer un incremento en la demanda de pollo que ha transformado de manera radical la calidad de las aves que comemos en la actualidad, y no precisamente para bien. La manipulación industrial ha transformado los pollos de pequeños pajarillos de corral a materia prima barata para las masas, como el carbón o la leña. En consecuencia, su carne no es ni tan nutritiva ni tan segura como alguna vez lo fue. Además, en la medida en la que se incrementó la demanda, la calidad de su subproducto estrella, el huevo, también se vino abajo, en gran parte debido a las campañas de terror sobre el colesterol difundidas por el gobierno. Los mismos lineamientos dietéticos que nos decían que evitáramos las grasas y las cambiáramos por pan y pasta, también afirmaban que la yema de huevo incrementaría nuestros niveles de colesterol en la sangre y nos causaría infartos. Ese consejo hizo que varias generaciones cambiaran los huevos revueltos con salchicha por omelettes de claras con papa. Pero esas recomendaciones eran erróneas; ni el huevo ni la gallina merecían esa mancha en su expediente.

La ciencia aviaria

El pollo es una buena fuente de ciertos nutrientes esenciales: proteína (120 gramos de pollo contienen alrededor de 30 gramos de proteína, más de la recomendación proteínica diaria), vitaminas B, colina y minerales como selenio, fósforo, azufre y hierro. El pollo contiene la misma cantidad de grasas monoinsaturadas que el aceite de oliva, y es fuente de ácido palmitoleico, el cual es antimicrobiano y combate infecciones. (Apuesto a que creías que la "penicilina judía" —también conocida como caldo de pollo— era sólo un mito.) Sin embargo, el pollo actual no se parece en nada a lo que era. La crianza industrializada, la cual reduce el costo del pollo al sacrificar su calidad, disminuye las cantidades de muchas de esas vitaminas, minerales y grasas nutritivas a niveles casi inexistentes.

Te aseguro que tus bisabuelos serían incapaces de reconocer los cortes magros y empacados de pollo que venden hoy en día en los supermercados. El pollo que ellos comían era un ave muy distinta. Por lo regular se vendía pollo en tiendas que los sacrificaban, desplumaban y destripaban en el mismo lugar. No podías encontrar algo más fresco que eso. Mi abuela solía desplumar pollos en Nueva York por cinco céntimos la pieza, y usaba ese dinero para ir al cine. Los pollos no traían etiquetas que declaraban cómo había sido su alimentación o su crianza porque todos vivían en granjas de verdad y comían lo que la naturaleza dictaba: tenían una dieta omnívora, conformada en especial de pasto, maleza, bichos y semillas. Por ende, no es sorprendente que los pollos de pastoreo de esos ayeres fueran nutricionalmente superiores a las aves de nuestros días, las cuales llevan una dieta constante de cereales, maíz, soya y antibióticos que las engordan lo más rápido posible, y que son criadas en espacios brutalmente confinados, conocidos como operaciones de alimentación animal concentradas (CAFO). Estas condiciones crueles no sólo son malas para los animales y el medio ambiente, sino también para la salud humana. Los estudios demuestran que, en la actualidad, el pollo tiene muchos menos ácidos grasos antiinflamatorios omega-3, más ácidos grasos inflamatorios omega-6, y considerablemente menos vitaminas y minerales.[3] Eso nos deja a los consumidores con una sola opción: por el bien de la salud, del medio ambiente y del bienestar animal, debes disminuir al mínimo tu dependencia del pollo criado de forma convencional. No siempre es fácil, tendrás que hacer un esfuerzo particular y, en algunos casos, pagar un poco extra si quieres comer un pollo que sea tan natural y tan saludable como el que comían nuestras bisabuelas. En este capítulo te diré cuál es el camino a seguir.

En lo que los expertos no se equivocan

El pollo suele tener menos calorías y grasas que la res, como bien dice la policía alimentaria, sin dejar de aportarnos los beneficios nutricionales de los alimentos de origen animal. La cosa es que ahora sabemos que el aumento de peso y las cardiopatías no se correlacionan con las calorías o la grasa, sino con la calidad de las calorías y el tipo de grasa. Tratándose de los huevos, las autoridades sanitarias de antaño eran más sabias cuando consideraban que el huevo estrellado era base de la alimentación cotidiana. Esos huevos eran mucho mejor para nosotros que los bagels, los panqués, los croissants, los cereales y los hot cakes que usurparon su lugar.

En lo que sí se equivocan

Los expertos nos han dicho que comamos pollo en lugar de res porque la carne roja contiene grasas saturadas. De hecho, el pollo es más magro que la carne roja, pero no deja de contener grasas saturadas y colesterol (ninguno de los cuales es malo para la salud), al igual que la carne roja y cualquier otro alimento de origen animal. En un esquema comparativo, se ven más o menos así: la grasa de la res es 37% saturada; la del pollo es 29% saturada; la de la trucha de río es 26% saturada. Las diferencias son tan pequeñas que, en un ensayo clínico aleatorio controlado que se publicó en *British Journal of Nutrition*, se observó que la carne roja y el pollo tienen más o menos el mismo impacto en los niveles de colesterol y triglicéridos de los consumidores.[4]

En cuanto a los huevos, la equivocación de los expertos ha sido uno de los grandes fiascos nutricionales de la segunda mitad del siglo pasado. A comienzos de los años setenta nos dijeron que limitáramos la ingesta diaria de colesterol a más o menos la cantidad contenida en un solo huevo; es decir: desayuna un solo huevo y sé vegano el resto del día. Ese consejo comenzó a tambalearse un par de décadas después, cuando la Asociación Médica Estadounidense publicó un estudio que implicó a 118 000 personas y que no encontró asociación alguna entre el consumo de huevo y las cardiopatías.[5] Lo más sorprendente es que los investigadores observaron que la gente que comía media docena de huevos a la semana tenía menos riesgo de padecer una afección cardiaca que quienes comían menos de uno. Otros tantos estudios recientes han confirmado también que los expertos que satanizaban el huevo estaban equivocados. Un ensayo aleatorio controlado, publicado en *American Journal of Clinical Nutrition*, observó que comer una docena de huevos a la semana casi no tenía efecto alguno en los niveles de colesterol.[6] Y otro estudio, publicado en *BMJ*, no observó vínculo alguno entre el consumo de huevo y los infartos y embolias.[7]

En 2015, tras décadas de sugerir que la gente debía desechar la yema cada vez que rompía un huevo, el panel de expertos que da forma a los lineamientos dietéticos del USDA finalmente reconoció que su recomendación en contra del colesterol dietético no tenía sustento científico.[8] Afirmaron entonces que se debía eliminar la advertencia en contra del colesterol de los lineamientos. Alice H. Lichtenstein, de la Tufts University, quien es una de las expertas implicadas en la creación de las recomendaciones, reveló de forma impactante que los consejos sobre el colesterol habían formado parte de los lineamientos durante muchas décadas sin que hubiera mucho cuestionamiento de por medio. "Durante muchos años defendimos la recomendación del colesterol, pero la evidencia no la sustenta", le confesó al *New York Times*.[9]

Si todo esto no te convence, permíteme contarte la historia de Emma Morano, una italiana de 117 años que, cuando murió en 2017, ostentaba el récord de la persona más longeva del mundo. Un siglo antes, un doctor le dijo a Morano, quien entonces tenía 20 años, que tenía anemia y debía comer tres huevos al día. Ella siguió el consejo del médico al pie de la letra y comió entre dos y tres huevos al día durante los siguientes 90 años, hábito al cual le achacaba su notable longevidad. "Suponiendo que haya sido honesta con respecto a sus hábitos —escribió el *New York Times*—, la señora Morano habrá consumido más o menos unos 100 000 huevos en su vida, sin importarle el colesterol."[10]

Aunque no hay forma de saber si aquellos huevos tuvieron algo que ver con que Morano alcanzara tan sorprendente edad, es más que evidente que comer 100 000 huevos en el transcurso de su vida no le hizo daño.

Lo que aún no sabemos a ciencia cierta

Ahora que hemos desmentido el mito del vínculo entre el colesterol dietético y las cardiopatías, algunos investigadores empiezan a emitir advertencias sobre otro posible peligro: la conexión entre la colina, una vitamina contenida en la yema del huevo (y otros alimentos de origen animal), y las cardiopatías. La teoría sugiere que las bacterias de la flora intestinal metabolizan los nutrientes de los alimentos de origen animal, como la colina, para formar un compuesto llamado N-óxido de trimetilamina, o TMAO, el cual puede promover la aterosclerosis.[11] Sin embargo, la conexión no está demostrada, y la teoría tiene huecos sustanciales. Para empezar, la correlación entre el TMAO y la aterosclerosis se basa en gran medida en investigaciones realizadas en ratones.[12] Además, los estudios demuestran que uno de los alimentos que producen el mayor incremento de TMAO en el torrente sanguíneo —incluso más que los huevos y la carne roja— es el pescado. De hecho, un ensayo aleatorio controlado, realizado por investigadores de la Universidad Cornell, observó que la gente exhibía mayores incrementos sustanciales de TMAO al comer 180 gramos de bacalao que al comer 180 gramos de carne de res o tres huevos duros.[13] Dado que sabemos a ciencia cierta que comer mariscos es bueno para la salud del corazón, entonces es posible que los niveles de TMAO no sean tan significativos como sospechan algunos científicos. "Los mariscos, ricos en TMAO, son una fuente esencial de proteína y vitaminas en la dieta mediterránea y se consideran benéficos para el sistema circulatorio", señaló un grupo de científicos en la revista *Nutrition*.[14]

Por lo pronto, tenemos la certeza de que la colina es un nutriente valioso, importante para la salud hepática, el funcionamiento nervioso apropiado, el funcionamiento cerebral normal y los niveles de energía saludables. Por ende, aunque el jurado sospeche del TMAO, no debe preocuparte comer alimentos con colina.

Ten en mente que algunos opositores de los alimentos de origen animal, como el pollo y los huevos, no dejarán de afirmar jamás que son alimentos letales. También afirman, por ejemplo, que comer pollo incrementa el riesgo de desarrollar algunos tipos de cáncer. Sin embargo, las investigaciones más confiables demuestran que comer pollo en realidad disminuye ese riesgo.[15] Eso incluye un repaso longitudinal sistémico y un metaanálisis publicados en 2010 en *American Journal of Clinical Nutrition*, los cuales demostraron que consumos elevados de pollo y pescado, en particular, tenían efectos protectores sustanciales en contra del cáncer.[16] En otro estudio, publicado en la revista *Cancer Prevention Research*, los autores, investigadores de los Institutos Nacionales de Salud, concluyeron que consumir demasiada carne roja de engorda (que no es igual que la de pastoreo) incrementaba el riesgo de desarrollar enfermedades. Sin embargo, reemplazarla por pollo y mariscos tenía el efecto contrario: por cada 10 gramos adicionales de pescado o pollo al día, el riesgo de cáncer de hígado, colon, esófago, recto, pulmón y otros más disminuía hasta 20 por ciento.[17]

Cinco cosas que debes saber sobre el pollo y los huevos

1. La palabra natural en las etiquetas de pollo no significa nada

Comprar pollo y huevos saludables es una de las aventuras más complejas y confusas que se pueden emprender al entrar al supermercado. En su sitio web, el USDA tiene un glosario de 20 términos que aparecen en las etiquetas del pollo y los huevos.[18] Aquí te comparto una lista parcial, junto con su traducción en lenguaje común:

- "Natural" no significa nada; claro que son animales de origen natural.
- "Fresco" sólo significa que el pollo nunca ha estado congelado. No tiene nada que ver con el tiempo que ha pasado desde que fue sacrificado.

- "No enjauladas" no es aplicable a las aves que se crían por su carne, sino sólo a las ponedoras de huevos. El pollo que comemos no vive enjaulado (aunque puede haber sido criado en operaciones CAFO de pesadilla).
- "De corral" significa que los animales tuvieron algo de acceso a exteriores, pero no indica durante cuántas horas al día ni si fue al aire libre o no. Tampoco dice nada sobre su alimentación.
- "Libre de antibióticos" es importante, pues implica que las aves no recibieron antibióticos innecesarios ni otros medicamentos sólo para engordarlas. Sin embargo, esta denominación no dice nada más de las condiciones de vida de los animales *ni* de su dieta.
- "Libre de arsénico", al igual que "libre de antibióticos", es positivo; aunque no lo creas, a los pollos les dan de comer arsénico para engordarlos más rápido. Sin embargo, tampoco dice mucho más sobre la crianza.
- "Libre de hormonas" no significa absolutamente nada, ya que es ilegal darles hormonas a los pollos (sin embargo, no es el caso de otros animales que también consumimos).
- "Vegetariano" es engañoso, puesto que suena saludable… excepto porque los pollos no son vegetarianos. Se supone que deben comer proteína proveniente de gusanos, bichos y larvas, los cuales encuentran en el exterior cuando picotean la tierra.
- Con certificación "orgánica" es la mejor de las etiquetas comunes, pues garantiza que las aves no comieron cereales rociados con pesticidas ni modificados genéticamente, ni recibieron antibióticos ni arsénico para promover la engorda. También significa que pueden haber tenido algo de acceso a exteriores.
- Con certificación de trato "compasivo" o algo similar significa, en teoría, que una organización de bienestar animal ha inspeccionado cómo se trata a los animales y lo considera aceptable. Sin embargo, existen reportes de supervisión negligente, así que es difícil confiar en ella del todo.
- "De pastoreo", aunque no es una designación oficial, es ideal porque, cuando es verídica, implica que las aves tuvieron la libertad de pastorear en campos al aire libre cuando querían y comieron lo que les apetecía. Claro que las aves de pastoreo son las más difíciles de encontrar en el mercado, y suelen ser las más costosas; con facilidad cuestan el doble que el pollo de crianza convencional.

- La ausencia de cualquiera de estas etiquetas implica que el pollo es de crianza convencional, que recibió una dieta antinatural (que probablemente incluyó arsénico y antibióticos) y fue tratado con crueldad. Esa carne contendrá muy pocos nutrientes. Debido a las condiciones de hacinamiento, las aves también habrán estado en mayor riesgo de desarrollar infecciones. Los métodos de crianza y disposición de sus desechos también habrá causado mucho daño ambiental. Por ende, no es ninguna sorpresa que sea el pollo más económico en el mercado. Pero, a fin de cuentas, es una pésima ganga.

En enero de 2017 la Oficina Federal de Administración y Presupuestos anunció que había aprobado una nueva serie de normas llamadas Prácticas Aviarias y Ganaderas Orgánicas (OLPP), las cuales establecían estándares más estrictos de bienestar animal en la crianza orgánica.[19] Esta serie de medidas —la única ley federal exhaustiva que regularía el bienestar de animales criados para consumo humano— tenía la finalidad de mejorar en gran medida las condiciones de vida, de cuidado de salud, de transporte y de sacrificio del ganado orgánico, en especial de las aves. Entre otras cosas, las medidas establecían requerimientos de espacio mínimo en interiores y exteriores para la crianza de pollo. Se suponía que estas normas entrarían en vigor el 20 de marzo de 2018. Sin embargo, en febrero de 2017, menos de un mes después de haber llegado al poder, la administración Trump paralizó la implementación de las mismas, insistiendo en que ponía estas normas en pausa para tener tiempo de examinarlas con detenimiento.[20] No obstante, los activistas aseguran que las OLPP están en riesgo y quizá nunca entren en vigor. Esperemos que no sea así. Si estas normas se implementan, como debería de ser, no sólo mejorarán de forma sustancial la vida de los animales criados para consumo humano, sino que también mejorará la calidad de la carne que se vende a los consumidores.

2. No te dejes llevar por las inscripciones engañosas en los cartones de huevo

Si te diriges a la sección de lácteos de cualquier supermercado, a un costado encontrarás toda clase de inscripciones en los cartones de huevos. Muchas son confusas y difíciles de descifrar. Sin embargo, el sistema de etiquetamiento de los huevos, aunque no es igual, es muy parecido a las etiquetas que se usan para el pollo. He aquí algunas:

- "Natural" no significa nada.
- "Fresco" no significa nada.
- "Puro" no sólo no significa nada, sino que es risible.
- "De gallina no enjaulada" sólo implica que el ave no estuvo encerrada en una jaula toda su vida, pero no significa que haya pasado tiempo al aire libre. Tampoco dice nada sobre su dieta ni especifica si recibió antibióticos o arsénicos para engordarla.
- "De corral" significa lo mismo que "no enjaulada".
- "Libre de antibióticos" es bueno, al igual que "libre de arsénico", pero no dice más sobre las condiciones de crianza.
- "Vegetariano" es absurdo, pues se supone que las aves deben comer bichos.
- "Libre de hormonas" no es ninguna proeza, pues el uso de hormonas en las aves es ilegal.
- "Libre de gluten" (juro que alguna vez lo vi en un cartón de huevos) es aun más ridículo: todos los huevos son libres de gluten, sin importar qué hayan comido las gallinas.
- "De gallinas criadas en porches sombreados", común en Estados Unidos, es engañosa porque suena hogareña y anticuada. Sin embargo, en la crianza de aves, el "porche" es un espacio interior con un techo fijo y costados abiertos; no es precisamente un gallinero.
- "Orgánico" suele ser lo mejor que se puede encontrar, sobre todo dadas las nuevas normas OLPP previamente mencionadas.
- "De pastoreo" es aún mejor, si acaso los encuentras. Sin embargo, a menos de que estés comprando huevos directamente del productor, son difíciles de conseguir.
- Los huevos con omega-3 son buenos para la salud, pues las gallinas comen linaza rica en omega-3.
- Si la etiqueta no dice nada, entonces los huevos provienen de una granja pesadillezca donde miles de aves viven hacinadas en jaulas tan estrechas que ni siquiera pueden moverse, les cortan los picos para que no se picoteen entre sí hasta matarse, y los desechos se acumulan a su alrededor, lo que produce una peste indescriptible. Esos huevos no son ninguna maravilla.

3. No deseches la yema

Si eres como la mayoría de la gente, es probable que te estés arrepintiendo de todos esos omelettes de claras que comiste durante muchos años con la intención de cuidar tus niveles de colesterol. Lamento informarte que el esfuerzo no rindió frutos. Obtuviste la proteína contenida en las claras, pero ninguno de los nutrientes contenidos en las yemas; eso incluye minerales (calcio, zinc y fósforo), vitaminas (A, D, E, K y complejo B), antioxidantes (como el glutatión) y grasas antiinflamatorias omega-3 que te perdiste.

Mucha gente sigue preguntándose si está bien comer la yema. La respuesta es un sí contundente. Come el huevo entero, como lo dicta la madre naturaleza. Pero, si por alguna razón sigues insistiendo en consumir clara de huevo procesada, lee con detenimiento la etiqueta. Algunas marcas son 100% clara de huevo, mientras que otras contienen saborizantes, colorantes o espesantes para enmascarar el sabor, color y la consistencia poco apetecible de las claras. ¿Te has preguntado por qué esas jugosas claras de huevo se ven tan amarillas y cremosas?

4. La mayor parte del pollo comercializado contiene bacterias dañinas

Sin importar qué tipo de dieta sigas, ocasionalmente te toparás con alimentos afectados por bacterias dañinas. Hasta las frutas y las verduras pueden estar contaminadas con E. coli y otros bichos desagradables. Sin embargo, el pollo es el peor infractor, por mucho. En parte se debe a la sobrepoblación galopante de las granjas industriales y a que, cuando se sacrifica a los pollos bajo esas condiciones, las heces pueden entrar en contacto con la carne. Además, los antibióticos que les dan de comer a los pollos (y a otros animales que también consumimos) crean cepas de bacteria transmitidas por alimentos que son resistentes a los medicamentos. De hecho, el uso de fármacos en la industria agropecuaria es tan rutinario y generalizado que se venden más antibióticos a nivel nacional para la producción de animales de granja que para el tratamiento de enfermedades en humanos.[21] Según la Administración de Alimentos y Medicamentos de Estados Unidos (FDA), 80% de los antibióticos producidos se usan para prevenir infecciones en animales criados en espacios confinados y promover la engorda (sí, los antibióticos engordan).[22] Eso deja apenas 20% para los humanos. Las consecuencias de eso son funestas.

Consumer Reports examinó más de 300 pechugas de pollo crudas compradas en supermercados de todo el país y descubrió que 97% de ellas contenían seis bacterias dañinas, incluyendo *Salmonella*, *Enterococcus* y *E. coli*.[23] Todas las marcas comunes que examinaron, incluyendo Purdue, Tyson y Sanderson Farms, contenían bacterias preocupantes, también las marcas menores. Lo más preocupante es que la mitad de las pechugas de pollo examinadas contenía al menos una bacteria resistente a tres o más familias de antibióticos comunes. Todas esas bacterias pueden causar enfermedades, hospitalización y hasta la muerte. Entonces, ¿qué se puede hacer al respecto?

Para empezar, compra pollo orgánico siempre que sea posible. Dado que las aves orgánicas no consumen antibióticos, es menos probable que su carne albergue bacterias resistentes a medicamentos. En segundo lugar, asegúrate de cocer bien el pollo y que alcance al menos 75 °C en el interior, que es lo suficientemente caliente como para matar los gérmenes.

Por razones similares, los huevos también son sospechosos comunes de intoxicación por alimentos. De hecho, son la segunda causa —después de las hortalizas de hoja verde— de brotes de enfermedades causadas por alimentos.[24] Un informe del Centro de Ciencia para el Interés Público, un grupo defensor de los consumidores, observó que, entre 1990 y 2006, más de 11 000 personas se enfermaron de salmonela después de comer huevos contaminados.[25] Los huevos suelen contaminarse cuando las gallinas que los producen están infectadas con bacterias dañinas o cuando las heces llenas de bacterias entran en contacto con la cáscara del huevo. Por ende, otra precaución que debes tomar es asegurarte de lavar bien cualquier huevo antes de romperlo (basta con lavarlo cuidadosamente con agua caliente).

5. Los McNuggets de pollo son una McPesadilla

Los pollos tienen alas, no dedos ni tampoco nuggets: tienen carne. Por ende, debería ser obvio que, cuando decimos que el pollo es bueno para la salud, nos referimos a la carne de pollo intacta, no a carne procesada que ha sido transformada en algo irreconocible. Pero buena parte del pollo producido termina siendo eso, por culpa de los restaurantes de comida rápida y la sección de congelados del supermercado. Ésta es una lista parcial de ingredientes de una marca nacional de nuggets de pollo congelados: carne de pollo molida, agua, harina de soya, proteína de soya aislada, mezcla de sazonadores con una larga lista de ingredientes, entre ellos trifosfato de sodio (un conservador químico que también se usa en los detergentes),[26] y azúcar (como es de esperarse). Dicha lista no cubre el empanizado ni el rebosado. Anteriormente mencioné un glosario de términos que emplea el USDA para describir distintos tipos de pollo; en él hay un término que encontrarás con frecuencia si revisas con detenimiento la lista de ingredientes del pollo de supermercado: "pollo separado de forma mecánica", lo que se define como "una pasta o rebosado de pollo producido al triturar y colar huesos con tejido comestible a alta presión para separar el hueso del tejido". En otras palabras, es pasta de pollo molido. ¡Qué delicia!

Viajé a Haití en 2010 después del terremoto para ofrecer atención médica y, después de varios días sin comida, los militares aparecieron con comidas prefabricadas. Pedí una y me entregaron pollo y dumplings. Mientras la calentaba, leí la etiqueta: ¡no contenía pollo! Era una sustancia "tipo pollo". Claramente no era la receta de la abuela.

El epítome de los productos de pollo extrañamente industrializados, el McNugget de pollo, está hecho de pura carne blanca, según el sitio web de McDonalds, y ya no tiene conservadores artificiales. Sin embargo, sigue teniendo sustancias químicas artificiales, como fosfato sódico de aluminio, pirofosfato ácido de sodio, lactato cálcico y fosfato monocálcico; se supone que todas ellas son consideradas seguras para consumo humano… hasta el momento.

ALERTA GEEK:
Un poco más de ciencia aviaria

¿Cómo se le ocurrió a alguien darles arsénico a los pollos? Resulta que el arsénico los engorda más rápido, hace que su carne sea un poco más colorida y aniquila los parásitos. A menos de que el pollo que compres tenga certificación orgánica, es casi seguro que haya sido tratado con arsénico. Claro que el que les dan no los mata, pues es orgánico e inocuo. Sin embargo, una vez que lo comen, se puede transformar en el sistema digestivo del pollo en arsénico inorgánico,[27] el cual la OMS clasifica como cancerígeno.[28]

¿Qué significa eso para nosotros? En 2013, investigadores de la Universidad Johns Hopkins observaron que el pollo de crianza convencional que se encuentra en los supermercados del país contiene niveles de arsénico inorgánico de alrededor de dos partes por millar de millón. El pollo orgánico, en contraste, tiene niveles de arsénico inorgánicos de alrededor de ½ parte por millar de millón. Según estándares federales, ambos niveles están por debajo de las cantidades que podrían resultarnos dañinas. Sin embargo, los autores del estudio cuestionaron también esos estándares federales. Estiman que la alta exposición a arsénico causa 124 muertes más al año por cáncer de pulmón y vejiga. En un país de 300 millones de personas no parece gran cosa, pero ¿querrías ser *uno* de esos casos?[29] Además, dado que ingerir arsénico (a cualquier nivel) no trae beneficio alguno, minimiza tu exposición al mismo optando por pollo orgánico siempre que sea posible.

Las grandes empresas de comida causan problemas tan grandes como ellas

El grupo de defensa ambiental Environment America reportó que Tyson Foods fue responsable de tirar más desechos a las vías fluviales de Estados Unidos que casi cualquier otra empresa en el país. Entre 2010 y 2014 Tyson y sus subsidiarias tiraron 47 000 toneladas de contaminantes en las aguas estadounidenses, lo que representa la segunda emisión más grande de desechos tóxicos reportada durante esos años, la cual sólo fue superada por la empresa de acero AK Steel Holding Corporation.[30] Esta contaminación crea "zonas muertas" y contamina el agua potable. Otra gran empresa de pollo, Perdue Farms, también figuró en la lista de Environment America de los 10 mayores contaminantes del agua. Entre 2010 y 2014 la famosa empresa de pollo vertió 15.5 miles de toneladas de contaminantes a ríos, arroyos y otros cuerpos de agua.

Los pollos criados en estas granjas industriales suelen ser criados en jaulas diminutas y atiborradas, con muy poca o nula exposición al sol. De hecho, menos de 9% de las gallinas en Estados Unidos son criadas fuera de jaulas, según United Eggs Producers. En 2014 un exempleado de Perdue Farms dio a conocer un video en el que explicaba los verdaderos horrores de la producción industrializada de pollo. En él, muestra que los pollos con certificación del USDA (no orgánicos) viven en espacios pequeños, menores a un metro cuadrado, y parecen estar adoloridos; caminan por la jaula con úlceras en las patas y otras deformidades.[31] Estas operaciones de alimentación animal concentrada (CAFO) también son focos de infecciones bacterianas como la salmonela, en parte porque no hay control obligatorio de esas infecciones en las granjas o incubadoras.

En resumen

Siempre que sea posible, consume pollo de libre pastoreo que haya recibido una dieta adecuada; es decir, una dieta orgánica, pero no vegetariana. Su carne será más apetitosa y nutritiva; además, tendrás relativa confianza de que estas aves no fueron sometidas a condiciones crueles ni insalubres, ni tratadas con arsénico o antibióticos. Comer este tipo de pollo también reduce el riesgo de intoxicación causada por la contaminación por bacterias dañinas y potencialmente letales.

Lo ideal será que encuentres una fuente local y confiable de pollo, en lugar de sólo comprar lo que encuentres en el supermercado o en las tiendas de comida saludable. En la mayoría de los mercados de productores locales suele haber vendedores de pollo, así que empieza por ahí. También puedes buscar en internet distribuidores de pollo orgánico de libre pastoreo.

En cuanto al consumo de huevo, no te dejes desanimar por décadas de desinformación. Come huevo libremente, pues es muy bueno para ti y, sobre todo, no causa cardiopatías. Pero sigue los mismos lineamientos para comprarlos que los que sigues para comprar pollo: querrás huevos de gallinas de pastoreo que hayan llevado una dieta orgánica y que sean lo más frescos posible. Incluso puedes conseguir huevos con omega-3 de gallinas alimentadas con linaza y otros alimentos ricos en omega-3. Si tienes suerte de conseguir huevos exóticos —como huevos de cáscara azulada, de pato o de pavo—, dales una oportunidad, para variar tu alimentación.

¿Cómo comprar pollo y huevos?

Comprar el mejor pollo y los mejores huevos posibles puede ser todo un desafío. Por fortuna, hay muchos recursos dedicados a ayudarte a encontrar las opciones más sustentables, humanitarias y nutritivas.

De ser posible, recomiendo comprar el pollo de granjas pequeñas y locales, ya que éstas crean mejores entornos para los pollos y producen menos desperdicio que las grandes granjas industriales. Para encontrar opciones, consulta los siguientes sitios web (en inglés):

- **Local Harvest:** Es uno de mis sitios favoritos. Aquí encontrarás información sobre mercados de productores locales, granjas familiares y otras fuentes de pollo y huevo local en Estados Unidos: www.localharvest.org.
- **Eatwild:** Es la principal proveedora de información sobre ganadería de pastoreo. Tiene un directorio estatal que puede usarse para encontrar productores locales de pollo de pastoreo en Estados Unidos: www.eatwild.com.
- **Eat Well Guide:** Usa este directorio en línea gratuito para encontrar pollo y huevos criados de forma sustentable en supermercados, tiendas, granjas, restaurantes y toda clase de sitios web minoristas: www.eatwellguide.org.
- **Mercados de productores locales:** Busca en internet una lista de mercados de productores locales en tu país.
- **ButcherBox:** Es una fuente en línea de alimentos de origen animal orgánicos y de libre pastoreo: www.butcherbox.com/drhyman-fans/.

Cómo preparar el pollo

He aquí algunos lineamientos a tomar en cuenta:

- **No permitas que se queme:** Cuida que el pollo no esté frito ni quemado, pues eso produce sustancias poco saludables. Eso significa no asarlo a altas temperaturas para que la piel quede crujiente.
- **Al horno es mejor:** Hornear, estofar o saltear el pollo es la mejor opción. Sin embargo, es importante asegurarte de que se cueza por completo. Usa un termómetro de alimentos para asegurarte de que la temperatura interna del pollo alcance los 75 °C.
- **Cuídate de las bacterias:** El pollo crudo nunca debe entrar en contacto con otros alimentos ni permanecer descubierto en el refrigerador o el mostrador de la cocina. El envoltorio de plástico debe ser desechado de inmediato, y los utensilios de cocina,

como cuchillos y tablas de picar, deben estar completamente limpios antes de que vuelvas a usarlos en otra cosa.

* **Limpia bien la superficie de picado:** Considera usar una tabla de picar distinta para el pollo crudo o rocíale a la tabla una mezcla de agua con un poco de peróxido de hidrógeno al limpiarla. Si tienes un buen lavavajillas, asegúrate de enjuagar la tabla de picar y meterla de inmediato a la máquina.
* **Aséate concienzudamente:** Siempre lávate las manos después de preparar pollo crudo. No te preocupes por usar jabón antibacterial; basta con usar jabón neutro y agua caliente.

¿Qué hay del pato y el pavo?

Otras aves no son tan problemáticas (y el pato en particular es muy nutritivo), siempre y cuando sigas las mismas reglas que con el pollo: de libre pastoreo, orgánico y, de ser posible, de fuentes conocidas. En los recursos de este capítulo también podrás encontrar pato y pavo con estas características.

¿Cómo cocinar el huevo?

Hay gente que come (o bebe) el huevo crudo para obtener el máximo de nutrientes, pero eso es algo que jamás me atrevería a hacer salvo que estuviera *sumamente* confiado de que los huevos han sido manejados con absoluto cuidado. Es más seguro hacerlos tibios, pochados o de otra forma de cocción ligera, con mantequilla de vaca de pastoreo, ghee o aceite de coco orgánico, de modo que la yema se mantenga líquida. Si se calienta demasiado, corres el riesgo de que se oxiden las preciadas grasas. La yema líquida también retiene los nutrientes mucho mejor.

¿Está bien comer claras?

Claro… si van junto con la yema. Comprar cartones de yemas separadas de forma innecesaria incrementa la ingesta de alimentos procesados. Asimismo, comer omelettes de claras implica privarte sin razón de una parte deliciosa del huevo.

Aves: ¿qué carajos debo comer?

- Pollo entero orgánico o de libre pastoreo
- Pavo o pato orgánico y de libre pastoreo
- Huevos enteros orgánicos, de libre pastoreo o con omega-3

Aves: ¿qué carajos debo evitar?

- Pollo, pato o pavo criado de forma convencional
- Cualquier forma procesada de pollo u otra ave
- Huevos de crianza convencional
- Claras de huevo separadas industrialmente

Y ¿qué hay de los nuggets de pollo?

Hasta la pregunta ofende…

Leche y lácteos

Test de coeficiente nutricional

¿Verdadero o falso?

1. La leche descremada es mejor para la salud que la leche entera.
2. Los niños necesitan tomar leche para tener huesos y dientes fuertes y sanos.
3. Los lácteos son una excelente fuente de vitamina D.
4. La mantequilla causa afecciones cardiacas.
5. El yogurt es un alimento saludable.
6. La mayoría de los adultos padece intolerancia a la lactosa.
7. La mantequilla puede ayudar a prevenir la diabetes y no afecta de ningún modo el riesgo de desarrollar afecciones cardiacas.

Respuestas

1. **Falso:** La grasa es una de las partes más saludables de la leche. De hecho, la leche descremada se ha asociado con mayores índices de obesidad en niños y muchos otros problemas de salud.[1]
2. **Falso:** Las verduras son mucho mejor fuente de calcio que la leche. Además, a pesar de lo que dicta la "sabiduría convencional", también conocida como propaganda de la industria de los lácteos, la ingesta elevada de leche se vincula con *mayor* incidencia de osteoporosis.[2]
3. **Falso:** La leche descremada no contiene vitamina D de forma natural, y la leche entera contiene apenas trazas de ella. Las empresas "fortifican" la leche con vitamina D. Hay mejores fuentes

de esta vitamina, como los champiñones y el hígado, así como la luz solar.

4. **Falso:** La mantequilla, en el peor de los casos, tiene un efecto neutro en la salud cardiovascular. La mantequilla real es más sana que cualquier sustituto, incluyendo la margarina y los aceites vegetales untables (salvo el aceite de oliva).

5. **Quizá:** El yogurt puede ser saludable, dependiendo de cómo lo comas, pero la mayoría de las presentaciones comerciales son más bien chatarra. El Yoplait que comes en la mañana tiene la misma cantidad de azúcar por onza que la Coca-Cola. Es postre, ¡no desayuno! El yogurt de oveja, cabra o vaca de pastoreo, sin endulzar y con cultivos vivos puede ser parte de una dieta saludable para quienes tienen alguna sensibilidad o alergia a los lácteos.

6. **Verdadero:** La mayoría de los adultos no metaboliza la lactosa de forma adecuada. Alrededor de 70% de la población mundial es incapaz de digerir los lácteos, mientras que en muchos otros casos puede producir cáncer, enfermedades autoinmunes y acné.

7. Verdadero: Un estudio que dio seguimiento a 3 000 personas durante más de 15 años observó una reducción de entre 30 y 40% en la incidencia de diabetes tipo 2 entre quienes tenían los niveles más elevados de grasa de mantequilla en la sangre, mientras que no se encontró conexión alguna entre el consumo de mantequilla y las cardiopatías.[3]

Recibe un dato alimenticio y una receta semanal directo de mi cocina. Inscríbete gratis en www.foodthebook.com (en inglés).

Si alguien te ofreciera una bebida que sabes que te va a causar incremento de peso, distensión abdominal, acné, gases, alergias, eczema, debilidad ósea y quizá incluso hasta cáncer, ¿te la tomarías? ¿Te tomarías tres vasos de ese líquido al día y les darías dos a tus hijos?

Probablemente no.

No obstante, el gobierno federal dice que la leche es el alimento perfecto y que los estadounidenses debemos beberla a diario… a pesar de un enorme (y creciente) corpus de investigaciones que ponen en evidencia su falta de beneficios y terribles efectos secundarios. Los humanos somos la única especie que sigue bebiendo leche después del destete, y la leche que bebemos en la actualidad no se parece en nada a la que bebían nuestros abuelos. Hoy en día la leche de vaca contiene docenas de hormonas sexuales, proteínas alergénicas, antibióticos y factores de crecimiento, algunos de los cuales se sabe que promueven el desarrollo del cáncer, como el IGF-1 (factor de crecimiento similar a la insulina).[4]

Por culpa de científicos descuidados, del cabildeo alimentario y de la influencia de la industria de la comida chatarra en las investigaciones, nos han dado a tragar montones de mentiras y verdades a medias sobre la comida que nos venden. Pero sólo los lácteos han inspirado consejos errados provenientes de todas las partes. Los lineamientos alimenticios del gobierno dicen que los adultos debemos beber al menos tres vasos de leche al día y que los niños deben beber al menos dos, de modo que podamos obtener suficiente calcio y otros nutrientes que protegen los huesos y la salud en general. Sin embargo, como veremos en este capítulo, no hay evidencias que lo sustenten. De hecho, los estudios demuestran que la leche puede incluso debilitar los huesos. Por si fuera poco, hay fuentes mejores, más ricas y saludables de calcio en nuestra dieta.

En el otro extremo del espectro están los científicos y nutriólogos que nos advirtieron sobre los riesgos de los productos lácteos enteros, bajo la premisa de que las grasas saturadas causan cardiopatías. También en eso se equivocaban. Sus malos consejos provocaron que una generación de chicos creciera bebiendo leche chocolatada, llena de azúcar pero sin grasa, la cual es mucho peor que la leche entera en todos los sentidos posibles. De hecho, la leche baja en grasas y endulzada hace que los chicos tengan más apetito y aumenta las probabilidades de que se vuelvan obesos. La grasa de la leche no es el problema; los estudios han demostrado que no tiene relación con las afecciones cardiacas.[5] El problema son todos los otros ingredientes dañinos que son dignos de preocupación.

La mayoría de la gente ni siquiera digiere bien la leche: como mencioné en las respuestas al test de coeficiente nutricional de este capítulo, alrededor de 70% de la población mundial padece molestias digestivas inducidas por la leche porque es intolerante a la lactosa.[6] Una de las principales proteínas de la leche se ha vinculado con el cáncer de próstata.[7] Los lácteos les causan problemas a personas con síndrome de intestino irritable y permeabilidad intestinal.[8] Las alergias a la leche son comunes, sobre todo entre niños.

¿Todavía quieres un vasito de leche? Por tu bien, espero que no.

La ciencia láctea

La leche y otros productos lácteos contienen algunas cosas benéficas: vitaminas A, B_6, B_{12} y D (pero sólo porque se la agregan), así como calcio, magnesio, niacina, riboflavina, selenio y zinc. También contienen una cantidad sustancial de ácidos grasos, tanto saturados como insaturados, algunos de los cuales son altamente saludables. Pero la leche tiene una sola función en la vida: promover el crecimiento de los bebés. Entonces, ¿por qué los adultos la consumimos? En la mayoría de las personas la producción de lactasa, la enzima que digiere los lácteos, empieza a desplomarse a los dos años de edad. Ese simple hecho debería bastar para saber cuál es la opinión del cuerpo sobre consumir leche después de la primera infancia.[9]

Pero la leche sabe bien y, para gente en algunas partes del mundo que no tiene otra alternativa, es un alimento rico en nutrientes. La tribu masái en África, por ejemplo, históricamente ha dependido en gran medida de una dieta de leche, carne y sangre de vacas de pastoreo, sin que eso tenga efectos negativos en su salud. Los humanos llevamos milenios consumiendo lácteos de una y otra manera en casi todas partes del mundo, sobre todo en formas tradicionales y enteras. Si no te alcanzaba para comprar carne, los lácteos eran la segunda mejor opción; en lugar de sacrificar una vaca para comer una vez, podías ordeñarla durante muchos años. Sin embargo, las vacas "familiares" de antaño ya no se parecen a las especies actuales. Ahora tenemos variedades genéticamente "mejoradas", las cuales producen proteínas que el cuerpo humano no reconoce. La leche de la vaca es una de las primeras y principales causas de alergia alimentaria en la infancia.[10] Los científicos han identificado diferentes alergias a la leche,[11] en especial a las proteínas de la caseína, las cuales pueden inducir inflamación que deriva en eczema,[12] infecciones del oído,[13] congestión y sinusitis.[14]

Aunque un gran vaso de leche fría siempre ha sido la bebida estadounidense por excelencia desde hace mucho tiempo, la gente está empezando a sospechar de ella, y con justa razón. De hecho, el consumo anual de leche líquida en Estados Unidos disminuyó de 112 k por persona en 1975 a apenas 70 k en 2015. Durante ese mismo periodo el consumo de helado disminuyó de 8.2 k por persona a 5.9. Si tomamos en cuenta los peligros de la producción de lácteos modernos e industrializados, y de su consumo, esa tendencia es una buena noticia.

En lo que los expertos no se equivocan

Tratándose de lácteos, no hay nada en lo que tengan la razón. Todas las defensas de la leche tenían la intención de beneficiar la salud de la industria lechera, no la del público. De hecho, una enorme iniciativa del gobierno estadounidense (a través del USDA) creó la Junta de Investigación y Promoción Nacional de los Lácteos, la cual financió, en colaboración con un grupo de cabildeo de la industria llamado Consejo Nacional de los Lácteos, muchos de los anuncios a favor de los lácteos, campañas de salud pública y lineamientos dietéticos. ¿Recuerdas aquellas campañas en las que los artistas salían con un bigote de leche para promover las virtudes de la leche? Pues son inexistentes.

En lo que sí se equivocan

Nos dijeron que la leche era buena para los huesos y se equivocaron. Dijeron que bebiéramos leche descremada y, de nuevo, metieron la pata. La mayoría de la gente es alérgica a las proteínas de los lácteos y tiene dificultades para digerirlas. Pero, como veremos a continuación, los demás tenemos muchas otras razones para evitar los lácteos también.

Lo que aún no sabemos a ciencia cierta

En este momento, la ciencia ya tiene una postura bastante definida. Quizá consumir cantidades modestas de yogurt y kéfir, y de queso y mantequilla, tenga ciertos beneficios. Por lo demás, el halo angelical de la leche se ha esfumado. No obstante, los lineamientos gubernamentales siguen recomendando que consumamos muchos lácteos, sobre todo bajos en grasas; ninguna de las dos recomendaciones tiene fundamento científico, pero las promueven los cabilderos de los lácteos. Por desgracia, la ciencia no influye en las políticas cuando el dinero las ha corrompido.

Ocho cosas que debes saber sobre los lácteos

1. La industria de la leche está detrás de las recomendaciones federales

En la página web de la iniciativa gubernamental MyPlate, el Departamento de Agricultura les pregunta a los estadounidenses: "¿Ya comiste tus lácteos del día?" Después de eso vienen 10 consejos cuya finalidad es "ayudarte a beber y comer más alimentos lácteos bajos en grasas o libres de grasas". La agencia incluso fomenta que los padres de familia también beban leche para ponerles el ejemplo a sus hijos.

"Los padres y madres que beben leche y comen lácteos les enseñan a sus hijos la importancia de hacerlo", afirma el USDA.[15] "Los productos lácteos son de especial importancia para fortalecer los huesos durante la infancia y la adolescencia. Bebe o come productos lácteos bajos en grasas o libres de grasas con cada comida o como refrigerio; es por el bien de todos."

Sin embargo, esto no siempre fue así. Cuando el gobierno federal publicó sus Metas Dietéticas para Estados Unidos —el predecesor de My-Plate— en 1977, la leche no recibió trato preferencial ni hubo mención alguna del incremento del consumo de productos lácteos. El informe no era precisamente antilácteos, pero no los incluía en sus recomendaciones definitivas. Ese informe no fue bien recibido por la industria lechera, la cual cabildeó en el Congreso para que se incluyera un respaldo absoluto a los lácteos en lineamientos futuros. El Congreso accedió y creó una junta de promoción de lácteos y el programa de "selección" de lácteos, los cuales financian investigaciones y pagan la publicidad de la leche, incluyendo aquella icónica campaña de "Got Milk". La industria incrementó su inversión en Washington y presionó al USDA para que se retractara de su postura sobre la leche. Para cuando el gobierno dio a conocer su primera pirámide de recomendaciones alimenticias en 1992, había dado un giro de ciento ochenta grados y recomendaba que los adultos bebieran al menos dos vasos de leche al día. Cuando por fin reemplazaron aquella anticuada pirámide alimenticia con MyPlate, las recomendaciones de consumo de leche para adultos estaban arraigadas en tres vasos al día.

En la actualidad la industria lechera, que tiene un valor anual de 47 000 millones de dólares,[16] es uno de los cabilderos alimenticios más influyentes en el Congreso de los Estados Unidos. Según el Centro de

Política Responsiva, un grupo apartidista que da seguimiento al dinero en la política, la industria de los lácteos dio casi 46 millones de dólares a distintos políticos entre 1990 y 2016.[17] El Congreso no es el único que mama de la ubre de la industria lechera. En 2015 el comité de científicos especialistas que da forma a los lineamientos alimentarios de Estados Unidos incluía no uno sino dos miembros distintos con vínculos financieros con la industria alimentaria; uno era un consultor científico, pagado por el Programa Educativo de Procesadores de Leche, y el otro era miembro del Consejo Científico del Instituto Dannon.[18] Además, la industria lechera ha gastado millones de dólares en el financiamiento de estudios que afirman que la leche brinda beneficios, como ayudar a perder peso, a mejorar la salud y a fortalecer los huesos. Un análisis publicado en la revista *PLOS Medicine* observó que los estudios nutricionales financiados por la industria lechera tenían ocho veces más probabilidades de encontrar beneficios a la salud asociados con el consumo de leche que estudios que no recibían financiamiento industrial.[19] Veamos ahora esos supuestos beneficios a la salud...

2. No necesitas leche para tener huesos fuertes

Empecemos por lo más básico. Todo el mundo sabe que el calcio es indispensable para tener huesos fuertes, ¿cierto? Sin él, los niños no crecerían grandes y fuertes, los adultos sufrirían fracturas con frecuencia, y muchos ancianos padecerían osteoporosis y sus huesos se desmoronarían.

Sin embargo, no hay evidencia alguna que sustente que necesitamos leche para fortalecer los huesos. Por un lado, los países con menor consumo de leche tienen los menores índices de osteoporosis y fracturas, mientras que los países con mayor consumo de lácteos y calcio ostentan los mayores índices de fracturas; a este fenómeno se le conoce como la paradoja del calcio.[20] En un metaanálisis longitudinal publicado en 2011[21] los científicos compilaron datos de nueve estudios distintos y observaron que el consumo de leche no disminuía el riesgo de fracturas de cadera en hombres ni en mujeres. En otro metaanálisis exhaustivo que incluía una docena de estudios prospectivos y nueve ensayos clínicos rigurosos, los investigadores observaron que una mayor ingesta de calcio no proveía protección alguna contra fracturas; de hecho, se vinculaba con un mayor riesgo.[22] El Estudio de Salud de las Enfermeras realizado en Harvard[23] y otro estudio prospectivo sueco[24] no encontraron correlación alguna entre el aumento en el consumo de lácteos y la disminución en el riesgo de fracturas.

Pero beber leche debe tener algún efecto en la formación de huesos fuertes en los niños, ¿cierto? De otro modo, ¿por qué el gobierno obligaría a las escuelas públicas a servirles leche en cada comida? Así es, las escuelas estadounidenses no reciben financiamiento federal para almuerzos a menos de que en cada comida les sirvan leche a los niños. De nueva cuenta, las evidencias no revelan que haya beneficio alguno.

Un metaanálisis publicado en la revista *BMJ* combinó 19 ensayos aleatorios controlados que examinaron la ingesta de calcio de más de 2 800 niños, y observaron que una mayor ingesta de calcio no los protegía contra fracturas.[25] Un análisis longitudinal publicado en *Pediatrics* también valoró el impacto de la ingesta de calcio y lácteos en la salud ósea de niños y adolescentes. Después de revisar 58 estudios y ensayos clínicos, los investigadores llegaron a la conclusión de que la evidencia que sustentaba la afirmación de que una mayor ingesta de lácteos o calcio promueve el desarrollo de huesos más fuertes era "limitada".[26] El Estudio de Salud de Mujeres Jóvenes de Penn State dio seguimiento a mujeres de entre 12 y 18 años, y observó que la cantidad de calcio que consumían no tenía impacto alguno en su densidad mineral ósea al alcanzar la edad adulta.[27] Sin embargo, la actividad física sí influía. Entre más ejercicio hacían durante la adolescencia, mayor densidad mineral ósea tenían al alcanzar la edad adulta. Lo anterior sugiere que, cuando se trata de promover la salud ósea de los niños, fomentar el ejercicio y los deportes es más sabio que decirles que beban leche chocolatada.

3. Fuentes de calcio sin chatarra añadida

Los estudios son contundentes: los lácteos no tienen ningún efecto especial en la salud ósea. La cantidad de calcio que la persona promedio necesita probablemente es menor a la recomendada en Estados Unidos.[28] En realidad no es la ingesta total de calcio lo que importa, sino cuánto calcio puede retener tu cuerpo. En estos tiempos orinamos cantidades brutales de calcio; el humo del cigarro, el azúcar, el ácido fosfórico de los refrescos, el estrés y la cafeína nos hacen perder este mineral. Sin embargo, podemos obtener niveles adecuados de calcio de muchos otros alimentos que no sean la leche. Algunos de ellos incluso contienen más calcio que la leche, y nos ahorran las hormonas, los alérgenos y otras molestias. La FDA sugiere que consumamos 1 000 miligramos de calcio al día. Si es un mineral que te hace falta, hay mejores formas de obtenerlo que bebiendo leche. He aquí el comparativo entre algunas buenas fuentes de calcio:[29]

- Ajonjolí, ¼ de taza: 351 miligramos
- Sardinas (con huesos), lata de 100 gramos: 351 miligramos
- Tofu, 100 gramos: 350 miligramos
- Yogurt, 1 taza: 296 miligramos
- Berza, 1 taza: 268 miligramos
- Espinaca, 1 taza: 245 miligramos
- Queso, 30 gramos: 204 miligramos
- Hojas de nabo, 1 taza: 197 miligramos
- Salmón enlatado (con hueso), 90 gramos: 188 miligramos
- Melaza de caña, 1 cucharada: 180 miligramos
- Hojas de mostaza, 1 taza: 164 miligramos
- Hojas de betabel, 1 taza: 164 miligramos
- Bok choy, 1 taza: 158 miligramos
- Almendras, deshidratadas y tostadas, 60 gramos: 150 miligramos
- Leche de vaca, 235 ml: 276 miligramos

Además, evidencias recientes sugieren que es la vitamina D y no el calcio lo que de verdad fortalece los huesos.[30]

4. La leche incrementa el riesgo de cáncer

No es frecuente que los principales expertos en salud del país unan fuerzas para derrocar uno de los alimentos más queridos por los estadounidenses. Sin embargo, en un editorial publicado en *JAMA Pediatrics* en 2013 dos de los mejores nutriólogos de Harvard, David Ludwig y Walter Willet, denunciaron al gobierno federal por recomendar a la población adulta el consumo de tres vasos diarios de leche descremada.[31] Su argumento: que las recomendaciones sobre el consumo de la leche no están fundamentadas en evidencia científica y pueden causar daños potencialmente graves.

Como ya mencioné, la leche no promueve la salud ósea. Sin embargo, como bien señalan Ludwig y Willet, resulta que sí podría estar promoviendo el desarrollo de cáncer. Esto se debe a que la leche contiene una mezcla maliciosa de hormonas que actúan como fertilizante para las células cancerígenas. Un vaso de leche tiene, en promedio, 60 hormonas distintas; muchas son anabólicas y promueven el crecimiento de las células. Eso está bien para un becerro recién nacido que necesita crecer rápido. Sin embargo, para el adulto humano promedio es pésima noticia. Las prácticas ganaderas industriales de la actualidad mantienen a las vacas lecheras en un estado permanente de producción de leche. A las vacas se les suele ordeñar cuando están preñadas, de modo que la leche que se obtiene de ellas está rebosante de hormonas.

La más problemática de todas es la IGF-1, la cual se sabe que promueve el desarrollo de cáncer y se asocia con insuficiencia renal crónica,[32] diabetes[33] y afecciones cardiacas.[34] Algunos de los especialistas mundiales en longevidad han observado que la gente con menores niveles de IGF-1 vive más y tiene menor incidencia de cáncer. Sin embargo, la leche propulsa los niveles de IGF-1 en la dirección equivocada. En un ensayo aleatorio controlado en el que participaron 204 hombres y mujeres saludables, los investigadores observaron que aquellos sujetos a quienes se les asignó que siguieran las recomendaciones gubernamentales de consumo de leche durante 12 semanas exhibían un incremento de 10% en los niveles de IGF-1, en comparación con quienes no bebieron leche.[35]

En un reporte publicado en 2014 el Fondo Mundial de Investigación sobre Cáncer compiló múltiples estudios que indican que los hombres que consumen muchos lácteos exhiben mayor incidencia de cáncer.[36] Un estudio longitudinal publicado en *Journal of Nutrition*, por ejemplo, vinculó el consumo de leche —incluyendo el de leche descremada o baja en grasas— con un mayor riesgo de cáncer de próstata y de progresión de esta enfermedad.[37] Es probable que los hombres que consumen muchos lácteos tengan también otros hábitos que expliquen esta mayor incidencia de cáncer. Quizá también consumen mucho azúcar o beben más alcohol, y quizá también se ejercitan menos. Sin embargo, teniendo en cuenta lo que sabemos sobre las hormonas de la leche promotoras de cáncer y las proteínas de los lácteos que causan alergias e inflamación, ¿para qué arriesgarnos?

5. El problema no es la grasa de los lácteos

Los lineamientos alimenticios del gobierno fomentan encarecidamente que los estadounidenses beban leche. Sin embargo, recomiendan de forma muy específica que sea baja en grasa o sin grasa, dadas las inquietudes enraizadas (aunque erróneas) de que la grasa saturada causa problemas cardiacos. Como ya mencioné, hay varias razones para no comer lácteos, pero el contenido de grasa no es una de ellas. De hecho, ésa podría ser su única cualidad redentora.

Un emblemático repaso y metaanálisis publicado en *Annals of Internal Medicine* en 2014 examinó 72 de los estudios mas rigurosos sobre grasa dietética y cardiopatías, incluyendo dos docenas de ensayos controlados aleatorios, y concluyó que la grasa saturada y el consumo de grasa total tiene poca influencia en el desarrollo de afecciones cardiacas.[38] De hecho, los investigadores observaron que consumir ácido margárico, un tipo de grasa saturada presente en los lácteos, en realidad disminuye el riesgo de problemas cardiovasculares. Varios otros estudios han demostrado también que las grasas de los lácteos proveen protección contra las afecciones cardiovasculares y de otra índole. Un estudio publicado en *Circulation* en 2016 midió los niveles de distintas grasas en la sangre de 3 300 adultos y observó que quienes exhibían las mayores concentraciones de grasas provenientes de lácteos tenían entre 30 y 40% menos probabilidades de desarrollar diabetes tipo 2.[39] Así es: la mantequilla en la sangre nos protege contra la diabetes tipo 2. Asimismo, la mantequilla y el ghee de vacas de pastoreo (el ghee es una mantequilla a la que se le quita la caseína causante de alergias y el suero de leche) no traen consigo los mismos problemas que la leche.

Cuando eliminamos la grasa de los lácteos los volvemos menos saciantes y promovemos la alimentación excesiva. Los estudios demuestran que niños y adultos que beben leche baja en grasas suben más de peso que quienes beben leche entera.[40] Como escribió el doctor Ludwig en aquel editorial de *JAMA*: "La gente compensa o sobrecompensa el bajo contenido calórico de la leche descremada comiendo más de otros alimentos".

Lo peor de todo es extraerle la grasa a la leche para luego reemplazarla con azúcar y saborizantes artificiales que haga que los niños la beban. Muchas escuelas fomentan que los niños beban leche chocolatada llena de endulzantes bajo la premisa de que sigue siendo mejor que el refresco, pero es una idea terrible. Sin importar si se trata de Coca-Cola (39 gramos de azúcar por cada 350 ml) o leche chocolatada (29 gramos por cada 350 ml), el azúcar favorece la obesidad y perjudica la salud.

Si alguna vez has comprado leche descremada o semidescremada, habrás notado que la enriquecen con vitaminas A y D. La ley federal lo exige, pues al extraer la grasa se extraen también esas dos vitaminas automáticamente.[41] La leche entera, por el contrario, no necesita ese suplemento; he ahí otra razón de por qué la grasa de los lácteos es benéfica. Añadirle vitaminas liposolubles como la A y la D a leche libre de grasa es absurdo, pues se requieren grasas para digerir dichas vitaminas.

6. El regreso triunfal de la mantequilla es un hecho

Como bien recomienda mi amigo, el doctor Ludwig, si te ofrecen pan y mantequilla en el restaurante, sáltate el primero y cómete la segunda. Lo mismo para las papas al horno, los panqués, los bagels, el pan tostado y cualquier otro alimento que suela ir acompañado de un poco de mantequilla (salvo por las verduras con mantequilla, pues necesitamos grasas para digerir algunas de las vitaminas liposolubles que contienen). El problema es la combinación de mantequilla con carbohidratos amiláceos.

La mantequilla adquirió mala reputación porque es pura grasa de origen animal, en su mayoría saturada, y ése es precisamente el tipo de grasa que el gobierno nos advierte que no comamos. De hecho, alrededor de 60% de las grasas de la mantequilla son saturadas; apenas 20% es monoinsaturada (el tipo de grasa que predomina en el aceite de oliva) y el resto es poliinsaturada. Sin embargo, como ya mencioné, ahora sabemos que la grasa saturada no es la villana que nos han hecho creer. Lo mejor de todo es que la mantequilla tiene todas las grasas naturalmente contenidas en los lácteos y carece casi por completo de las proteínas y azúcares problemáticos de la leche, como la caseína y la lactosa.

El consumo de mantequilla en Estados Unidos se desplomó desde que las autoridades nutricionales emprendieron la guerra en contra de las grasas hace medio siglo. Sin embargo, ahora los expertos empiezan a darse cuenta de que los carbohidratos y los azúcares son los verdaderos culpables de la crisis de obesidad, y la mantequilla está haciendo su regreso triunfal. En 2016 un grupo de científicos de talla mundial realizó un análisis de nueve de los mejores estudios sobre el efecto de la mantequilla en la salud, el cual incluía datos de consumo de unas 636 000 personas a lo largo de muchos años (6.5 millones de años-persona, para ser exactos), y concluyó que no había relación entre el consumo de mantequilla y el desarrollo de afecciones cardiacas. También observó que comer mantequilla protege contra la diabetes.[42]

Eso no implica que está bien comer mantequilla sin ton ni son, pero sí está bien comerla como la comían nuestros abuelos: ellos comían mantequilla de vaca de pastoreo (porque antes no había de otro tipo), y tú también deberías hacerlo porque tiene menos toxinas, mejores grasas y más antioxidantes. De hecho, la mantequilla de vaca de pastoreo es una de las mejores fuentes de ácido linoleico conjugado (CLA), la cual propulsa el metabolismo y ayuda a prevenir cánceres y cardiopatías. Siéntete con la libertad de cocinar los huevos con mantequilla, de derretir un poco de mantequilla sobre tus verduras al vapor, o de untarle una cucharadita al pescado asado. La mantequilla añade textura, sabor y humectación a los alimentos. Por eso a los chefs les encanta.

7. Los lácteos de res de pastoreo son los que debes comer

Como discutiremos en el capítulo de las grasas, los estadounidenses tenemos una dieta que contiene demasiadas grasas inflamatorias omega-6 y muy pocas grasas saludables omega-3. Cuando la proporción entre estas dos grasas se desequilibra, sienta las bases de la inflamación crónica y las enfermedades. Pero el viejo dicho de que somos lo que comemos no sólo se aplica a los humanos, sino también al ganado. Las vacas que comen pasto como parte de su dieta natural producen leche (y carne) con una mejor composición de grasas y nutrientes que las vacas alimentadas con maíz, soya y cereales.

Si vas a consumir mantequilla u otros productos lácteos, recuerda que lo mejor es que provengan de vacas de pastoreo. La leche que ellas producen tiene una proporción de omega-6 a omega-3 de 1:1,[43] que es lo óptimo. Las vacas criadas de forma convencional comen cereales y otras cosechas que hacen que su perfil de ácidos grasos sea más inflamatorio. La leche que producen —y, por ende, la mantequilla y el queso hechos a partir de ella— está fuertemente sesgada hacia las grasas omega-6.[44] Los lácteos orgánicos ocupan un lugar intermedio: son productos provenientes de vacas que tienen cierto acceso a campos de pastoreo, pero el resto de su alimentación proviene de cereales y pienso libre de pesticidas, herbicidas y antibióticos; en consecuencia, la leche que producen tiene una mejor proporción de grasas que los lácteos convencionales. Pero los lácteos de vacas de pastoreo siguen siendo mejores, ya que contienen no sólo la mejor proporción de los ácidos grasos esenciales, sino también los niveles más altos de caroteno, vitamina A y CLA, y todo esto tiene efectos benéficos en el metabolismo.

También recomiendo lácteos ricos en probióticos, como el kéfir y el yogurt (siempre y cuando sea de leche de pastoreo y no contenga azúcares añadidos). Me gusta la mantequilla clarificada, a la cual se le elimina el agua y los sólidos lácteos (lo que implica que la pueden consumir personas alérgicas a los lácteos). También me gusta el ghee orgánico, que es la forma tradicional de preparar la mantequilla en la India; tiene todos los nutrientes y ácidos grasos, pero también un punto de humeo más elevado, lo cual lo hace ideal para cocinar y dorar a altas temperaturas.

Para mucha gente es difícil vivir sin queso... y no necesariamente tienes por qué hacerlo. Está bien comer queso de buena calidad y de producción local, o, mejor aún, quesos de cabra u oveja, como feta, manchego y pecorino. Sólo asegúrate de evitar los quesos industrializados, como el suizo, cheddar y americano, pues están llenos de hormonas, alérgenos y aditivos. Si tu bisabuela no lo comía, tú tampoco deberías hacerlo. Pensemos, por ejemplo, en el "queso" americano Kraft: las regulaciones gubernamentales no permiten que se le denomine queso porque contiene menos de 51% de queso; por ende, se le debe llamar "producto pasteurizado y preparado tipo queso". ¡Qué asco!

8. La leche de cabra es distinta de la de vaca

Quizá te preguntes cuáles son los criterios con otros tipos de leche, como la de cabra. Mucha gente experimenta problemas intestinales, inflamación, alergias, eczema y acné con la leche de vaca, pero es porque las vacas modernas están diseñadas genéticamente para que su leche tenga niveles elevados de caseína A1, la cual es mucho más inflamatoria que la caseína A2, la cual estaba presente en la leche de las vacas de antaño. La buena noticia es que la leche de cabra sólo tiene caseína A2 y no es inflamatoria. También es más fácil de digerir y no le causa molestias digestivas a la mayoría de la gente. Además, tiene mayores niveles de triglicéridos de cadena media (MCT), los cuales aceleran el metabolismo y la función cerebral, así como mayores niveles de vitamina A, la cual es buena para la piel. Los estudios han observado que la gente que consume leche con caseína A2 se ahorra los síntomas gástricos, disminuyen sus biomarcadores inflamatorios y tiene mejor función cognitiva (probablemente por los MCT de la leche de cabra).[45] Por lo tanto, la leche de cabra puede ser una buena alternativa a la de vaca.

Asimismo, la leche con caseína A2 estimula un potente compuesto antoxidante y desintoxicante llamado glutatión. La leche común, con caseína A1, forma *caseomorfinas*, las cuales fungen como péptidos similares a la morfina que son adictivos, y tiene consecuencias negativas para el cerebro y el comportamiento (sobre todo en el caso de personas con TDAH y autismo).[46] ¿Alguna vez te has preguntado por qué la gente se atasca de lácteos y se rehúsa a renunciar a ellos? La caseína A1 también parece ser detonante de enfermedades autoinmunes y diabetes, mientras que la caseína A2 no tiene ese efecto negativo.[47]

ALERTA GEEK:
Un poco más de ciencia y políticas lácteas

Uno de los campos de batalla alimenticios más sanguinarios de la actualidad es el del debate respecto a si es buena idea consumir productos de leche no pasteurizada; es decir, de leche bronca. Por un lado, como he dicho a lo largo del libro, es preferible consumir alimentos integrales que hayan sido lo menos procesados posible. Pero ¿los beneficios de la leche sin pasteurizar superan los riesgos? Depende de a quién se lo preguntes. La sabiduría convencional advierte que nos cuidemos: el gobierno federal dice que el comercio interestatal de lácteos sin pasteurizar es un delito y, para 2016, 20 estados habían penalizado la venta de leche no pasteurizada en general. En 17 estados la leche bronca es legal, pero sólo si se compra en la granja en la que se produce; en 13 estados también se puede adquirir en tiendas; y en ocho estados sólo es legal comprarla si hay de antemano un acuerdo de "compartir una vaca".[48] Sin embargo, las leyes siempre cambian gracias a los esfuerzos de los activistas alimenticios. La precaución es comprensible, pues hay gente que se enferma y hasta muere por consumir leche sin pasteurizar que está contaminada con *E. coli*, salmonela, listeria, campilobacter, parásitos y virus, los cuales se mueren con la pasteurización. Los estudios señalan que entre 2007 y 2012 la cifra de brotes de enfermedades causadas por el consumo de leche bronca en Estados Unidos casi se duplicó.[49]

No obstante, los defensores de la leche bronca argumentan que los brotes serios y hasta letales de intoxicación son provocados por *todo* lo que comemos: verduras, frutas, pollo, huevo, carne y todo lo demás.

Entonces, ¿por qué echarles la culpa a los lácteos no pasteurizados? El argumento a favor de éstos es el siguiente:[50] calentar la leche anula parte de su contenido vitamínico; eso es verdad. Además, algunas personas dicen que se les dificulta digerir la leche pasteurizada, pero que no tienen ese problema con la leche bronca; quizá eso también sea cierto, aunque sea difícil de demostrar. De igual modo, es casi un hecho que la leche bronca proviene de vacas de pastoreo, lo cual representa una mejoría definitiva frente a los lácteos de crianza convencional.

A fin de cuentas, es una pelea que va más allá de la nutrición o la salud, e implica también la libertad de elegir los alimentos que queramos comer, sin interferencia gubernamental. La leche bronca suele provenir de granjas pequeñas, lo cual es un punto más a su favor a ojos de los consumidores concienzudos que rechazan cualquier cosa que provenga de las grandes industrias agrícola o lechera. Sin embargo, el punto es que los adultos no deberíamos consumir mucha leche, sea del tipo que sea. Podemos obtener todos esos nutrientes de fuentes más seguras.

El queso hecho con leche no pasteurizada es otra historia. Su venta está permitida en Estados Unidos, siempre y cuando lleve 60 días o más de añejamiento. Los sibaritas prefieren las variedades artesanales hechas con leche sin pasteurizar. Pero también hay que comerlo con moderación… más como un premio ocasional.

El impacto ético y ambiental de los lácteos

Los lácteos son pésimos para el medio ambiente. Alrededor de 19% del agua que se usa en ganadería lo consumen las granjas lecheras.[51] En Estados Unidos hay alrededor de nueve millones de vacas lecheras, las cuales necesitan mantenerse hidratadas. Hay que lavar los muros y pisos de la granja. La cosecha de cereales para alimentarlas también requiere agua. Según One Green Planet: "Cuando sumamos el agua necesaria para el cultivo del alimento, el agua de consumo de las vacas y el agua necesaria para la limpieza de las instalaciones, la vaca lechera promedio usa 18575 litros de agua al día".[52] Por si fuera poco, cuando se trata de producción de alimentos, la producción de queso genera la tercera mayor cantidad de gases de efecto invernadero, sólo por debajo de la producción de carne y de pollo. ¿Cómo es esto posible? Bueno, pues es que se requieren como cuatro litros de leche para producir 400 gramos de queso, y ocho litros de leche para hacer 400 gramos de mantequilla.

El estiércol de las vacas emite mucho gas metano y óxido nitroso, y, si sumamos todos los recursos que se usan para producir el alimento de las vacas, la huella ambiental se hace aún más grande. Hay quesos menos densos que requieren menos leche, como ricotta, cottage y mozzarella. Por ende, si te preocupa la huella de carbono de tu comida, pero sigues amando el queso, estas opciones pueden causarte un poco menos de culpa. En cuanto a la mantequilla, opta por la de pastoreo, la cual es más sana y reduce las emisiones de la producción de alimento para el ganado.

La industria lechera quiere que creamos que las vacas son felices produciendo leche y pastando por la pradera, pero eso no podría estar más alejado de la realidad. En la práctica, con frecuencia a las vacas lecheras se les restringe el acceso al pastoreo, y viven en corrales diminutos y sucios, en donde se les manipula para que produzcan más leche. Los becerros son alejados de las madres a los pocos días de nacidos, y se les alimenta con leche en polvo barata y llena de antibióticos, de modo que los granjeros puedan vender hasta la última gota de leche que produzca la madre. A los únicos animales diseñados por naturaleza para consumir leche se les prohíbe hacerlo.

A diferencia de las vacas, las cabras y ovejas no suelen vivir en granjas industriales, por lo que su leche suele haber sido producida con métodos más éticos que la de las vacas. Las cabras y ovejas también producen menos metano que las vacas, y, dado que son de menor tamaño, requieren menos recursos. Cuando compres un producto lácteo, busca certificaciones en la etiqueta que garanticen que fueron producidos de forma ética:

- Certificación de alguna asociación de bienestar animal
- Certificación de trato compasivo
- Certificación de alianzas alimentarias
- Certificado de organismos internacionales de cuidado animal

Las granjas locales pequeñas que suelen permitir que su ganado pastoree son mejores para el medio ambiente y mejores para los animales. Aunque los productos lácteos de esas granjas son mejores para los humanos también, la mayoría somos propensos a tener problemas para digerirlos. Si padeces alguna enfermedad crónica o síntomas gástricos, evita los lácteos entre dos y tres semanas para ver si contribuyen a tu malestar.

- Para obtener un directorio de granjas lecheras y productos lácteos de vacas de pastoreo en Estados Unidos, visita www.eatwild. com (en inglés).
- Si quieres encontrar leche entera, de vacas de pastoreo y sin procesar, visita www.realmilk.com/real-milk-finder (en inglés).
- Si quieres saber si la leche que consumes es ética y sustentable, visita www.cornucopia.org/dairysurvey/index.html (en inglés).

En resumen

Si padeces intolerancia o sensibilidad a la lactosa, entonces debes evitarla a toda costa. Pero, aun si eres tolerante, no debe ser parte esencial de tu dieta. La leche de vacas de engorda convencional está llena de hormonas, sustancias químicas artificiales y compuestos inflamatorios. Aléjate de ella y disminuye tu ingesta de cualquier otro queso o lácteo industrializado.

Si padeces molestias digestivas, enfermedades autoinmunes, aumento de peso, diabetes tipo 2, síndrome premenstrual, infertilidad, menstruación abundante, problemas dermatológicos como acné o eczema o psoriasis, alergias, sinusitis o cualquier otra enfermedad crónica, debes evitar los lácteos, o al menos hacer la dieta détox de 10 días de *La solución al azúcar en la sangre*.

Dicho lo anterior, los lácteos no deben estar del todo prohibidos. Está bien consumir de cuando en cuando algo de leche, queso o mantequilla de vacas de pastoreo, siempre y cuando sean de leche entera, carezcan de aditivos y hayan sido producidos de forma ética y sustentable. Prueba los lácteos de oveja y de cabra; son menos inflamatorios y más fáciles de digerir. Apóyate en los recursos contenidos en esta sección para encontrar los recursos más convenientes en tu área.

Lácteos: ¿qué carajos debo comer?

- Leche entera de pastoreo en cantidades muy pequeñas; está bien una cucharada en el café; de preferencia, que sea de cabra
- Yogurt entero, sin endulzar, de leche de pastoreo, que sólo contenga leche y cultivos vivos; idealmente, que sea de cabra u oveja

- Kéfir (leche de vaca fermentada) que siga las mismas reglas que el yogurt
- Queso de leche entera de pastoreo, hecho sin aditivos
- Mantequilla o ghee de leche de pastoreo, por supuesto
- Opta por los productos hechos de leche de cabra o de oveja, pero en cantidades pequeñas

Nota: Sólo consume estos productos si no tienes alergias o sensibilidad a los lácteos.

Lácteos: ¿qué carajos debo evitar?

- Lácteos de vacas criadas de forma convencional
- Leche descremada, semidescremada y libre de grasa
- Yogurt bajo en grasas o sin grasas
- Yogurt que contenga fruta, edulcorantes, aditivos o cualquier cosa añadida
- Queso hecho de leche descremada o baja en grasas
- Queso procesado que contenga conservadores, aditivos, saborizantes o cualquier ingrediente que no parezca natural (las hierbas, los pimientos, las frutas, las trufas y demás están bien)
- Quesos para rociar enlatados

Pescado y mariscos

Test de coeficiente nutricional

¿Verdadero o falso?

1. No deberías comer camarones porque tienen mucho colesterol.
2. El pez espada es el pescado que contiene menos mercurio.
3. El sushi es saludable.
4. Comer pescado criado en piscifactoría es mejor para la salud.
5. Las sardinas son una mejor fuente de calcio que la leche.
6. El pescado de carne blanca es más nutritivo que el de carne oscura.

Respuestas

1. **Falso:** Los camarones sí tienen mucho colesterol, pero eso tiene poco o ningún impacto en los niveles de colesterol en la sangre, así como en el riesgo de sufrir un infarto.
2. **Falso:** El pez espada es el segundo pescado más contaminado de mercurio; el primero es el blanquillo. Entre más grande el pescado, más contaminantes contiene.
3. **Falso:** En especial por el arroz blanco, el cual está repleto de almidones y carece de fibra. Si quitas el arroz y el alga, el sushi no tiene mucho pescado que digamos.
4. **Falso:** Los peces criados en piscifactorías se alimentan de soya, cereales y otros alimentos que no deberían comer. Se les obliga a nadar en sus propias heces, y suelen estar infestados de parásitos. Además, contienen altos niveles de dioxina, PCB y mercurio.[1]

5. **Verdadero:** Las sardinas salvajes son una gran fuente de calcio, grasas omega-3 y colina, la cual es necesaria para la salud cerebral y hepática.

6. **Falso:** Necesitas comer pescados grasos y de carne oscura —como sardinas, caballa, arenque y anchoa— para obtener todos los beneficios que le dan fama a la comida del mar. El atún tiene muchos ácidos grasos omega-3, pero también niveles muy elevados de mercurio. El pescado blanco en general tiene niveles bajos de omega-3, salvo por el halibut y el robalo chileno; el único problema es que ambos también tienen niveles elevados de mercurio.

Recibe un dato alimenticio y una receta semanal directo de mi cocina. Inscríbete gratis en www.foodthebook.com (en inglés).

Quizá sea posible ser una persona sana sin comer pescado, pero eso no significa que sea fácil. Desde hace mucho tiempo sabemos que comer pescados y mariscos es benéfico. Los antropólogos afirman que una de las razones por las cuales los primeros asentamientos humanos se situaron cerca de las costas y de grandes cuerpos de agua era que el consumo de pescado ayudó a nuestros ancestros a desarrollar cerebros más grandes.[2]

La noción de que el pescado nutre el cerebro no es una superstición de abuelas. El cerebro está compuesto en más de 50% de grasa, e incluso los fetos en desarrollo necesitan las grasas omega-3 presentes en el pescado.[3] Además de beneficiar al cerebro, el sistema nervioso, el corazón y el sistema cardiovascular,[4] hay estudios longitudinales que demuestran que las grasas omega-3 también nos protegen de la diabetes tipo 2,[5] la inflamación, las enfermedades autoinmunes[6] y hasta la depresión.[7] Sin embargo, el pescado es demasiado nutritivo como para no aprovecharlo. La demanda mundial ha aumentado tan rápido que estamos agotando los océanos y convirtiendo la pesca en una práctica insostenible. En consecuencia, los países dependen cada vez más de las piscifactorías, las cuales podrían parecer una buena solución al problema de la explotación pesquera, pero en realidad conllevan una serie de nuevos desafíos sanitarios y ambientales.

La mitad de la comida marina que consumen los estadounidenses proviene de las piscifactorías. Según investigadores de la Universidad Johns Hopkins, éste es el sector de producción animal que más rápido está creciendo, incluso más que el ganadero y el avícola.[8] La acuacultura prácticamente se ha triplicado en las últimas dos décadas, lo que trae consigo un aumento significativo en el uso de antibióticos para prevenir enfermedades e infecciones comunes en las piscifactorías sobrepobladas.[9] El pescado criado de forma tradicional se alimentaba de pienso industrializado hecho principalmente a base de pescado y aceite de pescado proveniente de pescado silvestre, lo cual se parece mucho a su dieta natural (los peces carnívoros comen peces más pequeños). Sin embargo, alimentar el número creciente de pescados de granja con alimento de buena calidad se ha vuelto insostenible. En vez de eso, muchos pescados de granja reciben alimento industrializado, hecho a base de maíz, trigo, soya y aceites vegetales, como aceite de canola —nada de eso está presente en su dieta natural— o comida que puede contener componentes tóxicos.[10]

Comer pescado silvestre es lo mejor. Pero, aun en ese caso, no es necesariamente seguro porque sigue existiendo el grave problema de la contaminación. Las industrias del carbón y el gas han pasado décadas vertiendo mercurio y otros contaminantes a los océanos y ríos, y, aunque no podamos verlo, los pescados los absorben, y, a su vez, también quienes se los comen (o sea, nosotros). Todo eso significa que comer alimentos del mar en estos tiempos implica buscar un equilibrio. Como verás en este capítulo, es posible obtener todos los beneficios del pescado al tiempo que se reduce al mínimo el daño potencial. Necesitarás hacer tu tarea; pero no te preocupes, pues estoy aquí para ayudarte.

La ciencia pesquera

Los pescados y mariscos están entre las mejores fuentes de proteína dietética del mundo, además de poseer cantidades sustanciales de nutrientes como yodo, selenio y vitaminas D y B_{12}. Sin embargo, el mayor beneficio que aporta el pescado a la salud proviene de los ácidos grasos omega-3 que sólo obtenemos de ellos. Estas grasas poliinsaturadas —ácido docosahexaenoico y eiocosapentaenoico, mejor conocidos como DHA y EPA, respectivamente— hacen que el pescado sea el alimento ideal para cualquiera que desee comer sano. Algunos de los principales beneficios del DHA y el EPA son cardiovasculares. Comer salmón dos veces por semana basta para reducir el riesgo de infarto, arritmia, embolia, hipertensión y triglicéridos altos.[11] Comer otros pescados con alto contenido de omega-3 también aporta beneficios similares, sobre todo pescados pequeños como sardinas, arenques, caballas, truchas y anchoas.

Los ácidos grasos omega-3 son tan especiales que casi todas las autoridades en materia de salud coinciden en que hay que incluirlos en la dieta. Son una de las principales razones por las cuales comer pescado disminuye el riesgo de cáncer, diabetes tipo 2, artritis reumatoides y otras enfermedades autoinmunes,[12] así como depresión e inflamación. En un emblemático estudio sobre grasas omega-3 publicado en *Lancet*, a 11 000 personas que habían sufrido un infarto recientemente se les asignó aleatoriamente que consumieran 300 miligramos de vitamina E o un gramo de grasas omega-3 al día. El estudio observó que tomar vitamina E no parecía tener beneficios significativos. Sin embargo, la gente a la que se le asignó consumir omega-3 exhibió un riesgo 20% menor de muerte prematura.[13] En otro estudio publicado en *Lancet*, los investigadores reclutaron a miles de pacientes cardiacos que tomaban estatinas, medicamentos antiplaquetarios y otras medicinas, y se le asignó a un grupo para que empezaran a tomar a diario un complemento de aceite de pescado además de sus medicamentos. En comparación con el grupo de control, el grupo que tomó aceite de pescado experimentó una disminución de 19% en infartos y otros episodios coronarios graves.[14]

No obstante, como señalan mis amigos veganos, es cierto que las nueces, la linaza y otros alimentos de origen vegetal contienen un tercer tipo de ácido graso, ALA, el cual el cuerpo humano puede convertir en DHA y EPA. Sin embargo, la tasa de conversión es bastante baja; accedemos a menos de 10% de ella, lo cual dista mucho de lo mínimo indispensable. Un estudio publicado en *American Journal of Clinical Nutrition* examinó el efecto de las omega-3 en coágulos sanguíneos, colesterol LDL, triglicéridos, colitis y otras afecciones, y concluyó que "[las grasas omega-3] deberían estar presentes en la alimentación de todos los seres humanos".[15] Como veremos en el capítulo sobre grasas y aceites, una de las grandes inquietudes nutricionales actuales es la proporción de omega-3 a omega-6 en la alimentación humana. Obtenemos muy pocas de las primeras y demasiadas de las segundas, lo que provoca inflamación crónica, que es la causa subyacente de las enfermedades letales más prevalecientes en la actualidad. A este desbalance también se le han adjudicado algunos problemas mentales, como el comportamiento violento, incluyendo el homicidio y el suicidio, así como la depresión.[16]

Las grasas omega-6 provienen de la comida chatarra hiperprocesada, hecha de cereales integrales y aceites procesados, mientras que las mejores fuentes de omega-3 vienen directo del mar, de animales silvestres o de animales de pastoreo.

En lo que los expertos no se equivocan

¿Ha habido una época en la que no se nos haya recomendado comer pescado? No lo creo, aunque muchos estadounidenses terminan comiendo pescado y mariscos de formas que distan mucho de ser nutricionalmente óptimas. Gravitamos hacia los productos equivocados: dedos de pescado fritos, pescado rebosado con papas a la francesa y sándwiches de pescado de McDonald's. También hay lineamientos federales que les advierten a las mujeres embarazadas y los menores de edad que limiten su consumo de atún y otros pescados con alto contenido de mercurio.

En lo que sí se equivocan

Durante más de 35 años los lineamientos alimenticios del gobierno federal estadounidense nos dijeron que limitáramos la ingesta de alimentos ricos en colesterol dietético, incluyendo los camarones, pues se tenía la creencia errada de que comer colesterol aumentaba el riesgo de cardiopatías,[17] pero no es así. Ahora sabemos que, en la mayoría de los casos, el colesterol de los mariscos y del huevo no eleva la cantidad de colesterol en la sangre ni incrementa el riesgo de infarto. Después de repasar todas las investigaciones actuales sobre el vínculo entre colesterol dietético y cardiopatías, los lineamientos alimentarios de 2015 eliminaron cualquier restricción relacionada con el colesterol dietético y discretamente declararon que "ya no es un nutriente preocupante". El gobierno supuso (igual que casi todos los nutriólogos y médicos) que si el colesterol en la sangre era malo, el colesterol dietético también debía ser malo. Sin embargo, eso nunca se demostró, pues no es cierto. Más allá del tema del colesterol, los lineamientos del gobierno sí fomentaban el consumo de pescado, pero no explicaban que no todos los pescados son iguales. Toda la comida del mar contiene grasas omega-3, pero algunas más que otras, y algunas son más sustentables y menos propensas a contener toxinas.

Ocho cosas que debes saber sobre el pescado

1. Los pescados pequeños son los mejores

Al igual que nuestras preferencias vegetales, el pescado que más nos gusta a los estadounidenses suele ser el menos nutritivo, como la tilapia y el pez gato de piscifactoría. Solemos optar por variedades pálidas, de sabor suave y bajas en omega-3, en lugar de pescados grasos, de carne oscura y sabor más fuerte, los cuales son mejores para la salud. La siguiente lista organiza los pescados de mayor a menor cantidad de omega-3, e incluye las variedades más populares entre los consumidores. El mejor pescado para comer es el salmón silvestre pequeño y pescados pequeños libres de toxinas, como sardinas, arenque, anchoas y caballa, los cuales rebosan omega-3. Suelo decirle a la gente que si el pescado entero cabe en la sartén, entonces probablemente sea una buena opción. Los pescados de mayor tamaño están más arriba en la cadena alimenticia oceánica, y por ende acumulan más mercurio, PCB y otras toxinas. Por eso hay que evitar el pez espada, el robalo chileno, el halibut y el atún. Las toxinas que estos pescados grandes acumulan sobrepasan los beneficios de sus grasas omega-3.

Éstas son las variedades de mariscos con mayor contenido de omega-3:[18]

- Sardinas (de lata o frescas)
- Arenque (sobre todo si es silvestre)
- Salmón (silvestre)
- Caballa (del Atlántico o el Pacífico, mas no caballa gigante)
- Trucha (sobre todo trucha arcoíris de granja)
- Ostiones
- Mejillones
- Atún (enlatado o fresco)*
- Pez espada*

* Estos últimos dos no se deben comer con frecuencia por la contaminación por mercurio. De hecho, nunca debes comer pez espada. Y limita tu consumo de atún a una vez al mes.

Éstas son las variedades con menor contenido de omega-3:

* Lenguado
* Tilapia
* Platija
* Bacalao
* Pargo

* Langosta
* Vieiras
* Camarones
* Cangrejo

2. El pescado se te va a la cabeza

¿Necesitas más prueba de que el pescado es un excelente alimento para el cerebro? Hay evidencias de que el DHA y el EPA son más efectivos que la psicoterapia y los antidepresivos para tratar la depresión.[19] Investigadores del Centro de Estudio Pediátrico de Yale observaron que las grasas de los pescados pueden mejorar los síntomas del TDAH en niños.[20] Incluso han observado una disminución en actos de agresión y transgresión de normas entre prisioneros.[21] Asimismo, en un estudio longitudinal publicado en *Journal of Clinical Psychiatry*, científicos de los Institutos Nacionales de Salud observaron que los miembros de la milicia estadounidense con los niveles más bajos de omega-3 tenían más probabilidades de cometer suicidio.[22] "Los hallazgos se suman a un corpus creciente de investigaciones que señalan el papel fundamental del DHA y otros ácidos grasos omega-3 en la protección contra problemas de salud mental y riesgos de suicidio", afirmó el autor principal del estudio, el doctor Joseph Hibbeln, investigador militar.[23] En las décadas que lleva investigando la relación entre las grasas y la salud cerebral, el doctor Hibbeln ha observado que las dietas bajas en grasas omega-3 y altas en grasas omega-6 se vinculan con mayores tasas de violencia, psicosis, suicidio y hasta homicidio.[24]

3. Pero las mujeres embarazadas no lo comen con suficiente frecuencia

El cerebro humano está hecho principalmente de grasas, sobre todo del ácido graso omega-3 DHA. Ésta es la principal razón por la cual la FDA les recomienda a las embarazadas que coman de dos a tres porciones (entre 240 y 350 gramos) de pescados con bajo contenido de mercurio:[25]

hace que los bebés desarrollen su inteligencia. En un estudio publicado en *American Journal of Epidemiology*, los hijos de madres que comieron con regularidad pescado bajo en mercurio durante el embarazo obtenían entre 2 y 6 puntos más en pruebas de inteligencia que los hijos de madres que consumieron poco o nada de pescado durante el embarazo. La conclusión de los autores fue la siguiente: "Una mayor ingesta de pescado se asocia con mejor desempeño en pruebas cognitivas durante la infancia, mientras que los mayores niveles de mercurio se relacionan con bajos resultados en dichas pruebas".[26] Sin embargo, según un análisis del consumo de pescado entre embarazadas realizado por la FDA,[27] "21% de ellas no comió pescado en el último mes, y quienes comieron pescado consumieron porciones por debajo de las recomendaciones de los lineamientos alimenticios de Estados Unidos".

Por el bien de sus bebés, las embarazadas deben consumir al menos 240 e idealmente 350 gramos de pescado a la semana, de preferencia salmón silvestre, sardinas, arenque, caballa y anchoas. De preferencia, deben tomar complementos de aceite de pescado. Los omega-3 también son importantes durante la lactancia. Un estudio publicado en *American Journal of Clinical Nutrition* comparó a niños cuyas dietas estaban complementadas con grasas omega-3 con niños que no tomaban complementos. El estudio los examinó cuando tenían entre tres y cinco años, y observó que el grupo que consumió grasas omega-3 durante la infancia salía mejor en algunas tareas mentales.[28] Para prevenir por completo cualquier exposición a mercurio o a toxinas, recomiendo que las mujeres sólo coman sardinas o arenque, y que tomen suplementos de aceite de pescado.

4. El pescado que compras podría ser falso

A medida que la demanda de pescado se ha incrementado, también ha aumentado la venta de pescado fraudulento. Como se observa con el aceite de oliva extra virgen, las ganancias son tan atractivas que los falsificadores no pueden resistirse a entrar al mercado. En 2016 la ONG Oceana publicó un informe que examinaba 200 estudios publicados de 55 países, y descubrió que al menos una de cinco muestras de pescado estaba etiquetada erróneamente de forma intencional.[29] Tan sólo en Estados Unidos, esta cifra puede alcanzar hasta 28%. El motivo es económico: los pescados baratos, en peligro de extinción o peligrosos para consumo humano están siendo sustituidos por variedades más costosas y seguras que los consumidores están dispuestos a pagar. El informe de Oceana observó que 87% de las muestras de pargo a nivel nacional estaban mal etiquetadas. ¿Representa esto un riesgo a la salud? Es probable; si no sabes qué estás comiendo, eso te deja en una posición vulnerable. En otros casos, los consumidores caen en el engaño de comer especies en peligro de extinción. En un caso particular, un par de chefs de sushi en Santa Mónica disfrazaron carne ilegal de ballena como atún graso y se la vendieron a sus clientes.[30] Puedes evitar el fraude en la medida de lo posible si compras en pescaderías confiables. Otra opción: si el salmón silvestre que estás a punto de comprar en el supermercado está demasiado barato para ser cierto, probablemente no sea lo que afirma ser.

5. Está bien comer pescado enlatado, pero no cualquiera

A los estadounidenses les encanta el atún de lata: es conveniente, barato, los niños se lo comen, dura meses en la alacena y tiene muchos omega-3, proteínas y otros nutrientes. Pero, como todo el atún, éste también contiene niveles significativos de mercurio. El atún blanco es el que tiene mayores niveles de contaminantes. El atún enlatado "ligero" tiene menos contaminantes, pero también menos grasas saludables. (Los contaminantes suelen acumularse en la grasa.) El hecho de que los niños coman atún es un arma de doble filo, pues implica que están ingiriendo mercurio. Si quieres comer pescado enlatado, es preferible que elijas otras variedades, como salmón de Alaska (el cual siempre es silvestre), sardinas, anchoas, arenque y caballa, o mariscos como almejas y ostiones, todos los cuales suelen ser seguros (siempre y cuando las latas no estén recubiertas de BPA). El pescado empacado en aceite de oliva es mejor que el empacado en agua, ya que el aceite preserva los nutrientes. Además, los huesos suavizados del pescado enlatado son comestibles y una fuente de calcio de fácil absorción.[31] Una última ventaja de los pescados en lata: tienden por lo general a tener menos mercurio (salvo por el atún) porque suelen estar hechos de pescados más pequeños (salmón, sardinas, arenque, caballa).

6. ¿Piensas que el sushi es sano? Piénsalo mejor

Nos han hecho creer que el sushi es bueno para la salud, pues comer pescado crudo implica que no te pierdes de las enzimas y los nutrientes que destruye la cocción. La excepcional salud cardiaca y longevidad de los japoneses suele adjudicarse al pescado crudo de su dieta. Sin embargo, no es tan simple como eso. Para empezar, hay contaminación por mercurio. Un estudio realizado por investigadores de la Universidad Rutgers reportó que el atún adecuado para el sushi tenía *de tres a diez veces* más mercurio que la anguila, el cangrejo, el salmón y el alga.[32] Curiosamente, el atún servido en algunos de los mejores restaurantes de sushi tenía las concentraciones más altas de mercurio observadas, mientras que el atún barato del supermercado tenía menos. El estudio observó que 10% de los participantes que comía más sushi que los demás excedía alrededor de tres veces el límite diario recomendado de mercurio. Ésa no es la única razón para evitar el sushi: el arroz blanco refinado y la preparación del pescado con azúcares agrega almidones innecesarios. La próxima vez que ordenes sushi, prueba hacer esto: examina un trozo y observa cuánto de lo que estás comiendo realmente es pescado. La mayor parte es arroz blanco amiláceo. Observa cuánto arroz (que también se hace con azúcares añadidos) usan para tu rollo de sushi, o simplemente desenróllalo y apila el arroz a un costado; te sorprenderá. Es preferible que sólo ordenes sashimi, el cual no viene enterrado en una enorme bola de carbohidratos.

7. Olvídate del pez de granja, ¡y opta por lo salvaje!

La mayor parte del salmón que comemos es de piscifactoría. Mucha gente lo prefiere porque el precio del salmón silvestre puede ser excesivo: hasta 30 dólares por 400 gramos, que es tres veces más de lo que cuesta el salmón de granja. Por desgracia, algunos de los mismos problemas que padece el ganado de granja —alimentación de baja calidad a base de cereales, sobrepoblación y condiciones insalubres— disminuyen la calidad del pez de granja. El salmón silvestre no come maíz ni cereales, mientras que eso es lo que les dan de comer a los de granja, por lo que, para cuando éstos llegan a tu mesa, contienen más ácidos grasos omega-6 (que no necesitamos) y menos omega-3 (que sí nos hacen falta), una combinación que produce el mismo efecto inflamatorio que los aceites procesados y la comida chatarra. Un estudio publicado en *Journal of the American Dietetic Association* analizó 30 muestras de pescado de consumo habitual que se venden en supermercados de todo Estados Unidos y observó que algunos de los pescados de piscifactoría contenían niveles casi indetectables de omega-3. El mismo estudio también observó que dos de los pescados de granja más populares en el mercado, la tilapia y el pez gato, tienen la proporción más dañina de ácidos grasos omega. "Estos datos revelan que los cambios sustanciales de la última década en la industria pesquera han generado pescados de consumo habitual con cantidades de ácidos grasos que la comunidad sanitaria en general coincide en que son inflamatorios", concluyeron los investigadores.[33]

El pescado de granja también contiene niveles mayores de contaminantes orgánicos persistentes (POP) que sus contrapartes silvestres, incluyendo pesticidas clorados y policlorobifenilos (PCB)[34] (ahondaré en esto más adelante). Según el acuario de Monterey Bay, una autoridad en sustentabilidad acuática, el único tipo de salmón que debemos comer es silvestre de Alaska, pues los métodos de pesca son congruentes con el medio ambiente y el pescado está lleno de ácidos grasos omega-3 y es bajo en contaminantes.[35] No obstante, hay marcas de pescado orgánico de granja sustentable que también son buenos para la salud. Consulta www.cleanfish.com para saber más al respecto (en inglés).

8. El salmón de piscifactoría podría provocarte diabetes

Lo ideal es comer una variedad de pescados y mariscos para no arriesgarte a comer demasiado de cierta toxina o contaminante. Lo principal es cuidarse del mercurio, el cual proviene en gran medida del carbón que se quema en plantas generadoras de electricidad. Los contaminantes de esas plantas llegan a los ríos, lagos y mares, y de ahí llegan al pescado que luego nos comemos. Casi toda la comida del mar está contaminada en cierta medida. Por ende, lo mejor que puedes hacer es limitar lo más posible la exposición al mercurio para evitar cualquier daño grave a tu salud.[36] Según la FDA,[37] los 10 tipos de pescados y mariscos con las menores cantidades de contaminación por mercurio son, en orden:

* Vieiras
* Salmón enlatado
* Almejas
* Camarones
* Ostiones

* Sardinas
* Tilapias
* Anchoas
* Salmón silvestre
* Calamares

Y los que tienen más contaminación por mercurio son, en orden:

* Blanquillo
* Pez espada
* Tiburón
* Caballa gigante
* Atún patudo

* Reloj anaranjado
* Marlín
* Caballa española
* Mero
* Atún

El mercurio no es lo único que debe preocuparnos. Muchos pescados también contienen dioxinas, que son contaminantes cancerígenos resultantes del uso de pesticidas y otras prácticas industriales. Las dioxinas permanecen en el entorno y se almacenan en el tejido graso, de modo que podemos exponernos a ellas al comer carne, lácteos, huevo, y también pescado. Los estudios sugieren que las dioxinas se vinculan con la diabetes tipo 2 y el síndrome metabólico. Un grupo de investigadores observó que el consumo elevado de salmón del Atlántico (de granja) se vinculaba con niveles de azúcar más elevados, aunque la correlación no explica si hay otros factores implicados.[38] Por fortuna, cocer el pescado y quitarle parte de la piel (que es donde las toxinas tienden a concentrarse) puede disminuir los niveles de dioxinas.[39] En caso de que te lo preguntes, hay estudios que demuestran que cocer la carne de res y de otros animales también disminuye significativamente los niveles de dioxinas que contienen.[40]

ALERTA GEEK:
Un poco más de ciencia pesquera

A pesar de lo importante que es el omega-3 para las células del cuerpo, no se trata de comer salmón y sardinas a diario. Algunas personas no se atreverían jamás a comer pescados de carne oscura. Por lo tanto, podemos complementar la dieta con aceite de pescado. Es una buena idea, salvo por algunos detalles. Para la mayoría de la gente, tomar 1-2 gramos al día es lo ideal, pues protege el sistema cardiovascular y disminuye la inflamación.[41] Sin embargo, hay que prestarle atención a la fuente de la cual proviene. En las tiendas podemos encontrar cápsulas de aceite de pescado de todas marcas y precios, pero no hay forma de saber si provienen de fuentes sustentables, si han sido probadas o cómo han sido manipuladas. Si el pescado estuvo contaminado con toxinas y contaminantes, también lo estará su aceite. Si los aceites han sido manipulados de mala manera, es posible que se hayan oxidado. No obstante, hay empresas que producen aceite de pescado que ha sido filtrado, destilado o purificado para eliminar todas las toxinas y el mercurio. En mi página web www.foodthebook.com (en inglés) encontrarás más información sobre las mejores marcas de aceite de pescado y otros complementos alimenticios.

Una alternativa es el aceite de krill. Los diminutos crustáceos de los que está hecho comen plancton, lo que significa que están muy por debajo en la cadena alimenticia y, por ende, tienen niveles bajos de mercurio, dioxinas y PCB. El aceite de krill contiene las mismas cantidades de DHA y EPA que el aceite de pescado.[42] Sin embargo, la preocupación de tomar aceite de krill es que terminemos agotando una de las fuentes de alimentación principal de buena parte de los seres vivos del mar. Por otro lado, como ya discutimos, la ALA presente en alimentos de origen vegetal, tales como nueces y semillas de linaza, no es muy buena fuente de omega-3; mas esto no ocurre con al menos un alimento de origen vegetal: las algas, las cuales contienen DHA preformado, un omega-3 esencial para el cerebro. Para los veganos y vegetarianos, las algas son mucho mejor fuente de omega-3 que otras grasas de origen vegetal, como nueces y aceite de linaza.[43]

Cómo comer pescados y mariscos seguros y sustentables

Para tomar mejores decisiones pesqueras, debemos investigar de dónde provienen nuestros alimentos, y por fortuna hay muchos buenos recursos para encontrar pescados y mariscos de pesca sustentable. He aquí algunos ejemplos:

- Para encontrar comida marina fresca, local y de bajo impacto, únete a una pescadería comunitaria. En Estados Unidos se les puede encontrar en www.localcatch.org.
- El Consejo de la Defensa de los Recursos Naturales de Estados Unidos (NRDC) publica una guía para comprar pescado bueno para la salud y el medio ambiente: www.nrdc.org/stories/smart-seafood-buying-guide (en inglés).

- El Programa de Vigilancia Marina del acuario de Monterey Bay ayuda a los consumidores a elegir alimentos del mar obtenidos de formas sustentables para el océano: www.montereybayaqua rium.org/conservation-and-science/our-programs/seafood-watch (en inglés).
- El acuario de Monterey Bay también tiene una excelente guía que puedes usar para asegurarte de estar comprando pescado que ha sido obtenido de forma sustentable: www.seafoodwatch.org/-/m/ sfw/pdf/guides/mba-seafoodwatch-west-coast-spanish.pdf (en español).
- El Grupo de Trabajo Ambiental publica guías de consumo de pescados y mariscos fáciles de usar que ayudan a la gente a determinar qué es seguro comer y qué contiene demasiados contaminantes. Es fácil de leer, amable con el consumidor, y la recomiendo ampliamente: www.ewg.org/research/ewgs-good-seafood-guide/ executive-summary (en inglés).
- En México, la iniciativa #PescaConFuturo provee una lista de productos certificados de pesca sustentable: www.pescaconfuturo.com.

No te dejes engañar: revisa las etiquetas para evitar fraudes

El fraude pesquero es común, así que hay que tener mucho cuidado. Busca logotipos de organizaciones que certifiquen que lo que estás comprando en tu mercado local es auténtico. He aquí algunos consejos útiles:

- Busca logotipos de certificadores externos, como Seafood Watch, Fishery Progress y Gulf Wild.
- Cuando compres salmón silvestre, busca el logotipo de Wild Alaska Pure, el cual sólo aparece en el salmón de Alaska. O, mejor aún, compra el pescado de una pescadería local confiable.

Si el salmón silvestre es muy caro o difícil de conseguir, intenta esto...

Por lo regular me opongo al consumo de pescado de granja por razones de salud y ambientales, pero sé que el salmón silvestre puede ser muy costoso o difícil de conseguir, dependiendo de dónde vivas. Si tu única opción es el pescado de piscifactoría, he aquí algunos recursos que pueden guiarte para tomar las mejores decisiones posibles. También incluyo lineamientos para elegir pescado seguro y de pesca sustentable.

- Busca el logotipo de Global Aquaculture Alliance Best Practices. Esta organización promueve prácticas de acuacultura responsables y prohíbe tajantemente el abuso de antibióticos en la producción pesquera.
- Visita cleanfish.com (en inglés), en donde podrás buscar pescados de granja sin antibióticos ni hormonas, con bajos niveles de mercurio y niveles altos de omega-3. Clean Fish promueve la producción y pesca sustentable de pescado de piscifactoría y condena la explotación pesquera.
- Consulta fishwise.org (en inglés) para saber más sobre pescaderías minoristas que trabajan para garantizar que los pescados y mariscos que venden sean sustentables y de origen conocido.
- Seafood Watch (www.seafoodwatch.org) recomienda varias organizaciones de eco-certificación para pescados y mariscos de granja o silvestres. Sugiero que busques dichas certificaciones: ASC (Aquaculture Stewardship Council), Best Aquaculture Practices, Naturland, Friend of the Sea, Canada Organic, Certified Sustainable Seafood (MSC, o Marine Stewardship Council). Consulta también en www.cleanfish.com (en inglés) las marcas de pescado de crianza y pesca sustentable.

En resumen

Deberías comer pescados o mariscos al menos tres veces por semana. Los mejores pescados son los de fuentes sustentables, rebosantes de omega-3, bajos en contaminantes y omega-6, y con certificación de autenticidad. Aléjate a toda costa del pescado de piscifactoría (a menos de que sea orgánico) o del pescado silvestre con muchas toxinas. Los pescados de mayor tamaño están arriba en la cadena alimenticia oceánica y, por ende, acumulan más mercurio. El pescado de granja también puede contener muchos antibióticos y toxinas como PCB, a diferencia del pescado orgánico o de crianza sustentable.

¿Y si estoy embarazada?

Si estás embarazada, definitivamente debes comer alimentos del mar, pero tienes que ser más cuidadosa que de costumbre con tus elecciones. Sigue los lineamientos de esta sección, pero evita cualquier pescado grande o marisco de granja; no vale la pena exponerte a contaminantes, ni siquiera en cantidades pequeñas. El omega-3 de los pescados y mariscos es esencial para la salud cerebral del feto. Por ende, dales prioridad a pescados con mayores cantidades de omega-3 —como sardinas, arenque, caballa, anchoas y salmón silvestre— y come de dos a tres porciones (alrededor de 350 gramos) a la semana.

Pescados y mariscos: ¿qué carajos debo comer?

- Salmón silvestre, ya sea enlatado o fresco, o salmón de Alaska con la etiqueta que lo certifique (pues todo el salmón de Alaska es silvestre)
- Pescados pequeños, libres de toxinas (entre más pequeño, mejor), como sardinas, anchoas, arenque y caballa
- Almejas, vieiras, ostiones y mejillones, los cuales están llenos de zinc benéfico. También puedes comer camarones, siempre y cuando provengan del Golfo de México
- Si tienes dudas, puedes descargar la guía de la NRDC sobre los pescados con mayores y menores niveles de mercurio: www.nrdc.org/es/stories/guia-mercurio (en español)

Pescados y mariscos: ¿qué carajos debo evitar?

- Pescados grandes como tiburón, pez espada, robalo chileno, caballa gigante, marlín, mero, halibut, blanquillo y reloj anaranjado
- La mayoría de los pescados de granja, salvo algunas cuantas excepciones. Usa los recursos provistos en este capítulo para encontrar los mejores tipos de pescado de granja cuando sean la única opción disponible

* Atún
* Sushi
* Camarones importados

Hay que tener en cuenta que muchos de estos pescados también están al borde de la extinción por culpa de la explotación pesquera. La demanda insostenible de muchos pescados populares es un gran problema que sólo se puede solucionar si diversificamos nuestras opciones y elegimos pescados y mariscos de fuentes genuinamente sustentables.

Verduras

Test de coeficiente nutricional

¿Verdadero o falso?

1. El germen de alfalfa es un alimento saludable.
2. Las papas contienen carbohidratos complejos, los cuales son mejores para la salud que los carbohidratos simples, como los del azúcar.
3. Los beneficios de las verduras orgánicas han sido exagerados porque los estudios no demuestran que sean más saludables que los de agricultura convencional.
4. Los champiñones blancos no son muy nutritivos que digamos.
5. El tomate causa inflamación en el organismo.
6. La arúgula es otro tipo de lechuga, como la iceberg.
7. Algunas de las verduras más nutritivas son las más raras, como las algas marinas.

Respuestas

1. **Falso:** La contaminación por salmonela es un gran problema en el germen de alfalfa, además de que contiene toxinas como canavanina, la cual es cancerígena.
2. **Falso:** La mayoría de las variedades de papa no es mucho mejor que el pan blanco. La antigua distinción entre carbohidratos simples y complejos también es bastante obsoleta. Las variedades peruana y alargada son mejores que la mayoría porque tienen menor índice glicémico y más nutrientes.

3. **Falso:** A menos de que te guste albergar sustancias químicas letales en el cuerpo, opta por variedades orgánicas. El único estudio que no muestra diferencias entre las verduras orgánicas y las de cultivo convencional fue financiado por la industria alimentaria y agrícola. Muchos otros estudios sí han encontrado un vínculo entre el consumo de verduras orgánicas y la disminución de efectos negativos causados por pesticidas, y han observado que las verduras orgánicas contienen más nutrientes y fitoquímicos que las convencionales.[1]

4. **Verdadero:** Su contenido de vitaminas es sumamente bajo, y contienen toxinas cancerígenas cuando se comen crudos, como suele hacer mucha gente al agregarlos a las ensaladas.

5. **Verdadero:** Algunas personas reaccionan mal a las solanáceas (papas, tomates, pimientos, berenjenas). Los efectos adversos incluyen dolor, inflamación y artritis.

6. **Falso:** A diferencia de la lechuga, la arúgula pertenece a la familia de las crucíferas. Se parece más al brócoli que a la lechuga y contiene toda clase de nutrientes, como calcio y fitoquímicos, que nos ayudan a desintoxicarnos de sustancias químicas ambientales y previenen algunos tipos de cáncer.

7. **Verdadero:** Todos deberíamos hacer un esfuerzo por comerlas con más frecuencia. De hecho, la mejor forma de obtener una mejor densidad de nutrientes es optar por alimentos orgánicos o silvestres, o por verduras inusuales como las verdolagas, las hojas de diente de león o el colinabo. No son alimentos comunes, por lo que es menos probable que hayan sido alterados genéticamente (cuida que no sean amiláceos).

Recibe un dato alimenticio y una receta semanal directo de mi cocina. Inscríbete gratis en www.foodthebook.com (en inglés).

Sabes bien que debes comer verduras. Lo has oído hasta el cansancio, pero he aquí una buena pregunta: *¿por qué* debemos comer verduras?

A fin de cuentas, las plantas no contienen todas las vitaminas y minerales que necesitamos para estar sanos, ¿cierto? Y, en algunos casos, ofrecen muy pocos nutrientes. El hígado de res tiene mucho mayor contenido de vitamina A que cualquier planta, incluyendo las zanahorias, las cuales sólo contienen beta-caroteno, nutriente por el que son famosas, el cual no se transforma en vitamina A sino hasta que entra al cuerpo humano. Quizá te vengan a la mente las naranjas por su contenido de vitamina C, pero esa vitamina también se puede obtener de las menudencias. La comida del mar es la mejor fuente de ácidos grasos omega-3, esenciales para la supervivencia y la buena salud, los cuales sólo podemos obtener de dos verduras: las algas y las verdolagas. Todos sabemos lo esencial que es la vitamina D para la salud, pero las plantas casi no la contienen (salvo algunos hongos, como el porcini). Lo mismo ocurre con las vitaminas del complejo B, sobre todo la B_{12}, la cual proviene de alimentos de origen animal como la carne, los huevos y el salmón silvestre. Los veganos deben tomar complementos de vitamina B_{12} para evitar las deficiencias.

Las plantas contienen algo de proteína, y algunas, como el kale y los frijoles negros, incluso tienen cantidades significativas de proteína. Sin embargo, la proteína de origen vegetal es de mala calidad en comparación con la proteína de origen animal. La carne molida tiene casi siete veces más proteína que la espinaca, por ejemplo. Ahí es donde mis amigos veganos y vegetarianos tienen problemas; si no comen carne o pescado, tienen más probabilidades de experimentar deficiencias nutricionales de calcio, hierro, vitamina K, ácidos grasos omega-3, vitamina B_{12} y vitaminas liposolubles como A y D.[2] De hecho, en mi consultorio he recibido muchos pacientes veganos y vegetarianos.

Sin embargo, las verduras contienen carbohidratos, que también son una fuente de energía. De hecho, la mayor parte de la dieta debe estar conformada por carbohidratos, pero no provenientes del pan, las papas, el azúcar, los frijoles o los cereales, sino de las *verduras*. A diferencia de esos otros alimentos, las verduras no provocan picos de azúcar en la sangre (salvo por las amiláceas) y son esenciales para la buena salud. No obstante, es importante señalar que los carbohidratos no son una necesidad nutrimental. Aunque existen los aminoácidos esenciales (proteínas) y las grasas esenciales (omega-3 y omega-6), la mayoría de la gente no se da cuenta de que no hay tal cosa como carbohidratos esenciales. No necesitamos carbohidratos para sobrevivir. Sin embargo, necesitamos las verduras porque contienen muchas vitaminas, minerales y compuestos que promueven la salud y combaten las enfermedades, llamados fitonutrientes.

La ciencia vegetal

Aunque por sí solas no nos aseguren una salud prístina, hay razones de mucho peso para que las verduras sean el grueso de nuestra alimentación. Las plantas son nuestra única fuente de fibra, la cual sirve como fertilizante de las bacterias benéficas que conforman el jardín interior de nuestro intestino. La fibra ayuda a que la comida se mueva con facilidad por el sistema digestivo; además, previene el cáncer y las cardiopatías,[3] y nos ayuda a bajar de peso. No obstante, la persona promedio no come la suficiente cantidad de fibra. Nuestros ancestros cazadores-recolectores comían entre 100 y 150 gramos de fibra al día, ¿y nosotros? El estadounidense promedio come la patética cantidad de ocho a 15 gramos al día.[4]

He aquí otra razón importante para comer verduras: son la única fuente de fitonutrientes (*fito* significa que provienen de plantas), un grupo de sustancias esenciales para la buena salud que nos protegen del cáncer, la inflamación, las infecciones, las cardiopatías, las enfermedades autoinmunes y una larga lista de padecimientos crónicos.[5] Las plantas son *farmacias* vivas que proveen sustancias naturales con potencial medicinal. Muchos fármacos y complementos nutricionales provienen de plantas. La otra virtud de las verduras es que, si las comes en cantidades suficientes, no te quedará espacio en el estómago para los frankenalimentos ultraprocesados que nos están matando poco a poco.

Pero he aquí la trampa: mucho de lo que nos han dicho sobre las verduras está mal. Las que aparecen con más frecuencia en nuestros platos suelen carecer de muchos fitonutrientes, están repletas de carbohidratos de rápida acción y están rociadas de pesticidas. Aquí descubriremos algunos hechos sorprendentes sobre las verduras y algunas reglas de oro que te ayudarán a elegir sabiamente. Pero primero…

En lo que los expertos no se equivocan

En el caso de las verduras, todos los expertos —desde los científicos y los médicos, hasta tu madre— tienen razón, al menos en parte: seguir el consejo ancestral de "comerte tus verduras" siempre será una buena idea. Lo malo es que no llega lo suficientemente lejos. Debemos derrocar la idea de que la comida principal del día debe ser un gran trozo de carne de engorda acompañada de dos guarniciones: una de verduras, por lo regular sobrecocidas, y otra de papas. No sólo debes comerte tus verduras, debes aspirar a comerlas con cada comida. Las verduras no amiláceas, como las espinacas, los espárragos, el brócoli y el kale, deben representar entre 50 y 75% de tu plato, e ir acompañadas de una pequeña porción de proteína animal, conocida como "carnimento". Piénsalo como la regla de 1 a 3.

En lo que sí se equivocan

Nos dicen que nos comamos las verduras, pero no especifican cuáles y por qué. Quizá por eso es que algunas de las verduras menos nutritivas son las favoritas de la dieta estadounidense estándar. Según el USDA, las papas, sobre todo las papas blancas grandes, son la "verdura" más consumida en el país, aunque en realidad son tubérculos. Por desgracia, están tan saturadas de carbohidratos de rápida acción que incrementan de golpe los niveles de azúcar e insulina en la sangre. Además, la mayoría las comemos en forma de papas a la francesa que fueron fritas en aceite tóxico. En términos fisiológicos, bien podrías estar comiendo azúcar. La combinación de aceites vegetales refinados y recalentados y almidón es tóxica. La segunda verdura más consumida en la dieta occidental es el tomate, la cual, como ya mencioné, puede causarles inflamación a algunas personas. La mayoría son insípidos, no se venden maduros y están diseñados para caber en una caja; el resto suele procesarse en forma de cátsup y salsa de tomate saturada de azúcar. Después del tomate viene el maíz dulce, el cual no sólo es un carbohidrato amiláceo, sino que también es otro alérgeno común. En cuarto lugar está la cebolla, la cual en realidad sí es muy buena para la salud. Por último, para culminar la infame lista de las cinco verduras favoritas en la dieta estadounidense, está la ubicua lechuga iceberg, la cual no es más que agua con un toque de fibra y vitamina A; de hecho, está entre las verduras con menor valor nutrimental.

Mientras tanto, los portentos nutricionales como el kale, las coles de Bruselas, los rábanos, las alcachofas y la berza ocupan los últimos lugares en la lista de verduras populares del USDA. Hay que darle un giro de 180 grados a esa lista. Come todas las verduras extrañas e impopulares, en lugar de las aburridas e hipercomunes. En ellas encontrarás los mayores niveles de fitoquímicos que aportan grandes beneficios nutricionales.

Busca variedades reliquia o silvestres de dichas verduras. Son cepas antiguas que se han cultivado durante generaciones y suelen ser polinizadas por el viento o los insectos, lo que significa que no han sido alteradas por intervención humana o modificación genética. La triste realidad es que llevamos más de un siglo modificando las frutas y verduras para que sean más dulces, menos coloridas y menos nutritivas. Los fitonutrientes más potentes son los que les dan sabores amargos y astringentes, así como una coloración profunda. Lo que hemos hecho es tomar las plantas silvestres —frutas y verduras— para arrebatarles sus mejores cualidades.

Por ejemplo, una manzana silvestre tiene 100 veces más antocianinas anticancerígenas y antiinflamatorias que la manzana golden que se encuentra en los supermercados. Las zanahorias moradas contienen 20 veces más fitonutrientes que sus hermanas naranjas y comunes. Los arándanos salvajes tienen muchos más fitonutrientes que las moras domesticadas. De igual modo, el maíz azul tradicional tiene 60 veces más antocianinas que el maíz dulce tan común en Estados Unidos.[6]

Lo que aún no sabemos a ciencia cierta

Apenas empezamos a entender el papel de la comida como medicina, y exactamente de qué forma las sustancias químicas de las plantas interactúan con nuestras células y con las de nuestro microbioma. Nos han dicho siempre que la genética es azar del destino, pero eso no es del todo cierto. Las investigaciones demuestran que los genes se pueden activar o desactivar, dependiendo de lo que comamos; a esto se le conoce como ciencia nutrigenómica. Hay evidencias de que el ARN de las plantas puede regular el ARN de otras especies,[7] lo cual es extraordinario. Esto significa que podría llegar el momento en el que sepamos exactamente qué plantas necesitamos comer para promover la salud al máximo y protegernos de enfermedades.

Siete cosas que necesitas saber sobre las verduras

1. Come un arcoíris

La coloración de las frutas y verduras indica qué sustancias benéficas contienen: rojo significa una cosa, amarillo otra y morado otra más. Los colores atraen a los insectos y animales que dispersarán sus semillas; y son las mismas sustancias —fitonutrientes— que les dan a las flores su color. Es el lenguaje del reino vegetal, y sería conveniente que lo aprendiéramos porque cada color representa un grupo diferente de componentes sanadores.

¿Sabías que nuestros ancestros cazadores-recolectores comían más de 800 variedades de plantas? De ahí es de donde sacaban la fibra. Dado que se desplazaban bastante para recolectar, por lo regular comían una amplia gama de plantas silvestres de todos los colores. Dicho de otro modo, se comían un arcoíris, y lo mismo deberías hacer tú. La próxima vez que alguien te pase un plato de puré de papas incoloro o de ensalada de lechuga iceberg, recuerda mis palabras.

Nuestros ancestros no tenían fármacos ni pastillas, comían la medicina en forma de plantas. En general, entre más colores de plantas comas, más fitonutrientes antiinflamatorios, desintoxicantes y sanadores absorberás. Algunos de estos colores incluso colaboran de forma sinérgica para tener un efecto más potente, lo que es suficiente razón para comer una gran variedad de verduras. Aunque no sean "esenciales", como las vitaminas y los minerales, sin verduras envejecerás y morirás más pronto.

Algunos de estos nutrientes de origen vegetal son conocidos, tales como el resveratrol del vino tinto y las uvas. Otros son más oscuros, como ciertos componentes antiinflamatorios y desintoxicantes, o la amplia gama de antioxidantes que nos protegen del daño causado por los radicales libres (la oxidación), el cual es parte de cualquier enfermedad crónica: por ejemplo, los compuestos desintoxicantes y anticancerígenos del brócoli, llamados glucosinolatos; o el licopeno del tomate, el cual previene el cáncer; o la curcumina antiinflamatoria de la cúrcuma, una especia india que se usa para hacer curry.

Entonces, ¿qué significan todos esos nutrientes coloridos? He aquí una guía para interpretar el arcoíris:

Rojo	Indica la presencia del carotenoide licopeno en los tomates, los pimientos y las zanahorias.[8] El licopeno nos protege contra cardiopatías y daños genéticos que pueden promover el cáncer.
Azul-púrpura	Es causado por antocianinas en la berenjena, el betabel, la col morada y la papa púrpura. Las antocianinas previenen los coágulos sanguíneos, y retrasan el envejecimiento celular y el desencadenamiento del Alzheimer.

Verde	Se encuentra en las brassicas –coles de Bruselas, bok choy, col, coliflor, kale, berza, arúgula y otras– e indica la presencia de fitoquímicos, suflorafano, isocianatos e indoles, los cuales inhiben los carcinógenos y fomentan la desintoxicación.
Verde pálido-blanco	Aparece en el ajo, las cebollas, el puerro y otras verduras, y es causado por alicinas, las cuales tienen potentes cualidades anticancerígenas, antitumorales, promotoras de la inmunidad y antimicrobianas. Estas verduras también contienen flavonoides antioxidantes como la quercetina y el kaempferol.
Naranja	Representa el alfa-caroteno y el beta-caroteno de las zanahorias, la calabaza, las bellotas y las batatas o camotes. El alfa-caroteno nos protege contra el cáncer y beneficia la piel y la visión.
Verde amarillento	Es indicativo de los carotenoides luteína y zeaxantina, los cuales benefician la vista y salvaguardan el corazón contra la ateroesclerosis. Las verduras de este grupo quizá no siempre se vean amarillas: incluyen la espinaca, la berza, las hojas de mostaza, las hojas de nabo, el maíz amarillo, los chícharos y hasta el aguacate.

2. Cuándo optar por versiones orgánicas

Durante buena parte de la historia de la humanidad, la agricultura estuvo libre de pesticidas. Sin embargo, eso cambió de forma sustancial después de la Segunda Guerra Mundial, cuando las empresas productoras de armas químicas para la guerra empezaron a vender sus toxinas (que antes se usaban como armas biológicas, como el gas nervioso) a los agricultores para matar la maleza, los gusanos, los bichos y otras pestes agrícolas. A mediados de siglo pasado los agricultores estadounidenses rociaban sus cosechas con vastas cantidades de DDT, un interruptor endócrino y carcinógeno. Para los años setenta los efectos secundarios dañinos del DDT en los humanos y la vida silvestre se hicieron notorios gracias al libro *Silent Spring* de Rachel Carson. La indignación pública derivó en una prohibición nacional de su uso con fines agrícolas en 1972, pero para entonces los científicos ya habían desarrollado toda clase de sustancias químicas para rociarles a las frutas y verduras. Hoy en día se usan más de 2 500 toneladas de pesticidas al año en agricultura a nivel mundial; una cuarta parte de eso se usa sólo en Estados Unidos.[9]

Los pesticidas se volvieron básicos para incrementar la productividad y rentabilidad de las cosechas. Sin embargo, hay muchas evidencias de que son neurotóxicos y carcinógenos para los consumidores. Un metaanálisis longitudinal, publicado en *Neurotoxicology*, observó que la exposición crónica a algunos pesticidas comunes incrementaba significativamente el riesgo de desarrollar Parkinson.[10] La agricultura es una de las ocupaciones más peligrosas del mundo debido a su uso. Hay estudios en adultos y niños que también vinculan la exposición a pesticidas con cánceres de riñón, páncreas, próstata, mama y estómago,[11] así como con problemas respiratorios y depresión.[12] El viento y la escorrentía llevan estos químicos dañinos de las granjas a los ríos y las áreas circundantes, por lo que afectan incluso a quienes no los consumimos en los alimentos. Además, persisten en el ambiente —y en el cuerpo humano— durante décadas; en un informe de 2005, el Grupo de Trabajo Ambiental encontró DDT en el cordón umbilical de los bebés incluso antes de que nacieran. Estas sustancias químicas tóxicas persisten durante docenas o hasta cientos de años, incluso después de que las prohíban o frenen su producción.

La forma de disminuir lo más posible tu exposición a pesticidas es optando por frutas y verduras orgánicas. Un estudio de 2015, financiado por EPA, observó que los consumidores que siempre o casi siempre compraban productos orgánicos tenían cantidades mucho menores de insecticida en la orina, a pesar de que comían 70% más frutas y verduras que la gente que sólo compraba frutas y verduras convencionales.[13]

Como habrás notado, la producción orgánica suele ser más costosa, lo cual representa un obstáculo para muchas personas. ¿Valen la pena? En muchos casos, *sin duda alguna*. El Grupo de Trabajo Ambiental (EWG) clasifica en una lista las frutas y verduras que están más contaminadas o tienen más residuos de pesticidas; dicha lista, conocida como la Docena Sucia, es una guía sobre cuáles alimentos orgánicos comprar. El EWG también tiene una lista de alimentos con la menor cantidad de residuos de pesticidas, conocida como la Quincena Limpia. Puedes consultar ambas listas y el informe completo en EWG.org (en inglés). Sus investigaciones han aportado información muy interesante:

- La papa promedio tiene más pesticidas por peso que cualquier otra fruta o verdura.
- La muestra de un solo pimiento contenía 15 pesticidas distintos.
- El kale, la berza, otras hortalizas de hoja verde y los chiles y pimientos no forman parte de la Docena Sucia, pero sí despiertan "particular inquietud" porque las pruebas de residuos realizadas por el USDA encontraron en ellos pesticidas especialmente tóxicos, "incluyendo organofosforados e insecticidas a base de carbamatos. Éstos no se suelen detectar en otras verduras y frutas, quizá por restricciones legales o por eliminación voluntaria". Mi consejo: cómpralos orgánicos.

La mitad de los alimentos en la lista de la Docena Sucia del EWG —los que contienen la mayor cantidad de residuos de pesticidas— son verduras. (El resto son frutas, las cuales discutiremos en el siguiente capítulo.) He aquí las verduras que deberíamos comprar en versión orgánica siempre que sea posible:[14]

- Apio
- Espinaca
- Tomate
- Pimiento
- Tomate cherry
- Pepino

- Kale
- Berza
- Otras hortalizas de hoja verde
- Chiles

Éstas es seguro comprarlas en versión no orgánica si tus opciones son limitadas:

- Col
- Chícharos congelados
- Cebolla

- Espárrago
- Berenjena
- Coliflor

3. La forma en que preparas las verduras marca una gran diferencia

He aquí un dato poco conocido: si trituras ajo y picas brócoli, y luego los dejas reposar unos minutos antes de cocinarlos, incrementas de forma significativa su capacidad para combatir el cáncer y prevenir afecciones cardiacas. Hacer eso con el ajo libera enzimas antiplaquetarias que ayudan a prevenir bloqueos de la arteria coronaria. Por el contrario, los dientes de ajo enteros, una vez cocidos, no ofrecen beneficio cardiaco alguno, tampoco el ajo cocido en microondas.[15] Algo parecido le ocurre al brócoli: los estudios señalan que picarlo y después dejarlo reposar unos 40 minutos antes de cocerlo libera un componente anticancerígeno llamado sulforafano, el cual se destruiría de otro modo con la cocción.[16] Usar brócoli congelado y previamente cortado es igual de benéfico. Claro que comer ajo y brócoli crudos es la mejor forma de obtener todos los nutrientes intactos, pero el ajo y el brócoli crudo no le resultan apetecibles a todo el mundo. Es mejor aprender a comerlos en grandes cantidades y cocidos de forma exquisita que evitarlos a toda costa crudos.

Lo anterior enfatiza la importancia de preparar las verduras de forma adecuada antes de comerlas. Hervirlas casi siempre es mala idea. La mayoría de los nutrientes se escurren en el agua que se va por el desagüe.

Revisemos algunas otras reglas básicas:

- Siempre lava la verdura no orgánica concienzudamente para eliminar tanto como sea posible los rastros de pesticidas. La fricción ayuda a eliminar contaminantes de la superficie, así que no sólo la remojes: frótala; puedes usar un cepillo para verduras. Algunas personas sugieren lavarlas con una solución de peróxido de hidrógeno (agua oxigenada) al 3%. No necesitas ser tan meticuloso con las verduras orgánicas.

- Las verduras congeladas son casi tan nutritivas como las frescas, y a veces hasta más, en particular si fueron congeladas casi inmediatamente después de haber sido cosechadas, pues la congelación resguarda las vitaminas, minerales y fitonutrientes, e impide que se degraden con el paso del tiempo.[17] Además, son más baratas.

- La mejor forma de cocinar la mayoría de las verduras es cocerlas no más de cuatro minutos al vapor. Deben conservarse brillantes y crujientes.

- Algunas verduras quedan mejor si las cueces y las dejas enfriar antes de comerlas. En el capítulo sobre cereales discutiré por qué cocer arroz y después dejarlo enfriar durante la noche en el refrigerador disminuye la velocidad a la cual el cuerpo absorbe el almidón. Lo mismo pasa con las papas: si vas a comerlas, cuécelas y déjalas enfriar primero; luego puedes recalentarlas a fuego bajo antes de comerlas. Comer y enfriar genera almidón resistente, el cual es bueno para la flora intestinal, ayuda al metabolismo y reduce el índice glicémico de los alimentos.

- Si prefieres saltear u hornear las verduras, no hay problema, siempre y cuando no se cuezan en exceso al grado de quedar blandas e insípidas.
- No frías las verduras en grandes cantidades de aceite, pues eso destruirá sus componentes benéficos y generará sustancias dañinas al freírlo, tales como la acrilamida. Los palitos de calabacita empanizados y fritos, o la coliflor rebosada y frita no son ejemplos de verduras saludables.
- No sólo evites hervir las verduras, sino también calentarlas en el microondas, ya que se pierden demasiados nutrientes en el proceso. Además, las microondas producen AGE, que son moléculas que producen inflamación y estrés oxidativo en el cuerpo, y no quieres eso.
- Las vitaminas A, D, E y K son liposolubles, lo que significa que necesitas consumirlas junto con grasa para que el cuerpo pueda absorberlas. En cada comida debes incluir buenas fuentes de grasas de origen vegetal, como el aceite de oliva, el aceite de coco, el aguacate, las nueces y las semillas (o grasas animales saludables, como la carne de pastoreo y los pescados y mariscos silvestres). Nunca uses aderezos bajos en grasas o libres de grasa en las ensaladas; prepara tu propio aderezo con aceite de oliva y vinagre.
- El licopeno anticancerígeno del tomate se libera al calentarlo, así que busca formas de disfrutar la salsa de tomate sin tener que echársela a la pasta.

4. La papa blanca es como el pan blanco

Técnicamente *todas* las verduras se consideran carbohidratos, razón por la cual la nutrición es tan confusa. Entonces, ¿cómo saber cuáles consumir de forma abundante y cuáles con moderación? Al elegir tus verduras, debes seguir un principio sencillo: come aquellas que no provoquen aumentos repentinos de los niveles de azúcar en la sangre. La mayoría —las verduras más saludables, como las hortalizas de hoja verde, el brócoli, los pimientos y muchas otras variedades— casi no incrementarán el azúcar en la sangre en lo absoluto; a éstos les llamamos carbohidratos lentos. Otras verduras —las amiláceas, como las papas, el maíz, el betabel, la calabaza, las chirivías— sí producen un aumento repentino de los niveles de azúcar en la sangre; a éstos les llamamos carbohidratos de absorción rápida. Todos los alimentos se clasifican según su efecto en el azúcar en la sangre cuando medimos su índice glicémico y carga glicémica. Más adelante, en la sección de "Alerta geek", discutiré a detalle estos conceptos.[18]

5. Algunas verduras pueden enfermarte y hacerte engordar

¿Recuerdas el famoso consejo de Michael Pollan? "Come comida, no demasiada, y sobre todo plantas." Bueno, sí debes comer plantas… pero no *todas* las plantas. Algunas verduras son problemáticas porque actúan como alérgenos que provocan inflamación crónica. Cuando pensamos en alergias alimentarias, lo más probable es que imaginemos a alguien comiendo cacahuate y teniendo una reacción aguda que pone en riesgo su vida. Sin embargo, otros alimentos provocan una reacción retrasada y de baja intensidad que puede incluso pasar desapercibida. Más que una alergia, se le conoce como sensibilidad. Pero, con el tiempo, la exposición frecuente a los alimentos dañinos y a otros malhechores que perjudican el sistema digestivo te puede llevar a alcanzar niveles de inflamación crónica que derivan en aumento de peso, síndrome de intestino irritable, cefaleas, retención de líquidos, depresión, dolor articular y sinusitis… o cosas peores. Millones de personas tienen estas reacciones y no se imaginan de dónde vienen. Sin embargo, en mi consultorio veo de primera mano el alcance de esta epidemia silenciosa de alergias o sensibilidades alimenticias crónicas.

Un análisis sanguíneo puede ayudarte a determinar si estás produciendo anticuerpos a ciertos alimentos, y una dieta de eliminación te puede ayudar a identificar cuáles son los que te causan problemas. Quizá has oído de alérgenos alimenticios comunes, como el gluten, los lácteos, las nueces y la soya. Pero algo que la mayoría de la gente desconoce es la alergia a las solanáceas: tomates, pimientos, papas y berenjenas. Todos somos distintos, pero a algunas personas se les dificulta digerir y metabolizar estas plantas, lo que les causa distensión y otras manifestaciones de inflamación crónica. La inflamación fuera de control es un incendio abrasador que puede causar resistencia a la insulina, la cual sienta las bases de muchas enfermedades crónicas. Si sospechas que eres alérgico a las solanáceas, lo mejor que puedes hacer es eliminarlas de la dieta durante una semana y ver si observas alguna mejoría. La gente con artritis o afecciones autoinmunes suele ser tan sensible a las solanáceas que debería evitarlas por completo.[19] Consultar mi libro *La dieta détox en 10 días* de la serie *La solución del azúcar en la sangre* (y eliminar las solanáceas) es un buen punto de partida para iniciar una dieta de eliminación.

6. Una de las mejores verduras del mundo no crece en campos de cultivo

Probablemente no tomes en cuenta las algas marinas cuando piensas en verduras, pero deberías hacerlo. Como bien saben los japoneses, es uno de los alimentos más ricos en nutrientes, y contiene minerales que son difíciles de conseguir en la dieta occidental, tales como el manganeso y el yodo (que es bueno para la tiroides).[20] Las algas marinas son ricas en vitamina C y hierro, además de que combaten el cáncer y la inflamación, y fortalecen el sistema inmune. Contienen también nutrientes importantes y antioxidantes que no se encuentran en las verduras terrestres. Por ende, si sólo comes algas cuando pides sushi —el alga es la delgada sábana que recubre el arroz—, te estás perdiendo de mucho. Las variedades más comunes de alga marina son wakame, kombu y nori. Recomiendo usarlas en ensaladas, guisados y sopas. Una de mis recetas favoritas es el Ultracaldo, el cual hago con rábanos picados, hortalizas de hoja verde, cilantro, zanahoria, apio, jengibre fresco y alga marina. Puedes encontrar la receta en mi sitio web www.foodthebook.com (en inglés). También puedes comer trocitos de alga seca como tentempié. Muchas tiendas de comida saludable venden paquetes de alga marina deshidratada y aderezada con sal u otros saborizantes. ¡Es mejor que las papas fritas! Sólo hay una restricción: no comas hijiki, pues tiene altos niveles de arsénico.

7. La fermentación tiene un efecto mágico en la comida

Los humanos llevamos fermentando alimentos desde el Neolítico. Estudios de jarrones antiguos descubiertos en China revelan que se usaban para contener mezclas de alimentos fermentados que tenían connotaciones sociales, religiosas y médicas.[21] La práctica de la fermentación de verduras ha sido históricamente común a muchas naciones. Sin embargo, en la cultura chatarra de la actualidad, la mayoría de la gente come una selección muy limitada de alimentos fermentados, como pepinillos, salsa de soya, yogurt y crema agria... y, claro está, cerveza.

Es una pena. Muchas verduras que tradicionalmente se fermentan ofrecen una amplia gama de beneficios. Investigadores de la Universidad Estatal de Michigan notaron que el índice de cáncer de mama entre mujeres polacas aumentaba el triple cuando emigraban a Estados Unidos. Aunque no se sabe a ciencia cierta por qué, uno de los sospechosos es el cambio de alimentación. En Polonia, las polacas suelen comer col fermentada —conocida como chucrut— todos los días, y comen hasta 14 kilos del mismo al año.[22] Sin embargo, después de mudarse a Estados Unidos, en donde la col fermentada no pasa de ser un condimento, su consumo de chucrut disminuye de forma significativa. Claro que esta investigación es meramente observacional, lo que significa que sólo exhibe correlación, mas no explica la causa y el efecto. Pero la col, como el brócoli y otras crucíferas, contiene la enzima mirosinasa y componentes como glucisonolatos, los cuales son desintoxicantes y participan en la prevención del cáncer. Hay incluso ciertas evidencias de que la fermentación hace que estos componentes estén más bioactivos.[23]

Dejando de lado su potencial anticancerígeno, hay otras razones para amar las verduras fermentadas. Alimentos fermentados como el kimchi, la kombucha, el tempeh, el miso y el chucrut son fuentes dietéticas de bichos benéficos que nos ayudan a mantener una flora intestinal saludable. Si padeces síndrome de intestino irritable, estos alimentos ricos en probióticos pueden ayudarte a repoblar el intestino con bacterias benéficas. Otra opción son los suplementos probióticos, pero es preferible comer alimentos fermentados.[24] Si eres aventurero, puedes fermentar con facilidad casi cualquier cosa que quieras en casa, sea fruta o verdura. Todo lo que necesitas es un frasco, agua, sal, algunas especias o hierbas, y algo de tiempo. Algunas personas usan un cultivo de inicio para ahorrar tiempo y eso está bien; pero nunca uses vinagre —como suelen hacer las empresas que fabrican chucrut y otros platillos—, pues mata las bacterias vivas, lo cual va en contra del propósito de la fermentación. Cuando compres alimentos fermentados, asegúrate de que hayan sido preparados de forma natural y que no contengan vinagre.

ALERTA GEEK:
Un poco más de ciencia vegetal

El índice glicémico es una herramienta útil en nutrición para medir cuánto incrementa un alimento específico los niveles de azúcar en la sangre de las personas. Sin embargo, la cantidad de comida también influye mucho. Por ejemplo, las zanahorias tienen la reputación de tener un alto contenido de almidón, y su índice glicémico es de 68, lo que implica que está bastante arriba en la escala, arriba incluso que algunos helados; pero la carga glicémica (la cual considera la cantidad total de comida que solerías comer) de una porción promedio de 80 gramos de zanahorias es apenas de 3. A menos de que planees comer 800 gramos en una sola sentada, puedes comer zanahorias sin temor. Como ya mencioné, la mayoría de las verduras no se registran en la escala de carga glicémica, lo que implica que es casi imposible comerlas en exceso como para que incrementen tus niveles de azúcar en la sangre de forma significativa.[25] Siéntete con la libertad de comer las siguientes verduras en las cantidades que quieras:

- Hortalizas de hoja verde
- Espinaca
- Brócoli
- Kale
- Espárragos
- Col
- Bok choy
- Tomates
- Pimientos
- Berenjena
- Apio
- Pepino
- Champiñones
- Hierbas
- Algas marinas

Por el contrario, hay ciertas verduras que ocupan un lugar *alto* en la lista de carga glicémica. Tienden a ser las más amiláceas, como puedes imaginar. Pero incluso entre ellas hay un amplio rango de cargas glicémicas:

- Calabaza: 3
- Maíz dulce: 11
- Batata japonesa: 11
- Chirivías: 12
- Papa al horno: 26
- Papas cocidas en microondas: 27

Nuestro objetivo debe ser apegarnos a verduras cuya carga glicémica no sea mayor a 11.

Las verduras orgánicas y locales son mejores para el medio ambiente

Ya hemos establecido por qué las verduras orgánicas son mejores para la salud, así que no debería sorprendernos que también sean mejores para el medio ambiente. Cultivar verduras de forma orgánica ayuda a eliminar toxicidad en el agua, el aire y la tierra, además de que promueve la biodiversidad. Entre más lejos deba viajar la comida, mayor su carga ambiental. La mejor forma de encontrar comida fresca y de producción local es cultivándola tú mismo. Si ésa no es una opción, puedes inscribirte a algún servicio de entrega de verduras locales. Asimismo, visita los mercados de productores locales que estén cerca de ti (en internet encontrarás directorios de mercados de productores locales en tu región).

No desperdicies

El NRDC estima que 40% de toda la comida que se produce en Estados Unidos se desperdicia. Eso incluye millones de kilos de fruta y verdura que los agricultores desechan debido a la sobreproducción o a que los supermercados se rehúsan a venderla porque tiene imperfecciones cosméticas. El USDA estima que los supermercados pierden 15 000 millones de dólares al año por frutas y verduras que no se venden, aunque en su mayoría aún sean comestibles. Para combatir este desperdicio, algunas organizaciones han empezado a recolectar estas frutas y verduras no deseadas, y las venden a mucho menor costo. Una nueva empresa, llamada WTRMLN WTR, aprovecha las 400 000 toneladas de sandías feas y desteñidas por el sol que se desperdician, y las convierte en una deliciosa bebida saludable y baja en azúcar.

Puedes aprovechar estos servicios para conseguir verduras orgánicas y combatir el desperdicio de comida al mismo tiempo. En Estados Unidos hay dos programas que se dedican a ello:

- Imperfect Produce es una iniciativa californiana que trabaja con agricultores locales para recuperar la producción "fea" que es

137

perfectamente comestible y que los supermercados se rehúsan a comprar. Luego la vende a un precio mucho menor a los consumidores. Por apenas 12 dólares a la semana, la compañía entrega una caja de frutas y verduras a domicilio: www.imperfectproduce.com (en inglés).

• Hungry Harvest es un programa agrícola comunitario que recupera la producción excesiva y la vende a menor precio a los consumidores. Cada vez que compras una caja de sus frutas y verduras, donan una segunda caja a un hogar de bajos recursos: www.hungryharvest.net (en inglés).

En resumen

Tratándose de verduras, el principio rector debe ser el siguiente: consume verduras orgánicas, de producción local, siempre que sea posible. Busca verduras que no estén desnaturalizadas o manipuladas genéticamente por el complejo industrial alimentario. Muchas verduras (y frutas) están diseñadas para tener un alto contenido de azúcar y para ser más rentables y duraderas, y así soportar largos traslados. Muchas de las verduras que consumimos en la actualidad han sido modificadas genéticamente, carecen de nutrientes y no promueven la biodiversidad. Un estudio publicado en *Molecular Metabolism* concluyó que, de las 250 000 a 300 000 especies de plantas comestibles conocidas, sólo consumimos entre 150 y 200. Por si fuera poco, tres cuartas partes de la alimentación mundial se basan en 12 especies de plantas y cinco de animales, lo cual es escandaloso.[26]

Nuestros ancestros consumían una amplia variedad de verduras y plantas, y eso mismo deberíamos hacer nosotros. Come al menos entre siete y nueve porciones de verduras al día, o el equivalente a cuatro tazas, con énfasis en las verduras de lenta absorción y bajo índice glucémico que contienen más nutrientes.

También debes hacer un esfuerzo por comer cuantas verduras exóticas se crucen en tu camino. Si encuentras un alga marina peculiar que provenga de Japón y que no sabías que existía, o una verdura fermentada y tradicional de alguna cocina extranjera que nunca has probado, cómelas. Busca variedades ancestrales de otras verduras, de esas que comían nuestros abuelos. Si sigues estos criterios, será menos probable que consumas alimentos modificados genéticamente o repletos de pesticidas. Las variedades peculiares suelen ser cultivadas en granjas más pequeñas con prácticas agrícolas éticas y responsables.

Mientras tanto, las verduras de consumo más habitual son las menos benéficas. Tienden a tener bajo contenido de nutrientes, alto contenido de almidón o ambas cosas. Dado que hay un límite de cuántas verduras consumirás en un día promedio, es seguro ignorar las más aburridas.

Verduras: ¿qué carajos debo comer?

* Brócoli, kale, col, coles de Bruselas y otros miembros de la familia de las crucíferas
* Hortalizas de hoja verde como arúgula (que también es una crucífera), espinaca, acelgas y berza (también es crucífera)
* Ajo, chalote y cebollas
* Vegetales altos en fibra, como apio y espárrago
* Hongos shiitake, champiñón ostra y cremini
* Rábanos, hojas de nabo y hojas de betabel
* Pepino, lechuga escarola y berros
* Calabacín y quimbombó
* Camote, batatas y calabazas de invierno (son amiláceas, pero tienen muchos nutrientes, así que puedes comer una taza unas cuantas veces a la semana; sólo no abuses)
* Hojas de diente de león
* Hojas de mostaza
* Germen de brócoli (es mucho más nutritivo que el brócoli mismo)
* Cucurbitáceas y zapallos
* Verduras marinas como algas
* Papas púrpuras, rojas o alargadas
* Berenjenas japonesas
* Zanahorias rojas, amarillas o púrpuras
* Acedera
* Patacas
* Colinabo

Verduras: ¿qué carajos debo evitar?

* Lechuga iceberg
* Papas blancas
* Champiñones blancos crudos
* Germen de alfalfa
* Tomates, pimientos, berenjenas y otras solanáceas de supermercado (si padeces artritis o inflamación)
* Verduras con una carga glicémica elevada, mencionadas en la sección "Alerta geek" de este capítulo
* Cátsup y salsa de tomate, a menos de que las hagas en casa o compres salsas de tomate hechas sin azúcar (verás, en alguna ocasión, el Congreso estadounidense declaró que la pasta de tomate era una verdura, por presión de uno de los principales distribuidores de pizza de las escuelas, la Schwan Food Company, de modo que la pizza empezó a calificar como alimento saludable en los almuerzos escolares)

Fruta

Test de coeficiente nutricional

¿Verdadero o falso?

1. El plátano es la mejor fuente natural de potasio.
2. Las moras congeladas son mejores que las frescas.
3. Deberías comer al menos cinco porciones de fruta al día.
4. Los jugos son la mejor forma de incorporar mucha fruta a tu dieta.
5. Las granadas están entre las mejores frutas existentes.
6. Comprar frutas orgánicas es un desperdicio de dinero.
7. Las manzanas son las frutas más nutritivas. Una manzana al día basta para mantenerse sano.

Respuestas

1. **Falso:** Se puede obtener más potasio de los aguacates y otros alimentos de origen vegetal que no tienen tanta azúcar.
2. **Verdadero:** Aunque no lo creas, las moras congeladas tienen niveles altos de nutrientes porque las cosechan maduras y las congelan de inmediato. La fruta fresca suele ser cosechada antes de tiempo, recorre largas distancias y pasa tiempo almacenada.
3. **Falso:** Cinco porciones es demasiado. Aunque la fruta contiene fibra, vitaminas y fitonutrientes, puede causar picos de azúcar en la sangre. Las uvas, la piña y la mayoría de los melones son las peores de todas.

DIETA: ¿QUÉ CARAJOS DEBO COMER?

4. **Falso:** El jugo contiene toda el azúcar (fructosa) de la fruta, que el cuerpo absorbe rápidamente, y nada de fibra. La fructosa puede causar resistencia a la insulina y aumento de peso. También estimula la lipogénesis, que es el proceso de producción de grasa corporal, tipos peligrosos de colesterol y triglicéridos en el hígado, lo que a su vez puede derivar en hígado graso, obesidad, diabetes tipo 2, cardiopatías, cáncer y demencia.

5. **Verdadero:** Las granadas son una superfruta gracias a todos los antioxidantes que contiene.

6. **Falso:** Come manzanas, moras y otras frutas orgánicas para reducir al mínimo tu exposición a pesticidas tóxicos. Consulta la lista de la Docena Sucia del Grupo de Trabajo Ambiental para saber más al respecto.

7. **Falso:** Las manzanas son buenas, pero hay frutas con mucho mejor contenido nutrimental y de fitonutrientes, como las zarzamoras, los arándanos y las frambuesas.

Recibe un dato alimenticio y una receta semanal directo de mi cocina. Inscríbete gratis en www.foodthebook.com (en inglés).

Probablemente te han dicho que "comas frutas y verduras" desde que eras niño. Este consejo genera la falsa impresión de que las frutas y las verduras deben ocupar el mismo espacio en la dieta. Es fácil ver por qué a la mayoría de la gente le gusta llegar a esa conclusión, pues la fruta es dulce y más conveniente. Sin embargo, el perfil azucarado de la fruta es también su principal desventaja: algunas variedades son demasiado dulces como para tener efectos desastrosos en personas con problemas de peso o niveles elevados de azúcar en la sangre. Alrededor de 70% de los estadounidenses tiene sobrepeso u obesidad,[1] y 115 millones son diabéticos o prediabéticos,[2] de modo que debemos ser cuidadosos con la fruta que ingerimos. He visto a mucha gente renunciar a las galletas y a los dulces para empezar a atiborrarse de piña y uvas; así, reemplazan una adicción al azúcar por otra. Algunos estudios muestran una menor incidencia de diabetes tipo 2 entre consumidores de fruta, pero eso puede deberse a que quienes comen fruta por lo regular tienen estilos de vida más saludables y no se atascan de pastel. He tenido pacientes con diabetes tipo 1 o tipo 2 que afirman que la fruta suele provocarles picos de azúcar en la sangre.

La ciencia frutal

En una era preagrícola y pre-Twinkies, la fruta silvestre satisfacía las ansias de comida dulce de nuestros ancestros. Pero en ese entonces la fruta distaba mucho de lo que encontramos hoy en el supermercado o en los mercados de productores locales. La capacidad de la horticultura moderna para satisfacer la implacable preferencia a lo dulce de algunos consumidores ha acabado con la fruta como la concibió originalmente la naturaleza. Antes había alrededor de 15 000 variedades de manzana en Estados Unidos; en la actualidad es imposible encontrar más de una docena de variedades en la mayoría de las tiendas, a menos de que vayas a una tienda *gourmet* o un mercado de productores locales a finales del verano. La variedad más popular es la Golden; es la manzana más dulce, pero también la más nutritiva. Las frutas silvestres, en particular las moras, siguen existiendo y conteniendo las propiedades antioxidantes, anticancerígenas, antimicrobianas y antiinflamatorias que les dan fama como potentes medicinas naturales.[3] En la actualidad solemos llamarlas superalimentos. Por ejemplo, el legendario árbol baobab de Madagascar y otras partes de África, también conocido en algunos lugares como "árbol de la vida", da una fruta que contiene muchas más vitaminas, minerales y fitoquímicos que cualquier otro alimento de origen vegetal.[4] Aunque no encontrarás la fruta del baobab en tu supermercado local, puedes encontrarla en polvo en internet o en tiendas de productos saludables. Las frutas con más antioxidantes que se pueden conseguir con facilidad son las moras, en especial las moras goji deshidratadas de los Himalaya, así como los arándanos silvestres congelados, las bayas de saúco, las frambuesas y las zarzamoras.

En lo que los expertos no se equivocan

La fruta, como buena parte de la verdura, tiene una excelente fama en el mundo nutricional mundial, y con justa razón. A los estadounidenses se nos recomienda que comamos varias porciones al día porque la fruta contiene fibra, antioxidantes y vitaminas en un pequeño empaque conveniente. Aunque la mayoría de la información que tenemos sobre la fruta y sus beneficios a la salud proviene de investigaciones observacionales, casi todos los mejores estudios han llegado a la conclusión de que comer fruta previene el cáncer, la diabetes y las cardiopatías, y además disminuye el riesgo general de muerte prematura.[5]

En lo que sí se equivocan

Las recomendaciones alimentarias del gobierno, las cuales dicen que comamos entre cinco y nueve porciones de frutas y verduras al día, son ambiguas y engañosas. Es preferible que comas al menos 10 porciones de alimentos de origen vegetal al día: siete u ocho porciones de verdura, y no más de dos o tres porciones de fruta. Por desgracia, la mayoría de la gente escatima con la fruta y, si la come, elige las opciones menos nutritivas. Según estudios nacionales, la "fruta" que más consumen los estadounidenses es el jugo de naranja, el cual es casi pura azúcar, carece de algunos de los nutrientes clave presentes en la fruta entera[6] y se vincula con aumento de peso y diabetes.[7] El segundo lugar lo ocupan los plátanos, los cuales tienen una gran cantidad de azúcar y, por ende, deberían ser una recompensa ocasional. Otra de las 10 "frutas" más consumidas en Estados Unidos es el jugo de manzana. Es evidente que, por desgracia, la idea de qué es una fruta en realidad está bastante distorsionada.

Seis cosas que debes saber sobre la fruta

1. La fructosa con fibra no es un problema

La fructosa, o "azúcar de la fruta", tiene efectos pronunciados en el cuerpo cuando se digiere. Se procesa casi por completo en el hígado, en donde se metaboliza y convierte en grasa. Los estudios clínicos demuestran que consumir fructosa eleva sustancialmente los niveles de triglicéridos, un tipo de grasa en la sangre que causa cardiopatías e influye en el síndrome metabólico (prediabetes).[8] La fructosa está presente de forma natural en la fruta, pero también se usa como edulcorante industrializado y se encuentra en incontables alimentos procesados. Cuando encuentres un producto que incluya jarabe de maíz alto en fructosa en la lista de ingredientes (o aunque sea sólo la palabra "fructosa"), deberías devolver esa "sustancia seudoalimenticia" al estante del supermercado y olvidarte de ella.

En un estudio publicado en *American Journal of Clinical Nutrition*, los investigadores les asignaron a distintos grupos de personas que bebieran diariamente dos porciones de refresco, bebidas dietéticas, leche o agua durante seis meses.[9] En México el refresco está endulzado con azúcar de caña, pero en Estados Unidos y casi todo el mundo se endulza con jarabe de maíz alto en fructosa. Al final del estudio, los bebedores de refresco tenían más grasa hepática, grasa muscular, triglicéridos y grasa visceral en el abdomen. Dicho de otro modo, en apenas seis meses el refresco produce los síntomas emblemáticos del hígado graso y el síndrome metabólico. Por culpa del refresco hay niños que han empezado a padecer hígado graso y requieren trasplantes de hígado. Otro estudio publicado en *Journal of Nutrition* observó que dichos cambios podían ocurrir apenas 10 semanas después de consumir una bebida con fructosa al día.[10] Debido a su gran habilidad para estimular la producción de grasa, la fructosa tiene un impacto directo en la cintura y el abdomen. Un metaanálisis de ensayos aleatorios controlados, publicado en la revista especializada *BMJ*, observó que, a media que incrementa la ingesta de azúcar, también aumenta el peso corporal. Por ende, disminuir la cantidad de azúcar en la dieta promueve la disminución de peso.[11]

La fructosa presente de forma natural en las frutas —salvo por algunas excepciones— no entra dentro de la categoría de sustancias a evitar a toda costa. La fructosa de la fruta entera viene acompañada de fibra soluble, un tipo de andamiaje celular que provee muchos beneficios. Cuando comes una nectarina, la fibra que contiene ralentiza la absorción de la fructosa en el cuerpo y le da más tiempo al hígado para metabolizarla.[12] La fibra de la fruta también alimenta la buena flora intestinal y favorece la digestión. Varios ensayos aleatorios controlados han evidenciado que consumir fruta no tiene los mismos efectos adversos en el peso, la tensión arterial, la insulina y los triglicéridos que el consumo de fructosa proveniente de alimentos altamente procesados.[13] Hay estudios observacionales grandes que también demuestran que no hay evidencias de que un mayor consumo de fruta incremente el riesgo de afecciones coronarias. De hecho, un metaanálisis longitudinal de estudios publicados en *Journal of Human Hypertension* observó que ocurre justo lo contrario: los sujetos de estudio que consumían fruta de forma regular tenían 17% menos riesgo de sufrir cardiopatías.[14]

La fruta puede ser una incorporación saludable a la dieta. Pero eso no significa que debas comerla sin control. La fruta es maravillosa... con moderación. Si tienes sobrepeso, prediabetes o diabetes, no debes comer más de una taza de fruta al día, y lo ideal es que elijas frutas con bajo índice glicémico, tales como las moras.

2. No todas las frutas son iguales

No es necesario ser nutriólogo para saber que las frutas son saludables. Un estudio publicado en *British Journal of Nutrition* descubrió que los hombres de mediana edad y mayores que consumían con regularidad grandes cantidades de frutas y verduras tenían menos probabilidades de desarrollar señales de deterioro cognitivo conforme envejecían.[15] En un metaanálisis de estudios rigurosos, publicado en *Lancet*, que incluía más de 250 000 sujetos, los investigadores observaron una correlación inversa entre el consumo diario de frutas y verduras, y el riesgo de apoplejía.[16] Un metaanálisis de estudios realizados por investigadores del prestigioso Imperial College London observó una relación similar entre la ingesta de fruta y el riesgo de cáncer de mama.[17]

Es evidente que necesitamos comer fruta, pero ¿qué frutas son mejores? En el capítulo sobre verduras discutimos por qué las verduras con carbohidratos "lentos" —es decir, verduras que liberan sus carbohidratos de forma gradual en el torrente sanguíneo— son mejores que las variedades con carbohidratos que el cuerpo absorbe con rapidez. El mismo principio es aplicable a la fruta.[18] Para obtener los mejores resultados posibles, necesitas tener claros dos conceptos: índice glicémico y carga glicémica.

El índice glicémico (IG) es una escala que mide cuánto incrementa los niveles de azúcar cada alimento en particular. (Lo discutimos a detalle en la sección "Alerta geek" del capítulo sobre verduras.) Entre más bajo el índice glicémico, menor el efecto que dicho alimento tiene en la producción de insulina, lo cual es de gran importancia si hay problemas de control de peso, ya que la insulina es la hormona encargada del almacenamiento de grasa. El número del IG es útil para comparar los alimentos entre sí. Pero, dado que esta cifra no toma en cuenta el tamaño de la porción, no es un criterio perfecto.

En 1997 científicos de Harvard desarrollaron la carga glicémica, que es una forma más útil de medir el impacto real de los alimentos en el azúcar en la sangre y en la respuesta insulínica.[19] Básicamente, la carga glicémica mide cuánto incrementa el azúcar en la sangre una porción promedio de algún alimento. Por ejemplo, la sandía tiene un contenido elevado de azúcar y un índice glicémico de 72 (100 es el de la glucosa pura); sin embargo, como es principalmente agua, una porción no contiene una cantidad demasiado grande de azúcar, por lo que su carga glicémica es baja, de apenas 4.

Cuando elijas qué frutas comer, déjate guiar por la carga glicémica. A continuación te presento las cargas glicémicas de algunas frutas populares. Para que tengas un punto de comparación, la carga glicémica de una rebanada de pastel Betty Crocker con betún es de 20, o cinco veces la de una porción promedio de sandía. Como regla general, opta por frutas cuya carga glicémica no sea superior a 11. Entre más baja sea, mejor.

- Chabacanos: 3
- Naranjas: 3
- Sandía: 4
- Nectarinas: 4
- Arándanos silvestres: 5
- Manzana Golden: 6
- Piña: 6
- Kiwi: 7
- Mango: 8
- Cerezas: 9
- Uvas moradas: 11
- Plátano: 16
- Higos deshidratados: 16
- Pasas: 28

3. Las moras son la mejor opción

De entre los nutrientes contenidos en los alimentos de origen vegetal, los antioxidantes son los mejor valorados porque ayudan a prevenir el cáncer, las cardiopatías, la diabetes, la demencia y la artritis. Pero es casi seguro que nunca has comido la fruta con el mayor contenido de antioxidantes en el mundo: la grosella espinosa de la India o las bayas de amla. En la India veneran el árbol, y su mora se considera el alimento número uno para el rejuvenecimiento. ¿Cómo es posible que esta gema no esté en nuestro radar? Quizá porque su sabor ha sido descrito como "amargo y astringente". ¡No suena a algo que empacaríamos en la lonchera! Si entras a internet, la encontrarás con facilidad en polvo, lo cual es conveniente para incorporarla a batidos que enmascaren su sabor amargo. Pero no esperes encontrarla en la sección de frutas y verduras frescas del supermercado.

Si buscas obtener antioxidantes de frutas y verduras frescas —como debe de ser—, las moras tienen muchos más antioxidantes por caloría que cualquier otra fruta. Por ende, hazte el propósito de comerlas en gran medida, ya sean frescas o congeladas. He aquí una lista de las mejores moras, en orden descendente según su contenido de antioxidantes:[20]

- Moras goji
- Frambuesas negras (que no son nada fáciles de conseguir)
- Arándanos silvestres
- Zarzamoras
- Frambuesas
- Bayas del saúco
- Arándanos rojos
- Fresas
- Arándanos azules cultivados

Como ya hemos dicho, la clave con la fruta es aspirar a un equilibrio saludable entre ingesta de nutrientes e ingesta de azúcar. Otras frutas (que no son moras) con buen contenido de antioxidantes por caloría son, en orden descendente:

- Ciruelas
- Cerezas
- Manzana roja
- Higos
- Manzana verde Smith
- Peras

4. La contaminación por pesticidas importa

Cada año el Departamento de Agricultura de Estados Unidos (USDA) examina más de 6 900 tipos de frutas y verduras frescas en busca de residuos de pesticida, y los encuentra en alrededor de ¾ partes de la muestra. Según el Grupo de Trabajo Ambiental (EWG),[21] el cual compila estas estadísticas, es posible encontrar 146 pesticidas distintos en las frutas y verduras, a veces incluso después de haberlas lavado y pelado. Y ¿acaso importa? Según el USDA, todas las sustancias químicas que se usan en las cosechas que comemos han sido evaluadas y ninguna plantea riesgos a la salud.[22] Como te imaginarás, muchos científicos disienten, y múltiples investigaciones los respaldan. Según un informe del EWG,[23] entre los pesticidas de uso más común en las cosechas de fruta están:

- Carbendazim, un fungicida que daña el sistema reproductor masculino y ha sido prohibido en la Unión Europea
- Bifenthrin, un insecticida que el estado de California ha señalado como "potencial carcinógeno humano"
- Malathion, un "probable carcinógeno" que es tóxico para el sistema nervioso

Y hay 143 más en la lista, muchos de los cuales son igual de aterradores. ¿Cómo podemos protegernos? La respuesta obvia es sólo comprar frutas y verduras orgánicas. Eso también te garantiza que lo que comas no esté modificado genéticamente, y que tus frutas y verduras hayan sido cultivadas de formas sustentables para la salud de la tierra. Claro que eso incrementa el gasto, sobre todo si intentas comer muchas frutas y verduras al día. Una solución menos confiable es comprar fruta de cultivo convencional y lavarla minuciosamente para eliminar los residuos químicos (sin embargo, esto no siempre funciona del todo). También puedes consultar las listas de la Docena Sucia y la Quincena Limpia del EWG, que son las frutas y verduras que tienen más y menos residuos de pesticidas, respectivamente, y comprar versiones orgánicas selectas. Hay cierta disparidad: en más de 98% de las fresas, manzanas, nectarinas y duraznos se han encontrado al menos cuatro distintos pesticidas, según el EWG, mientras que sólo en 1% de los aguacates se encuentran residuos.

Éstas son las frutas según la lista del EWG, ordenadas de las más a las menos contaminadas:

- Fresas
- Manzanas
- Nectarinas
- Duraznos
- Uvas
- Cerezas
- Arándanos nacionales
- Arándanos importados
- Ciruelas
- Peras
- Frambuesas
- Mandarinas
- Plátanos
- Naranjas
- Sandía
- Melón
- Toronja
- Melón verde
- Kiwi
- Papaya
- Mangos
- Piñas
- Aguacates

No es coincidencia que las frutas más limpias también sean las que tienen cáscaras más gruesas y resistentes, pues las cáscaras impiden que los agroquímicos lleguen a las partes comestibles. Mi consejo es que compres orgánico todo, hasta las frambuesas. De ahí en adelante, es probable que no tengas problemas si comes frutas de cultivo convencional. Sin embargo, recuerda que los pesticidas son necios: se han encontrado rastros de glifosfato —el herbicida estrella de Monsanto— hasta en alimentos a base de cereales altamente procesados, desde Cheerios hasta Oreo y Doritos.[24]

5. La fruta fresca no siempre es la mejor opción

¿Prefieres comprar fruta fresca o congelada? ¿Qué tal enlatada? Haz una pausa antes de contestar. Quizá no sea difícil decidir cuando se trate de frutas baratas que se consiguen en el supermercado todo el año, como plátanos, manzanas y naranjas. Sin embargo, tratándose de otras frutas, como las moras, no siempre es el caso. De hecho, a veces las variedades congeladas no sólo son más convenientes, sino también más nutritivas.

Para impedir que la fruta se pudra en su largo viaje (a veces internacional) de la granja al supermercado, se suele cosechar antes de que madure. En consecuencia, los nutrientes no tienen la oportunidad de desarrollarse del todo; en ese sentido, la fruta congelada tiene una gran ventaja. Esas frutas se congelan maduras, justo en el punto de mayor desarrollo nutricional. Además, dado que permanecen congeladas hasta que las descongelas y las comes, no debe preocuparte la degradación del contenido nutrimental durante el transporte. Los científicos han observado que las frutas y verduras congeladas conservan los fitoquímicos y otros nutrientes mucho mejor que sus contrapartes frescas, ¡y son más baratas!

En un estudio publicado en *Journal of Agricultural and Food Chemistry*, los investigadores cosecharon, procesaron y analizaron el contenido de vitaminas y nutrientes de ocho distintos tipos de frutas y verduras, incluyendo arándanos azules y fresas, antes y después de congelarlas. Las pruebas exhibieron que, después de 10 días en el congelador, sus niveles de nutrientes clave —como la vitamina C— se habían mantenido estables, y en algunos casos incluso habían incrementado. Las frutas y verduras congeladas fueron probadas de nuevo 90 días después; sus niveles de nutrientes se habían incrementado aún más.[25]

Entonces, ¿qué se puede hacer con las moras congeladas? Resulta que hay muchas opciones. A mí me encanta usarlas en los batidos. Sin embargo, cocinar con ellas y descongelarlas un poco para añadirlas a ensaladas y otras recetas puede ser aún mejor. Calentarlas no aniquila todos sus nutrientes; de hecho, un estudio publicado en *Journal of Agricultural and Food Chemistry* observó que calentar los arándanos azules en realidad *potenciaba* los niveles de antioxidantes.[26]

En lo personal, como moras azules cada vez que puedo... y con justa razón. En un ensayo clínico publicado en *American Journal of Clinical Nutrition*, los investigadores reclutaron a 21 hombres saludables y examinaron su función arterial después de darles de comer una porción de arándanos azules o una bebida rica en vitaminas.[27] Observaron que la función vascular mejoraba después de comer los arándanos, mas no después de consumir el placebo. Los resultados sugieren que los componentes benéficos de los arándanos azules disminuyen los niveles de enzimas dañinas en la sangre, tales como la NADPH oxidasa, la cual influye en el desarrollo de afecciones cardiacas. Todo esto significa que, si no fuera por el azúcar y los carbohidratos refinados, la tarta de arándanos sería una comida sana. No obstante, por el momento evita las tartas y opta por comer las moras en batidos, ensaladas o por sí solas como un refrigerio saludable. En mi página web encontrarás un video en el que preparo mi batido favorito de arándanos azules (en inglés): www.foodthebook.com.

6. No bebas la fruta, cómetela

Como ya mencioné, la "fruta" que más se consume en Estados Unidos, según las encuestas, es el jugo de naranja. Pero, como ya mencioné también, el jugo es la peor forma de consumir fruta, ya que obtienes toda el azúcar y casi nada o nada de fibra. La carga glicémica de una naranja es 3, mientras que la carga glicémica del jugo de naranja es 12: ¡cuatro veces más! Eso significa que el jugo incrementa los niveles de azúcar en la sangre mucho más y más rápido que la naranja en su estado natural. El otro problema: si bebes la fruta, ésta no produce la sensación de saciedad que genera cuando la comes. Además, el cerebro no reconoce las calorías que bebes del mismo modo que las calorías que comes. El resultado de esos dos factores es que terminas comiendo más calorías al beber jugo o cualquier bebida azucarada que cuando comes la fruta entera.[28]

¿Significa eso que debes evitar el jugo de fruta a toda costa? Bueno, depende. Si tienes sobrepeso, resistencia a la insulina o diabetes tipo 2, entonces sí debes evitar consumirlo. Bajo esas circunstancias, lo último que necesitas es otra fuente de azúcar líquida. Pero, aun si no tienes problemas de peso o azúcar en la sangre, no bebas jugo de frutas sin límite. Intenta evitarlo, salvo que lo exprimas tú mismo o lo obtengas directamente del extractor. La razón es que los fitonutrientes de los jugos de fruta industrializados se destruyen durante la pasteurización y, en consecuencia, lo único que les queda es el azúcar. El jugo de manzana clarificado (como el que venden en el supermercado) puede tener apenas 6% de los fitonutrientes presentes en las manzanas mismas.

Te conviene más reemplazar los jugos de fruta por batidos; pero, aun así, debes tener cuidado. Aunque seguirás obteniendo fibra al beber la fruta licuada, estará sustancialmente destrozada, de modo que absorberás el azúcar más rápido que si te hubieras comido la fruta entera. Además, como con el jugo, cuando conviertes la fruta en batido, es más probable que comas más. Los batidos comprados en sofisticadas tiendas de jugos orgánicos casi siempre serán bastante más grandes que los que te prepararías en casa (a fin de cuentas, de algún modo deben justificar su costo). Lo peor de todo es que hay muchas probabilidades de que contengan azúcar (o miel o jarabe) añadida. Si preparas batidos en casa, evita añadirles endulzantes, opta por frutas con bajo índice glicémico —como arándanos azules y fresas— y combínalas con verduras y frutas saludables como kale, espinaca, jengibre, aguacate, apio o pepino. De igual modo, ten cuidado con las bebidas verdes "saludables", las cuales pueden contener tanta o más azúcar que una lata de Coca-Cola o Pepsi.

Consideraciones éticas y ambientales de la fruta

Según el USDA, alrededor de la mitad de la fruta fresca que se consume en Estados Unidos es importada.[29] La mayoría de los plátanos presentes en los supermercados provienen de Perú, Ecuador, Honduras y otros países de Centro y Sudamérica. Entre los principales productores de piña están Costa Rica, Brasil, Filipinas, Tailandia e Indonesia. La mayoría de las moras vienen de California y Florida, y, bajo cualquier óptica, la distancia de un lado del país al otro es bastante larga. Según un estudio publicado en 2008 en *Environmental Science & Technology*, el transporte de fruta por sí solo puede representar la mitad de sus emisiones de carbono totales.[30]

Una de las frutas más populares en Estados Unidos en la actualidad es el aguacate (sí, es fruta). Sin embargo, mientras que nuestro amor por el aguacate representa más ganancias para México —de donde proviene 60% del aguacate que se consume en Estados Unidos—, también trae consigo problemas. No hay suficientes campos de cultivo disponibles para cubrir la demanda mundial creciente, así que algunos agricultores están talando ilegalmente los bosques para tener más espacio de cultivo. Entre 2001 y 2010, en algunas regiones de México se perdieron alrededor de 690 hectáreas de tierra forestal por año como resultado directo de la demanda creciente de producción de aguacate.[31] Por si eso fuera poco, hay grupos delictivos que a veces les exigen a los productores una tajada de las ganancias, y quienes se niegan a pagar enfrentan consecuencias violentas. Por desgracia, el guacamole de tus tacos puede traer consigo un alto costo kármico.

Las regiones agrícolas de Colombia, Ecuador y otros países suelen ser entornos inestables y violentos. En 2007 a Chiquita Brands se le impuso una multa por pagarle a un conocido grupo paramilitar de Colombia por protección. En 2009 Dole estuvo implicado en un escándalo por financiar grupos militares que asesinaron líderes sindicales y usaron tácticas terroristas para impedirles a los trabajadores organizarse. Para asegurarte de no favorecer estas prácticas ni a la gente que las realiza, debes buscar plátanos con etiquetas de "Comercio Justo", lo que significa que la fruta fue producida en un entorno seguro y justo para los trabajadores. Asimismo, busca tiendas de comida saludable que ofrezcan fruta orgánica proveniente de campos locales pequeños.

Optar por fruta local, de temporada y orgánica puede reducir el impacto ambiental de la misma. Que sea orgánica elimina los múltiples peligros que plantean los pesticidas a la salud, el ambiente y los empleados agrícolas, y comer fruta de producción local y de temporada disminuye su huella de carbono.

También puedes cultivar tu propia fruta, que es la opción más segura y fresca de todas. En el jardín trasero de mi casa tengo un minihuerto de cinco árboles frutales. Pero, si no es una opción viable, compra tus frutas en mercados de productores locales o únete a grupos locales de agricultura comunitaria. Para encontrar el más cercano a ti o para aprender más sobre el comercio justo y las cooperativas agrícolas, consulta los siguientes recursos:

- La Organización de las Naciones Unidas para la Alimentación y la Agricultura crea alianzas con cooperativas agrícolas y mercados de productores locales: www.fao.org/partnerships/cooperatives/es/.
- El sitio web Equal Exchange promueve el comercio justo y las cooperativas de trabajadores, lo que beneficia a los agricultores: http://equalexchange.coop/about (en inglés).

En resumen

Si eres como la mayoría de los estadounidenses, sueles consumir "frutas" en forma de jugos. Con frecuencia, éstos tienen tanta azúcar como el refresco y promueven la obesidad, la diabetes y las cardiopatías. Una manzana o una naranja sin fibra no es fruta; es agua con unas cuantas vitaminas, así que no sustituye el consumo de la fruta entera.

Debes preferir las frutas bajas en azúcar, como moras, manzanas y peras, y consumir las demás en pequeñas cantidades, como recompensas ocasionales. La porción promedio es de ½ taza o una pieza de fruta. Si tienes sobrepeso, diabetes u otro tipo de problema relacionado con los niveles de azúcar en la sangre, necesitas ser más cuidadoso; limita tu ingesta de fruta a ½ taza de moras o una pieza de fruta al día.

Cuando pensamos en fruta, probablemente no la asociamos con grasa. Sin embargo, tres de las mejores variedades la contienen en cantidades significativas y proveen notables beneficios a la salud.

- Los aguacates son casi 80% grasa, en su mayoría monoinsaturada, que es el tipo de grasa que está demostrado que nos protege contra cardiopatías y apoplejías.[32] Además, contienen grandes cantidades de fibra, e incluso más potasio que los plátanos. Cuando estuvieron de moda las dietas bajas en grasas, los aguacates quedaron descartados por ser "engordadores", gracias a su contenido de grasa y calorías, pero ahora estamos mejor informados. Sólo asegúrate de comprar aguacates que no estén vinculados con los cárteles de narcotráfico.
- Los cocos están repletos de grasas especiales, llamadas triglicéridos de cadena media, las cuales se metabolizan distinto que otras grasas. El cuerpo las absorbe y las utiliza de forma más eficiente que otras grasas. Incluso ayudan a quemar grasas, mejorar la función cerebral y acelerar el metabolismo.[33]

- Las aceitunas son la fruta de los árboles de oliva. El aceite que producen es uno de los alimentos más benéficos para el corazón en el planeta.[34] La carne de las aceitunas también contiene mucha vitamina E y fibra. Además, las aceitunas están repletas de antioxidantes, razón por la cual son amargas por naturaleza; por eso las curan y fermentan, para hacerlas más apetecibles. Si quieres una alternativa saludable a las papas fritas y otros refrigerios chatarra, come aceitunas.

Fruta: ¿qué carajos debo comer?

- Arándanos azules, cerezas, zarzamoras y frambuesas silvestres y orgánicas*
- Moras orgánicas congeladas, ya sea descongeladas, en licuados o postres congelados*
- Frutas de semilla rocosa, como ciruelas, duraznos, nectarinas, cerezas, entre otras
- Naranjas orgánicas, toronjas, mandarinas y otros cítricos
- Granadas, kiwis y papayas
- Frutas exóticas como moras goji, salacca, bayas de acai, bayas de saúco, mangostán o pitahaya
- Frutas "grasas": aguacates, coco y aceitunas
- Limones y limas; tenlos a mano en la cocina y úsalos para aderezar la comida o el agua potable

Fruta: ¿qué carajos debo evitar (o al menos no comer en exceso)?

- Las uvas son deliciosas, y es fácil comerlas en exceso, pero, dado que son azucaradas, cómelas sólo en pequeñas cantidades
- Los plátanos son bastante amiláceos y tienen mucha azúcar
- Frutas deshidratadas como higos, dátiles, pasas y grosellas, pues tienen mucha azúcar natural, y a veces azúcar añadida o sulfito (como conservador)

* Éstas son las frutas con menor carga glicémica.

- La piña es buena fuente de una enzima llamada bromelina, la cual ayuda a aliviar la inflamación y mejora la salud articular, sin embargo, tiene un alto contenido de azúcar, así que no comas más de una taza al día
- Las manzanas y fresas de cultivo convencional están en los primeros lugares de contaminación por pesticidas; cómpralas orgánicas
- Cualquier jugo de frutas, sobre todo si no lo exprimiste tú

Grasas y aceites

Test de coeficiente nutricional

¿Verdadero o falso?

1. Los aceites de origen vegetal son mejores para la salud que las grasas de origen animal.
2. Una ensalada con aderezo libre de grasas o con jugo de limón es más sana que una ensalada bañada en aceite.
3. El colesterol de los huevos tapa las arterias y provoca afecciones cardiacas.
4. La manteca vegetal es mejor alternativa que la manteca de cerdo para cocinar u hornear.
5. Las grasas y aceites provocan aumento de peso porque contienen más calorías que los carbohidratos o las proteínas.
6. Los lineamientos nutricionales del gobierno federal dicen ahora que no hay un límite en la cantidad de grasas que podemos comer para mantenernos sanos.

Respuestas

1. **Falso:** Los aceites vegetales refinados promueven la inflamación y pueden incrementar el riesgo de cardiopatías, suicido, homicidio y comportamiento violento.[1]
2. **Falso:** Necesitas comer verduras acompañadas de grasa para absorber sus nutrientes liposolubles, entre ellos la vitamina A. Además, se ha demostrado que el aceite de oliva reduce el riesgo de cardiopatías, diabetes tipo 2 y obesidad.

3. **Falso:** Comer alimentos ricos en colesterol, como huevos o camarones, tiene un efecto insignificante o nulo en el colesterol que circula en la sangre, y no se vincula a cardiopatías.

4. **Falso:** La manteca vegetal, hecha de grasas trans que no se consideran seguras, está altamente procesada y no es segura para consumo humano, según la FDA. Para hornear, es mejor usar manteca u otras grasas animales.

5. **Falso:** Comer los tipos adecuados de grasas y aceites puede evitar que subas de peso. De hecho, en más de 53 ensayos aleatorios controlados, las dietas altas en grasa vencieron a las bajas en grasas cuando se trataba de perder peso.[2] Comer las grasas adecuadas quema grasa corporal, acelera el metabolismo, mejora los niveles de colesterol HDL (el bueno), disminuye los triglicéridos y se asocia con un riesgo significativamente menor de cardiopatías, diabetes y obesidad.

6. **Verdadero:** Hasta 2015, los lineamientos nos instaban de forma errada a limitar las grasas y comer muchos carbohidratos. Pero por fortuna ya se están poniendo al día con las evidencias científicas.

Recibe un dato alimenticio y una receta semanal directo de mi cocina. Inscríbete gratis en www.foodthebook.com (en inglés).

La grasa es confusa. Hay muchos tipos de grasa; según nos han dicho, algunos son buenos y otros son malos. ¿A quién le creemos? Luego, están las otras connotaciones de la palabra *grasa*. A todos nos enseñaron que comer grasa dietética produce acumulación de grasa corporal; es decir, nos dijeron que la grasa que entraba por la boca terminaba en las caderas. Asimismo, escuchamos que las acumulaciones de grasa en las arterias que causaban infartos provenían de la grasa y el colesterol dietéticos; pero eso no es verdad, para nada. En realidad, comer grasa no engorda ni causa infartos, y ésa no es sólo mi opinión, sino el consenso del Grupo Consultor de Lineamientos Alimenticios de 2015, un grupo de científicos conservadores que por fin eliminó las recomendaciones de limitar la grasa o el colesterol en la dieta.

Las suposiciones requieren ser probadas y demostradas en estudios científicos antes de que las aceptemos como realidades. Sin embargo, a lo largo de la historia no siempre ha ocurrido esto en la ciencia de la nutrición, ni tampoco ha habido suposición más catastrófica para la salud que insistir en que la grasa nos engorda y nos enferma del corazón. Eso provocó que el gobierno promoviera los alimentos erróneos y permitiera que la codiciosa industria alimentaria vendiera miles de millones de dólares de chatarra baja en grasas como "comida saludable". Asimismo, provocó que millones de personas en el mundo se volvieran obesas, se enfermaran, desarrollaran diabetes o murieran de forma prematura. Todo fue culpa de una suposición aparentemente lógica que fue aceptada sin mayor escrutinio científico. Pero ¿cómo llegamos a ese punto?

La mentira de que la grasa dietética es el enemigo público número uno de la salud se construyó a partir de tres ideas erradas. La primera es que la grasa corporal y la grasa dietética son la misma cosa, y que la grasa que comemos se convierte en grasa que se acumula en el cuerpo. La segunda es una visión simplista del metabolismo humano y el aumento de peso; aquella noción de "una caloría es una caloría" que los expertos nos tatuaron en la frente. El razonamiento era éste: un gramo de carbohidratos tiene cuatro calorías, mientras que un gramo de grasa tiene nueve; por lo tanto, comer muchos carbohidratos y disminuir las grasas nos adelgazaría. Pero no podían estar más equivocados. De hecho, un estudio realizado en Harvard en 2012 descubrió que las dietas muy altas en grasas, en comparación con dietas muy bajas en grasas, aceleran el metabolismo hasta 300 calorías al día. Comer grasa acelera el metabolismo y nos ayuda a bajar de peso.[3] Eso le da un vuelco a la sabiduría convencional.

Por último, la comunidad médica llegó a creer que comer grasas saturadas y su primo hermano, el colesterol, creaba bloqueos en las arterias y causaba muerte por infarto. Si juntas estos tres razonamientos falsos tienes un excelente motivo para que las autoridades sanitarias nos adviertan que nos deshagamos de la mantequilla, la carne y el aceite de coco. Por eso, a partir de 1980, los Lineamientos Alimentarios de Estados Unidos empezaron a recomendar dietas bajas en grasas. Con el paso de los años, este consejo se fue haciendo cada vez más insistente, hasta derivar en la Pirámide Nutricional de 1992, la cual nos decía que nos retacáramos de pan, arroz, cereales y pasta, y evitáramos hasta los alimentos de origen vegetal con grasa —tales como las nueces y el aguacate—, y comiéramos grasas y aceites sólo de forma esporádica.

Sin embargo, después de 40 años de difundir este dogma, las autoridades sanitarias y los expertos en nutrición por fin están empezando a reconocer que todo eso que nos dijeron era falso y que no solamente malinterpretaron la ciencia, sino que carecían de fundamentos científicos de inicio. Una de las consecuencias de la cruzada gubernamental contra la grasa saturada es que los estadounidenses reemplazaron la grasa animal —como la mantequilla y la manteca— por aceites vegetales industrializados e hidrogenados, conocidos como grasas trans. Walter Willet, jefe del departamento de nutrición de Harvard, estima que la transición nacional a las grasas trans ha provocado cerca de un cuarto de millón de infartos al año en Estados Unidos.[4]

Hoy en día los investigadores, nutriólogos y médicos informados *deberían* saber que comer grasa no nos engorda ni nos enferma del corazón. Sin embargo, si entras a internet en este instante podrías pasar el día entero leyendo consejos nutricionales sobre la grasa que son obsoletos, imprecisos y hasta letales. El cambio en nuestra visión de la grasa ha sido monumental. Pero, así como a nuestros ancestros les tomó tiempo acostumbrarse a la idea de que la Tierra giraba en torno al Sol, a nosotros nos tomará algo de tiempo acoger la gran verdad sobre la grasa dietética.

Nos han enseñado a pensar que las grasas y los aceites son un mal necesario, la parte insalubre de cualquier cosa que comemos y lo que se necesita para impedir que la comida se adhiera a la sartén; pero no hay nada más alejado de la realidad.

La grasa es esencial para la salud. Empecemos por ahí.

La ciencia grasosa

Los seres humanos quemamos dos tipos de combustible para obtener energía: los carbohidratos y las grasas (aunque podemos llegar a quemar proteína de ser necesario). La mayor parte de la gente está familiarizada con el papel que desempeñan los carbohidratos en ese proceso y sabe que el azúcar y el pan nos dan energía. Las grasas son más misteriosas: la mayoría de las que comemos son parte natural de alimentos como la carne, el pescado, los lácteos y las nueces, y ésas suelen ser grasas benéficas. Esas grasas presentes de forma natural en los alimentos integrales no son el problema; más bien lo son las grasas y los aceites refinados y procesados que se le añaden a la comida durante los procesos de industrialización.

Antes de volcar nuestra atención a las grasas malas, abordemos una cuestión esencial: ¿Cuál es exactamente el propósito nutricional de las grasas y los aceites? Nos ayudan a sentirnos llenos y satisfechos, y aceleran el metabolismo. Dado que las grasas (a diferencia de los carbohidratos) no contienen glucosa, no incrementan nuestros niveles de azúcar en la sangre ni detonan la producción de insulina, la cual sirve como fertilizante de las células adiposas del cuerpo; de hecho, hacen justo lo contrario. En un riguroso estudio realizado en ala metabólica que se publicó en *Journal of the American Medical Association*, los investigadores compararon los efectos en el metabolismo de dietas altas en grasas y bajas en carbohidratos con los de dietas altas en carbohidratos y bajas en grasas.[5] Un estudio hecho en ala metabólica es el tipo de estudio nutricional más preciso, pues los participantes están confinados en un ala cerrada donde se mide todo lo que comen, al igual que su índice metabólico, y, de ese modo, se sabe exactamente cuántas calorías comieron y quemaron. A un grupo se le asignó una dieta compuesta de 60% carbohidratos, 20% proteínas y 20% grasas durante cuatro semanas. Al otro grupo se le asignó una dieta de 60% grasas, 30% proteínas y 10% carbohidratos. Después, a los sujetos sometidos a la dieta alta en grasas se les cambió esa dieta por una baja en grasas, y viceversa. Esto les permitió a los investigadores estudiar y comparar los efectos de dos dietas radicalmente distintas en el metabolismo de cada sujeto. Los hallazgos fueron sorprendentes: con la dieta alta en grasas, los sujetos quemaban 300 calorías adicionales al día que cuando llevaron la dieta baja en grasas; eso es como correr una hora al día sin tener que levantarte del sofá. La dieta alta en grasas también causó mejorías en niveles de azúcar en la sangre, insulina, triglicéridos, colesterol HDL y otros marcadores cardiovasculares.

En otro estudio publicado en *Annals of Internal Medicine*, los investigadores reclutaron a 150 personas con sobrepeso y les asignaron que siguieran una dieta baja en grasas o una más alta en grasas durante un año. Al final del experimento, los sujetos en el grupo de la dieta alta en grasas perdieron un promedio de 3.5 kilos más que los que llevaron la dieta baja en grasas, exhibían mayores reducciones de grasa corporal y habían conservado más masa muscular magra, a pesar de que ninguno de los dos grupos había cambiado sus niveles de actividad física.[6] Al mismo tiempo, los niveles de inflamación y triglicéridos de quienes llevaron la dieta alta en grasas se desplomaron, mientras que los de colesterol HDL protector se elevaron de forma sustancial; todo esto ocurrió a pesar de que su ingesta de grasa saturada había sido casi del doble de la recomendada por la Asociación Cardiaca Estadounidense.

Los hallazgos de todos los estudios relevantes señalan en la misma dirección. La prestigiosa red Cochrane publicó un repaso sistemático que encontró que las dietas con bajo índice glicémico —las cuales tienden a ser altas en grasas— eran mejores para perder peso y mejorar la salud en general que las dietas con alto índice glicémico, las cuales tienden a ser más bajas en grasas.[7] En 2015 otro grupo de investigadores publicó un repaso sistemático y metaanálisis en *Lancet Diabetes & Endocrinology*, en el cual examinó 53 ensayos clínicos con una duración de un año o superior. Observaron que las dietas altas en grasas y bajas en carbohidratos derivan en mayor pérdida de peso,[8] y que, entre más extrema fuera la diferencia entre grasas y carbohidratos, más significativa era la pérdida de peso. Dicho de otro modo, entre más grasas comía el sujeto, más peso perdía.

La evidencia que sustenta el consumo de grasas —tradicionales y sin refinar, provenientes de plantas o animales— es abrumadora. El estudio aleatorio controlado más grande que compara una dieta alta en grasas con una baja en grasas, conocido como Predimed, demostró que una dieta alta en grasas disminuye la incidencia de cardiopatías, diabetes y obesidad. Necesitamos comer grasas para tener membranas celulares saludables, para producir hormonas (como la testosterona y el estrógeno) y células del sistema inmune, y para regular la inflamación y el metabolismo. Asimismo, las necesitamos porque 60% de nuestro cerebro está hecho de grasas. Suena a que es indispensable, ¿no crees?

En lo que los expertos no se equivocan

En realidad, se equivocan en todo, salvo en que necesitamos grasas omega-3 porque son "esenciales" para la vida. Recientemente, los Lineamientos Alimenticios de Estados Unidos de 2015 eliminaron los límites a la grasa y el colesterol dietéticos totales. Sin embargo, siguen recomendando limitar el consumo de grasas saturadas.

En lo que sí se equivocan

"El experimento en salud pública más grande de la historia."[9] Ésas son las palabras que usa David Ludwig, de la Facultad de Medicina de Harvard, para describir los intensos esfuerzos que realizaron las autoridades científicas y el gobierno federal para impulsarnos a adoptar dietas bajas en grasas. En las cuatro décadas siguientes, los estadounidenses y muchos otros países occidentales siguieron su consejo al pie de la letra. Por desgracia, el experimento fue un fracaso, y mucha gente murió de aquellos problemas cardiovasculares que las recomendaciones debían prevenir. Según el USDA, cuando la cantidad total de grasa consumida por los estadounidenses se redujo 25% —de 40% de las calorías totales a sólo 30%—, la cantidad de calorías provenientes de azúcares y carbohidratos incrementó de forma escandalosa. Así también incrementó la prevalencia de obesidad y diabetes tipo 2. De hecho, el aumento nacional en los índices de obesidad comenzó precisamente en la misma época en la que empezamos a renunciar a las grasas. Según los CDC, los índices de obesidad fueron relativamente planos entre 1960 y mediados de los setenta, pero luego hubo un aumento repentino de más de 8% entre 1976 y 1994, y la tendencia ascendente ha continuado hasta nuestros tiempos.[10] Los índices de obesidad infantil también se triplicaron en el mismo periodo.[11] Es fácil ver cómo el disparo de la obesidad coincidió con la emisión de la primera tanda de Lineamientos Alimentarios Estadounidenses en 1980, los cuales decían que debíamos restringir las grasas y favorecer los carbohidratos y almidones.

Para junio de 2015, el cardiólogo Dariush Mozaffarian —quien es una de las principales autoridades en materia de nutrición, y el decano de la escuela de nutrición, ciencia y políticas sanitarias de la Universidad Tufts— decidió que ya era suficiente. En un editorial publicado en *Journal of the American Medical Association*,[12] él y su colega David Ludwig instaron al gobierno a finalizar la larga guerra contra la grasa dietética y a promover el consumo de grasas saludables.

¿Grasas saludables? Lo que alguna vez fue una contradicción se está volviendo la nueva verdad absoluta: la grasa es buena.

Lo que aún no sabemos a ciencia cierta

Las grasas saturadas —que encontramos sobre todo en alimentos de origen animal, como lácteos y carne, pero también en el aceite de coco y algunos otros alimentos de origen vegetal— alguna vez fueron consideradas la razón de que la principal causa de muerte en Estados Unidos fueran las afecciones cardiacas. Todas las investigaciones le han dado un giro de 180 grados a esa creencia. Sabemos que no todas las grasas saturadas son iguales y que las hay de diversos tipos, cada una con sus propios efectos (en su mayoría benéficos). La grasa saturada del coco, por ejemplo, es distinta a la grasa saturada de la mantequilla. Aún es necesario hacer muchas investigaciones para entender del todo las grasas saturadas, pero cada vez más estudios desmienten la conexión entre éstas y las cardiopatías.

Ocho cosas que debes saber sobre las grasas y los aceites

1. La grasa monoinsaturada es nuestra aliada

A menos de que planees hacer estudios universitarios en química orgánica, en realidad no hay motivos para examinar las minucias moleculares de las grasas, pues son complejas. Hay clasificaciones dentro de las clasificaciones, la mayoría de las cuales tiene que ver con la cantidad y alineación de los átomos de carbono e hidrógeno. Es demasiada ciencia para la hora de la comida. No obstante, las distinciones son necesarias, pues determinan qué grasas son saludables y cuáles no. Por ende, enfoquémonos en dichas distinciones y olvidémonos del resto. A fin de cuentas, no comemos moléculas, sino comida.

Los ácidos grasos monoinsaturados (MUFA) son buenos para la salud. Los encontramos en alimentos de origen vegetal y animal, contienen nutrientes y antioxidantes importantes, y nos protegen contra cardiopatías (y otras afecciones). Además, se ha demostrado que reducen la tensión arterial, mejoran la sensibilidad a la insulina y disminuyen el colesterol LDL.[13] Hablando de colesterol, lo más importante es que se ha demostrado que disminuyen las cantidades de partículas de colesterol LDL pequeño y denso que atacan las paredes arteriales y fomentan la aterosclerosis (el endurecimiento de las arterias).[14]

Los MUFA constituyen el principal pilar de la dieta mediterránea. Se encuentran en alimentos como el aceite de oliva, las nueces, los aceites de nueces, los aguacates y otras plantas. También están presentes en algunos alimentos de origen animal, razón por la cual puede ser saludable cocinar con mantequilla, manteca, sebo de bovino, grasa de pollo y grasa de pato. No obstante, también se encuentran en algunos alimentos refinados poco saludables, como el aceite de canola, el cual está refinado y blanqueado con sustancias químicas potentes y a altas temperaturas; está tan procesado que es indispensable desodorizarlo antes de venderlo. Eso lo hace menos apetecible, ¿no lo crees? Hacer todo eso no es bueno para el aceite, ya que, cuando expones los ácidos grasos monoinsaturados o poliinsaturados a altas temperaturas, se oxidan y dañan,[15] y cuando eso ocurre la grasa se puede volver rancia y dañina.

2. Grasas poliinsaturadas: la buena, la mala y la fea

A algunas grasas poliinsaturadas, o PUFA, los científicos las llaman "esenciales", lo que significa que las necesitamos, pero que nuestro cuerpo no las produce. Son necesarias en la dieta porque cubren dos necesidades: el ácido linoleico y los ácidos grasos omega-3 (el ácido alfa-linoleico proviene de fuentes vegetales, y EPA y DHA provienen en su mayoría de pescados y carne de animales de cacería o de ganado alimentado con pasto). Pero he aquí el detalle verdaderamente esencial: las dos grasas poliinsaturadas más importantes son los omega-3 y los omega-6. éstos son el yin y el yang de las grasas poliinsaturadas y los necesitamos a ambos. Uno es bueno, el otro (dado que casi siempre proviene de aceites vegetales refinados) es malo; no puede ser inflamatorio (omega-6), mientras que el otro es antiinflamatorio (omega-3), y al combinarse trabajan de formas diferentes. Todo es cuestión de equilibrio.

Los omega-3 son los buenos de la película. Son como una medicina potente sin efectos secundarios, pues disminuyen la inflamación, promueven la salud cardiovascular, protegen al cerebro y ayudan a prevenir el síndrome metabólico y las enfermedades crónicas.[16] Sabemos lo importantes que son porque hemos visto lo que pasa cuando no los consumimos en cantidades suficientes (de hecho, más de 90% de los estadounidenses tiene deficiencia de omega-3). La gente con dietas bajas en omega-3 tiene mayor riesgo de desarrollar afecciones cardiacas e inflamación crónica. La deficiencia de omega-3 se vincula con mayor prevalencia de Alzheimer y demencia, TDAH, violencia, depresión y hasta suicidio.[17]

Los omega-6, por el contrario, pueden incrementar la inflamación a causa del estrés oxidativo. Cuando el cuerpo tiene demasiados omega-6 y no suficientes omega-3, el resultado natural es la inflamación crónica, la cual promueve una amplia gama de enfermedades.[18] Un ensayo longitudinal aleatorio controlado, conocido como Lyon Diet Heart Study, descubrió que disminuir la cantidad de grasas omega-6 e incrementar la ingesta de omega-3 reducía 70% la incidencia de infartos, brindaba protección contra el cáncer y disminuía las tasas de mortalidad prematura.[19] Los omega-3 están presentes de forma abundante en unos cuantos alimentos naturales: pescados grasos, mariscos, huevo, carne de ganado de pastoreo, linaza, algas y nueces de Castilla. Los omega-6 se encuentran sobre todo en nueces, semillas, cereales, legumbres, aceites vegetales altamente refinados y alimentos ultraprocesados y empacados; ésas son precisamente las cosas que no deberías comer (salvo por pequeñas cantidades de cereales integrales y legumbres). Las nueces y semillas integrales son la mejor fuente de grasas omega-6. De hecho, según el USDA, los estadounidenses obtienen casi 10% de sus calorías del aceite de frijol de soya refinado, el cual es una de las fuentes más abundantes de ácidos grasos omega-6;[20] además, con frecuencia contiene altos niveles de glifosfato, el herbicida tóxico favorito de Monsanto. No es que bebamos tazas de aceite de frijol de soya; en realidad, la mayoría de la gente ni siquiera sabe que lo está comiendo. Pero acecha en todas partes. Si comes comida rápida, cereales, postres, refrigerios industrializados, papas fritas, pan dulce o carne de ganado de engorda, o si comes casi cualquier cosa cocinada con aceite en una cafetería o restaurante, entonces es casi seguro que consumes muchas cantidades de aceite de soya y otros aceites ricos en ácidos grasos omega-6 sin saberlo.

En tiempos prehistóricos, nuestros ancestros consumían ácidos grasos omega-3 y omega-6 en una proporción saludable de 1:1. No obstante, desde el advenimiento de los aceites vegetales refinados, la mayoría comemos muchos más omega-6 de los que deberíamos.[21] La proporción puede llegar a ser hasta de 20:1 en el caso de personas que comen muchos alimentos procesados. Esto se debe a que, como parte de la guerra contra las grasas saturadas, las autoridades en materia de nutrición nos han aconsejado que reemplacemos la mantequilla, la manteca, el aceite de coco y otras grasas saturadas por aceite de canola, aceite de soya, aceite de maíz, margarina y aceites hechos de cártamo o semilla de girasol, supuestamente para disminuir el riesgo de cardiopatías. Como hemos observado, la población en general ha obedecido con diligencia, por eso nuestra salud ha empeorado. En ensayos clínicos longitudinales, la gente que disminuía su ingesta de grasas saturadas y comía alimentos preparados o cocidos con aceites vegetales ricos en omega-6 tenía un riesgo cada vez mayor de muerte prematura, y no al revés.[22]

En resumen, definitivamente necesitamos las grasas poliinsaturadas, tanto omega-3 como omega-6. Sin embargo, debemos obtenerlas de alimentos integrales naturales: del pescado (graso y silvestre, tales como salmón, sardinas, arenque, anchoas y caballa); de la carne (sobre todo de animales de pastoreo que no hayan sido alimentados con cereales u otra chatarra); de aves y huevos de pastoreo; de lácteos de ganado de pastoreo; y de alimentos vegetales como el aguacate, la nuez de Castilla y otras nueces y semillas (calabaza, ajonjolí, chía, hemp y linaza).

3. Las grasas saturadas alguna vez fueron el enemigo, pero ya no

La grasa saturada mata y punto, o eso nos han dicho (aunque sea falso). La verdad es mucho más compleja: para empezar, hay varios tipos de grasas saturadas; de hecho, hay más de *treinta* tipos diferentes,[23] como ácido láurico (presente en el coco y la leche materna), el ácido margárico (presente en los lácteos) y el ácido palmítico (presente en el aceite de palma y otros alimentos), por mencionar algunos. Sin embargo, las grasas saturadas que comemos no están relacionadas con las grasas que se encuentran en nuestra sangre y tejidos.[24]

De hecho —y esto sonará paradójico—, estudios rigurosos han demostrado que comer carbohidratos incrementa los niveles de algunas grasas saturadas en el torrente sanguíneo, en particular de ácido palmitoleico, un ácido graso íntimamente vinculado al síndrome metabólico, la resistencia a la insulina y las afecciones cardiovasculares.[25] (No hay que confundirlo con el ácido palmítico mencionado en el párrafo anterior; están emparentados, pero no son lo mismo.)

Esta verdad nutricional fundamental fue evidenciada irrefutablemente en un artículo emblemático escrito por un equipo de investigadores prominentes de todo el mundo y publicado en *Annals of Internal Medicine* en 2014.[26] El estudio no sólo se fijaba en lo que la gente decía que comía, sino que también repasó datos objetivos de otros 72 estudios, incluyendo información observacional y ensayos aleatorios, controlados y rigurosos que manipularon el tipo de grasas que la gente comía y analizaron los ácidos grasos que circulaban en su torrente sanguíneo y sus tejidos adiposos. En conjunto, el estudio incorporó información de más de medio millón de sujetos. Lo que descubrieron es asombroso: las grasas en la sangre que causan infartos —ácidos palmítico y esteárico— provienen del consumo de azúcar y carbohidratos, no de las grasas dietéticas, y esto ocurre porque el cuerpo literalmente transforma los carbohidratos en grasas en un procedimiento conocido como *de novo lipogenesis*, el cual es muy prolífico cuando consumes muchas azúcares y carbohidratos simples.[27] Recuérdalo la próxima vez que comas un bagel o un tazón de pasta. Pueden parecer carbohidratos, pero al llegar al hígado buena parte de ellos se convierten en grasa. El estudio también observó que las grasas omega-6 de los aceites vegetales causaban un ligero incremento en afecciones cardiacas cuando se estudiaban de forma aislada (sin combinarlas con grasas omega-3). Las grasas que disminuían el riesgo de cardiopatías eran los omega-3 y las grasas saturadas provenientes de productos de origen animal, en especial el ácido margárico, el cual se obtiene al comer alimentos como lácteos y mantequilla.

Algunos de los autores del estudio previamente apoyaban el reemplazo de las grasas saturadas por aceites vegetales poliinsaturados, pero hasta ellos reconocen que la evidencia sin lugar a dudas exonera a las grasas saturadas y socava las recomendaciones gubernamentales en su contra.

Hay quienes desacreditarán este estudio porque incluyó datos poblacionales que no demuestran una relación causa-efecto. Sin embargo, hay otro estudio que sí lo hace. Se realizó hace 40 años, pero no se publicó hasta 2016 porque los resultados contradecían el dogma prevaleciente de que las grasas saturadas eran el diablo y que el colesterol LDL causaba problemas cardiacos. Este riguroso estudio emblemático (un ensayo aleatorio controlado) no podría hacerse ahora —y probablemente nunca debió haberse hecho— por cuestiones éticas, pero aun así sus hallazgos son interesantes. Los investigadores tomaron a 9 000 pacientes de hospitales psiquiátricos y los alimentaron ya fuera con mantequilla y grasas saturadas o con aceite de maíz (un aceite vegetal poliinsaturado, del que según un informe[28] de la Asociación Cardiaca Estadounidense deberíamos comer más).[29] ¿Cuáles crees que fueron los resultados? Entre los pacientes que comieron aceite de maíz hubo más incidencia de infartos y muerte prematura, a pesar de la disminución del colesterol LDL en la sangre. ¿Qué? ¿Es en serio? Sí, es en serio. De hecho, por cada 30 puntos menos de LDL, el riesgo de infarto aumentaba 22%. Así que eso descarta que el LDL sea malo y los aceites vegetales sean buenos.

Otro estudio poblacional reciente y muy extenso (el estudio PURE) no encontró un vínculo entre la grasa total o saturada y las afecciones cardiacas. De hecho, se observó que las grasas tenían un efecto protector.[30] Lo mismo ocurrió con la proteína animal, por cierto. El estudio examinó a más de 135 000 personas de 18 países y cinco continentes durante 10 años. Los investigadores observaron que los carbohidratos incrementaban el riesgo de cardiopatías y muerte prematura, mientras que la grasa total, la saturada, la monoinsaturada y la poliinsaturada disminuían el riesgo de cardiopatías y de muerte prematura. Este estudio no puede demostrar una relación causa-efecto, sino una correlación. Pero, dado que no hay correlación entre el consumo de grasas saturadas o de proteínas de origen animal y las enfermedades cardiacas, lo que demuestra es que realmente no hay correlación.

La grasa saturada no es tan peligrosa como nos han querido hacer creer; de hecho, es benéfica por varias razones. Muchas grasas saturadas son indispensables para un adecuado funcionamiento hormonal y del sistema inmune. Suprimen la inflamación y hasta contienen vitaminas.[31] Por lo regular obtenemos grasas saturadas de alimentos integrales, aunque existe una línea de grasas animales artesanales para cocinar —sebo de res orgánica y de crianza humanitaria, manteca de cerdo y grasa de pato y pollo— pensadas para sibaritas de buen diente. La buena noticia sobre las grasas saturadas se está difundiendo, pero tardará en llegar a todos los rincones del mundo. Seguimos recibiendo malos consejos de los Institutos Nacionales de Salud, quienes publican en su sitio web una tabla de grasas y aceites ordenados según cuáles debemos "elegir con más frecuencia" y cuáles debemos "elegir con menor frecuencia".[32] Como te imaginarás, siguen recomendando que cocinemos y horneemos con aceites vegetales altamente procesados como el de canola (el cual sólo tiene 7% de grasas saturadas), cártamo (10%), maíz (13%), soya (15%) y margarina (17%), mientras que sugieren alejarse de la mantequilla (68% grasas saturadas) y el aceite de coco (91%).

Esto es justo lo contrario a lo que afirman las investigaciones más recientes y confiables.[33] Sobre todo, es un mal consejo para quienes cocinamos. ¿Recuerdas que antes expliqué que algunas grasas y aceites no toleran bien el calor? Las grasas insaturadas son las más susceptibles a la oxidación. Se puede dañar con facilidad y volverse grasas oxidadas y rancias cuando se calientan en exceso.[34] Es mucho mejor cocinar o freír con grasas saturadas como la mantequilla, el aceite de coco o el ghee (mantequilla clarificada). Dado que las moléculas de las grasas saturadas contienen dobles enlaces sólidos, es menos probable que se descompongan y se conviertan en grasas oxidadas dañinas. No sólo son más nutritivas y tienen más sabor, sino que son más estables que los aceites vegetales refinados. Hay una razón por la cual nuestras abuelas y sus abuelas cocinaban y horneaban con mantequilla y manteca de cerdo.

4. Las grasas trans nunca fueron nuestras amigas

La margarina, la manteca vegetal y aquellas pastas untables que no puedes creer que no sean mantequilla son grasas trans que se nos recomendó que comiéramos en lugar de la mantequilla y la manteca por el bien de nuestra salud. Sin embargo, resulta que fue un mal consejo, pues en realidad son más tóxicas que las grasas saturadas que se supone que reemplazarían.[35] Éste es buen ejemplo de lo que ocurre cuando los científicos y los químicos en alimentos consideran que son más sabios que la naturaleza. Las grasas trans fueron inventadas apenas hace un siglo. Se nos instó a que las compráramos y cocináramos con ellas mucho antes de que alguien las estudiara, lo que significa que las adoptamos sin saber en realidad cómo nos afectarían. Originalmente la margarina (que era aceite de soya con hidrógeno añadido para solidificarla) fue inventada debido a una escasez de mantequilla. En poco tiempo, esos aceites "hidrogenados", o grasas trans, reemplazaron a la mantequilla y la manteca en panes, pasteles, galletas, tartas, papas fritas, papas a la francesa y otros miles de alimentos procesados. La producción de las grasas trans no es costosa y les da una larga vida útil a los alimentos, lo que las hace perfectas para la industria alimenticia; por eso un Twinkie puede durar años en la alacena. Sin embargo, esas grasas incrementan las partículas de colesterol LDL pequeño y denso que se escurren bajo el recubrimiento de las arterias y causan bloqueos, además de contribuir a la inflamación crónica, la diabetes, la obesidad, la demencia y hasta el riesgo de cáncer. No fue sino hasta 2015 que la FDA por fin quitó las grasas trans de la lista de alimentos "por lo general considerados seguros" y ordenó a las compañías de alimentos que gradualmente las retiraran de sus productos.[36] Se supone que las grasas trans debían desaparecer para 2018, pero no está claro si ocurrirá en todos los casos. Todavía encontramos por ahí algunos alimentos que las contienen. La clave para evitarlas es leer la lista de ingredientes en busca de la palabra "hidrogenado/a". Las grasas trans aparecen como aceite vegetal o de soya hidrogenado. Aunque la etiqueta afirme que el producto no contiene grasas trans, asegúrate de que sea cierto, pues la FDA ha permitido que la industria alimentaria se aproveche de cierto vacío legal.

5. Las grasas y las verduras son la mejor combinación

Piensa en todas las veces que has oído que alguien ordena ensalada y le dice al mesero: "El aderezo aparte, por favor". Piensa también en todas las veces que has comprado aderezos bajos en grasas en el supermercado. Ahora piensa en el desperdicio que fue ese sacrificio. Y es que muchos de los nutrientes importantes —como las vitaminas A, D, E y K— son liposolubles, lo que significa que el cuerpo es incapaz de absorberlos si no van acompañados de grasas. Esto se debe a que la grasa estimula la producción de bilis, la cual es necesaria para la absorción de vitaminas liposolubles. Sin ella, el cuerpo no puede absorber bien las vitaminas liposolubles de las verduras, como la vitamina A.

Una ensalada repleta de verduras crudas sin aceite de oliva, o un plato de brócoli al vapor con apenas unas gotas de limón te hará mucho menos bien del que imaginas. Si usas aderezo bajo en grasas en lugar de aceite de oliva, no sólo disminuyes la biodisponibilidad de las vitaminas de tus ensaladas, sino que es casi seguro que consumas una dosis poco saludable de aceites refinados, emulsificantes, saborizantes artificiales y otros ingredientes que no son comida, como el jarabe de maíz alto en fructosa. Los estudios también señalan que los flavonoides y otros polifenoles de la salsa de tomate mejoran si agregamos un poco de aceite de oliva extra virgen. Dicho de otro modo, con grasa todo funciona mejor.[37]

6. Pero hasta el aceite de oliva tiene sus inconvenientes

Como mencioné anteriormente, muchas grasas y aceites son volátiles, e incluso los más saludables pueden volverse malos dependiendo de cómo se les maneje. Se pueden oxidar con la exposición al calor o la luz. Incluso si se les calienta hasta el punto en el que no paran de humear —lo que se conoce como "punto de humeo"—, las moléculas de grasa se descomponen y liberan radicales libres y otras sustancias tóxicas. Por seguridad, debes elegir el aceite apropiado para cocinar de distintas maneras. Como todo el mundo sabe, el aceite de oliva es prácticamente un alimento milagroso, lleno de grasas saludables, polifenoles, antioxidantes y compuestos antiinflamatorios.[38] Apenas un par de cucharadas al día protegen el corazón.

Pero también tiene sus desventajas. El aceite de oliva tiene un punto de humeo relativamente bajo, como de 180 °C. Por ende, es mejor usarlo crudo en aderezos o en salsas cocidas a fuego bajo. El aceite de coco tiene un punto de humeo mucho más alto, lo que lo hace ideal para saltear. La mantequilla también tiene un mayor punto de humeo. De hecho, el punto de humeo de la mantequilla clarificada es de 230 °C, así que es perfecto para cocinar a altas temperaturas. En ese sentido, también son buenas opciones la manteca de cerdo y el sebo de res. Es importante señalar que el punto de humeo del aceite de oliva refinado es de 240 °C, que es considerablemente mayor que el del aceite de oliva extra virgen,[39] pero éste aporta muy pocos beneficios a la salud.

Aunque no cocines con aceite de oliva, hay otro potencial problema: puede ser falso. Si recientemente has visto los precios del aceite de oliva extra virgen importado, entenderás por qué los falsificadores podrían estar interesados. Se estima que 70% de lo que se vende en Estados Unidos como aceite de oliva extra virgen está adulterado, ya sea con aceite de menor calidad u otra cosa, como aceite de nueces o de soya. Esto no es novedad, ha ocurrido desde tiempos inmemoriales,[40] y es una de las principales fuentes de ingresos de las organizaciones criminales italianas. El comercio de aceite de oliva falso es tres veces más rentable que el tráfico de cocaína.[41] El aceite de oliva extra virgen genuino es de color verde oscuro y tiene un fuerte olor a aceituna; incluso puede ser picante y ligeramente amargo. Prueba una cucharada y, si sientes un sabor amargo al fondo de la lengua, probablemente sea genuino. Dado que muchas personas no tienen experiencia usando aceite de oliva, los falsificadores lo combinan con cualquier cantidad de porquerías. Un informe del Olive Center de la Universidad de California en Davis encontró que el aceite de oliva producido y embotellado en California tenía más probabilidades de ser auténtico que el importado.[42]

7. El aceite de coco ha tenido una inmerecida mala reputación

En primer lugar, no hay un solo estudio que demuestre que el aceite de coco causa cardiopatías. Ni uno. En segundo lugar, los argumentos en contra del aceite de oliva se basan en una hipótesis que ya ha sido desmentida. Es la hipótesis de la dieta y el corazón: las grasas saturadas incrementan el colesterol LDL; el colesterol LDL causa afecciones cardiacas; cualquier cosa que incremente el colesterol LDL es malo; por ende, el aceite de coco es malo. El único problema es que los hallazgos no sustentan esta hipótesis. Sin embargo, así como nos tomó tiempo aceptar la observación de Copérnico de que la Tierra gira alrededor del Sol, a la gente le tomará tiempo desprenderse de la falsa creencia de que las dietas bajas en grasas y en colesterol pueden salvarnos de los problemas cardiacos. De hecho, las dietas bajas en grasas *provocan* cardiopatías.

Un artículo publicado en 2007 en *USA Today* declaró que el aceite de coco no es saludable y nunca lo ha sido, basándose en un repaso de estudios sobre grasas hecho por la Asociación Cardiaca Estadounidense (AHA). La AHA ha estado a la vanguardia de los malos consejos durante décadas desde que se aferró a la idea de que "la grasa es mala y te va a matar". Nos dice que llevemos dietas muy bajas en grasas y en colesterol, y que comamos montones de carbohidratos y almidones. (La AHA recibe mucho financiamiento de los productores de cereales, quienes ponen su sello de aprobación en los cereales azucarados porque son "libres de grasa", aunque sean 75% azúcares.) Pero ahora hay una cantidad abrumadora de investigaciones que demuestran que su recomendación es errada. De hecho, las recomendaciones de la AHA han matado a millones de personas (no es broma) de infartos y diabetes. Por eso, en 2015, los Lineamientos Alimentarios de Estados Unidos, que por lo regular son altamente conservadores, eliminaron el límite superior de grasas y cualquier restricción sobre el colesterol. Si te interesa la corrupción en la AHA y averiguar de dónde viene su financiamiento (respuesta: de la industria farmacéutica y de los gigantes de la industria alimentaria, como los productores de cereales azucarados y de aceites vegetales industrializados), entonces lee el artículo de Kevin Michael Geary en Medium.com, cuyo título compara a la Asociación Cardiaca Estadounidense con una organización terrorista. Quizá el título sea un poco sensacionalista, pero el contenido es fidedigno.

Es verdad que hay cierto frenesí en torno al aceite de coco. ¿De dónde proviene? El brócoli es saludable, pero, si fuera lo único que comieras, te enfermarías. De igual modo, el aceite de coco es saludable, pero sólo como parte de una dieta adecuada, no como plato principal. Muchas poblaciones del Pacífico Sur han consumido aceite de coco durante miles de años sin que eso les genere problemas a la salud. Provee muchos beneficios a la salud, como los siguientes: incrementa el colesterol HDL benéfico; mejora la calidad, el tamaño y el tipo del colesterol; reduce la proporción de colesterol total a HDL, que es un mejor criterio para predecir cardiopatías que los niveles de colesterol LDL; y las culturas en donde 60% de la dieta se basa en aceite de coco no tienen mayor incidencia de cardiopatías.[43] El aceite de coco contiene una grasa saturada única, llamada MCT (o triglicéridos de cadena media), el cual acelera el metabolismo, revierte la resistencia a la insulina y mejora la función cognitiva. El aceite de coco también tiene efectos antimicóticos y antimicrobianos. Los MCT son raros; se trasladan del intestino directo al hígado, lo que significa que no se almacenan en las células adiposas, sino que se convierten fácilmente en energía. Los experimentos demuestran que, cuando las personas con sobrepeso consumen aceite MCT, su metabolismo se acelera, lo que deriva en pérdida de peso y una mejor proporción de colesterol bueno a malo.[44] Además, contiene ácido láurico, el cual es excelente para la función inmune. La única otra buena fuente de MCT es la leche materna, la cual, por cierto, es 24% grasa saturada, lo que está muy por encima del 6% recomendado por la AHA. ¿En quién prefieres confiar, en la naturaleza o en la AHA? Lamento que te veas asediado con malas conclusiones provenientes de seudociencia obsoleta y mal periodismo. Yo tomo aceite MCT derivado de aceite de coco prácticamente todos los días; te da más agilidad mental y es un excelente complemento para el ejercicio, pues propulsa la producción de energía.

8. ¿El frenesí de las dietas cetogénicas y el ayuno intermitente tiene fundamento científico?

Quizá hayas oído que las dietas cetogénicas pueden ser benéficas para la salud —que promueven la pérdida de peso, la longevidad y la mejoría de la función cognitiva—, y te preguntes si el frenesí está justificado. Quizá también hayas oído hablar del "ayuno intermitente" o la "alimentación por periodos restringidos", los cuales se dice que tienen efectos similares. ¿Tiene algún fundamento? Pues sí.

En primer lugar, es importante reconocer que hace tiempo que las dietas cetogénicas se usan en medicina. Las usamos para tratar la epilepsia incurable cuando los medicamentos fallan. Así es: cuando los medicamentos fallan, recurrimos a la comida. Cada vez hay más evidencias de que son efectivas para revertir la diabetes tipo 2, la obesidad, el Alzheimer, el autismo y el cáncer cerebral y de otros tipos; además, incrementan la longevidad, mejoran el funcionamiento cerebral y mucho más. Pero ¿qué son las dietas cetogénicas en realidad?

Partamos de algunos principios biológicos. El cuerpo tiene un sistema de almacenamiento de repuesto que puede usar en situaciones de inanición. Por lo regular, quemamos glucosa (carbohidratos) como fuente de energía, pero, como plan de contingencia, nuestro cuerpo tiene también la capacidad de quemar grasa. Tenemos alrededor de 2 500 calorías de carbohidratos (en forma de glicógeno) almacenadas en los músculos. Pero también tenemos alrededor de 40 000 calorías de grasa almacenada en el cuerpo (y hay quienes tienen más). Cuando los carbohidratos escasean (en los tiempos de nuestros ancestros prehistóricos solía ser consecuencia de la escasez de comida), la grasa se moviliza en forma de cetonas, las cuales se usan como fuente alternativa de combustible. Son una fuente de combustible más eficiente y estimulan toda clase de cosas positivas en el cuerpo.

Las dietas cetogénicas disminuyen el tamaño de los órganos, aumentan la producción de células troncales, disminuyen la peligrosa grasa visceral, mejoran la expresión de los genes, disminuyen el cáncer, aumentan el tamaño del centro de memoria del cerebro (conocido como hipocampo), mejoran la función inmune y la mitocondrial (la producción de energía) y la cognitiva, y disminuyen la inflamación y el estrés oxidativo.[45] Puras cosas buenas que promueven la salud y la longevidad. De hecho, los ratones viven 13% más si llevan una dieta cetogénica, sin necesidad de restricción de calorías.[46] Eso es como 10 años más en términos humanos. Las dietas cetogénicas imitan la restricción calórica (que es mucho menos divertido que comer mucha grasa), y sólo por esa razón se ha demostrado que extienden la esperanza de vida hasta 30%. Esto implica que la persona promedio viviría hasta los 104 años si siguiera una dieta de ese tipo.

¿Por qué no todo el mundo quiere hacer una dieta cetogénica (alrededor de 70% grasa, 20% proteína y 10% carbohidratos)? Porque es difícil, y no necesariamente es para todos. Si tienes diabetes tipo 2 o Alzheimer, deberías considerar seriamente seguirla. Sin embargo, para la persona promedio, ese nivel de sacrificio es innecesario.

No obstante, hay dos "atajos" biológicos que te permitirán obtener todos los beneficios de una dieta cetogénica sin tanto esfuerzo: el ayuno intermitente (o la alimentación por periodos restringidos, la cual implica hacer ayunos de 14 a 16 horas al día) y el atajo del aceite de coco y MCT.[47] Puedes hacer uno o ambos. El ayuno intermitente consiste en ayunar durante la noche, que es lo que siempre hicimos en las cavernas: cenar antes de que anocheciera y luego no volver a comer hasta la mañana siguiente (de ahí el nombre del *des*-ayuno). Pero, en la actualidad, la mayoría cenamos tarde y desayunamos muy temprano. Lo ideal sería terminar de cenar a las seis y siete de la noche, y no volver a comer hasta las ocho o nueve de la mañana. Eso es todo. Eso le da al cuerpo la oportunidad de reparar, sanar y limpiar los desechos metabólicos en el cuerpo y el cerebro, y más. Además, estimula la pérdida de peso.

La segunda opción es tomar de 2 a 3 cucharadas de una mezcla 1:1 de aceite de coco y aceite MCT tres veces al día. El MCT produce cetonas rápido y el aceite de coco te permite seguirlas produciendo por más tiempo. Esto hará que el cuerpo siga produciendo niveles bajos de cetonas todo el día, aun si no restringes los carbohidratos. Además, te dará muchos de los mismos beneficios de la dieta cetogénica o el ayuno intermitente. Aun así, no querrás comer azúcares, harinas y carbohidratos refinados (salvo como premio ocasional), pero sí puedes comer más verduras amiláceas, nueces, cereales integrales y legumbres.

En resumen: al cuerpo le va mejor cuando dejamos de quemar carbohidratos para empezar a quemar grasas; y también al cerebro.

¿Dañamos al medio ambiente al comer grasas?

Aceite de palma, aceite de oliva, aceite de coco, aceite de aguacate… al parecer ahora podemos convertir todo en aceite. Puesto que la batalla contra las grasas se ha acabado —o está por acabarse—, muchos empezamos a recibirlas con los brazos abiertos. Como amante de las grasas (puedes corroborarlo en mi libro anterior, *Come grasa y adelgaza*), esto me hace muy feliz, pero también quiero que la gente entienda que no todas las grasas son iguales.

* **Aceite de palma:** Ahora que las grasas trans van de salida, las empresas están usando aceite de palma como reemplazo en refrigerios, panes, galletas y otros alimentos procesados. Sin embargo, la extracción y producción de casi todo el aceite de palma que consumimos trae consigo deforestación, alteración de los ecosistemas y violaciones de derechos humanos.

De hecho, la demanda creciente ha provocado que la producción de aceite de coco se convierta en "la principal causa de deforestación en Indonesia y otros países ecuatoriales con extensiones considerables de bosque tropical", según *Scientific American*. La destrucción del bosque tropical contribuye al calentamiento global y pone en riesgo de extinción a poblaciones vulnerables de orangutanes que dependen de su hábitat natural. Si compras aceite de palma, asegúrate de que tenga el sello de CSPO (Aceite de Palma con Certificación de Sustentabilidad). Cuando compres productos que lo contengan, busca la acreditación RSPO, lo que significa que el aceite de palma usado en el producto se extrajo por medio de prácticas sustentables.

- **Aceite de oliva:** El cultivo extenso de aceitunas ha provocado erosión del suelo generalizada y desertificación (proceso a través del cual la tierra fértil se vuelve desértica) en Grecia, Italia, España y Portugal.[48] Un informe ordenado por la Comisión Europea señaló que las prácticas irresponsables de cultivo de aceitunas son un grave problema ambiental en países de la Unión Europea. Además de destruir tierras fértiles, los grandes productores de aceite de oliva usan cantidades masivas de pesticidas y otras sustancias químicas que contaminan los cuerpos de agua. Dado que la producción de aceitunas crece a gran escala para cumplir con la demanda explosiva de aceite, también exige mucho de los suministros locales de agua.

- **Aceite de coco:** Hemos establecido lo benéfico que es este aceite que alguna vez estuvo tan satanizado, pero su popularidad tiene ciertas desventajas. Se estima que 60% de los pequeños agricultores que cultivan coco en Filipinas, una de las principales fuentes de esta fruta, viven en la pobreza. Según la ONG Fair Trade USA, muchos productores de coco en países como Filipinas e Indonesia viven en condiciones de extrema pobreza, lo que despierta dudas sobre la sustentabilidad de la producción de coco como fuente de ingresos en esas regiones. A pesar de la popularidad creciente de los productos de coco en Estados Unidos, hay una disparidad entre lo que los consumidores gastan y lo que los productores ganan. Podemos pagar muchos dólares por sofisticadas aguas de coco y productos de belleza con aceite de coco, pero los productores en el sureste asiático ganan apenas 10 centavos por cada coco que producen. Por si eso fuera poco, el coco suele ser un monocultivo, y esa falta de diversidad es perjudicial para el medio ambiente.

Cómo comprar las mejores grasas y aceites sustentables

- **La verdad sobre el aceite de oliva:** Sería maravilloso si todos pudiéramos comprar aceite producido en granjas pequeñas con prácticas de producción éticas, pero no siempre es posible. Recomiendo consultar la guía de Tom Mueller para comprar mejor aceite de oliva (en inglés): www.truthinoliveoil.com/great-oil/how-to-buy-great-olive-oil.
- **Compra aceite hecho en California:** Éstas son algunas marcas de aceite de oliva extra virgen que se ha demostrado que son auténticas y de muy alta calidad:
  - California Olive Ranch
  - McEvoy Ranch Organic
  - Corto Olive
  - Kirkland Organic
  - Cobram Estate
  - Bariani Olive Oil
- **Aceite de coco certificado:** Fair Trade USA ha establecido una prima de desarrollo comunitario que les permite a los productores de coco ganar un bono por cada coco "responsable" que vendan. Debes asegurarte de usar aceite de coco virgen y orgánico, pues otras versiones pueden no ser tan saludables. El aceite de coco virgen es rico en fitonutrientes que combaten enfermedades. Antiguos estudios que quizá observaron problemas se hicieron con aceite de coco extraído de coco seco, no fresco, y el coco seco ha sido desodorizado, calentado y procesado químicamente. Cuando compres aceite de coco, busca las etiquetas que certifiquen que es orgánico y de comercio justo. Para marcas estadounidenses, puedes averiguar más aquí (en inglés): https://www.ethicalconsumer.org/food-drink/shopping-guide/coconut-oil.
- **La mantequilla de vacas de pastoreo es la mejor:** Cuando compres mantequilla, busca que sea de vacas alimentadas con pasto. Puedes consultar productores de mantequilla de pastoreo en Estados Unidos en la página web de American Grassfed (en inglés): www.americangrassfed.org.

* **Thrive Market:** Visita el sitio web de Thrive Market, en donde se comercializa una amplia gama de aceites y grasas saludables. Puedes encontrar de todo: desde ghee hasta sebo de vacas de pastoreo, aceite de aguacate, aceite de nuez de Castilla, aceite de nuez de Macadamia, aceite de coco orgánico de comercio justo, aceite de almendra, grasa de pato y manteca... básicamente, cualquier grasa o aceite nutritivo que se te pueda ocurrir: www.thrivemarket. com (en inglés).

En resumen

Si hay algo de este capítulo con lo que me gustaría que te quedaras es lo siguiente: consumir muchas grasas naturales, de alimentos integrales y saludables —incluyendo grasas saturadas—, es esencial para la buena salud. Nos han condicionado para que creamos que las grasas insaturadas de los aceites vegetales y de semillas son los mejores, y que la mantequilla, el aceite de coco, la manteca, el ghee y otras grasas saturadas son tóxicos. Pero la verdad es justo lo contrario. Enfócate en comer el tipo de grasas y aceites que comían nuestros ancestros, y saca de tu cocina las grasas industrializadas y altamente procesadas.

Si quieres simplificar lo más posible, limítate a consumir estos dos: aceite de oliva extra virgen orgánico y aceite de coco virgen y orgánico. Puedes usar el primero con libertad en tus alimentos, pero sólo para cocinar a bajas temperaturas. Usa el segundo para cocinar a altas temperaturas, para hacer huevos revueltos, para hornear, para los batidos o para el sofrito de verduras (y también sirve de maravilla como humectante de piel y cabello).

¿Cuánta grasa debo comer?

Debes obtener la mayor parte de la grasa que consumas de carnes, pescados, aves, huevos, lácteos de vacas de pastoreo, aguacates, nueces, aceite de oliva extra virgen, aceite de coco virgen y mantequilla de vacas de pastoreo. No vivas aterrado por las grasas y los aceites: hacen que la comida sepa mejor, traen consigo muchos beneficios nutricionales, sacian más y ayudan a bajar de peso. A fin de cuentas, el tipo de grasa que comes es más importante que la cantidad. Los estadounidenses comemos cantidades aterradoras de aceites vegetales refinados, aceites de semillas y grasas omega-6, los cuales contribuyen a la inflamación y a las enfermedades crónicas. Recomiendo distanciarse de estos aceites por completo. Debe ser bastante sencillo si llevas una dieta de alimentos integrales y evitas la chatarra procesada. La otra clave a recordar es ésta: la combinación de grasas y almidones o azúcares promueve el aumento de peso. A esta combinación le llamo "grasa dulce", y es también la que produce colesterol dañino. Por ende, cuando se trate de papas a la francesa, helado, pan con mantequilla y pasta con salsa cremosa… come bajo tu propio riesgo.

¿Con cuánta frecuencia debo comer grasa?

A diario, idealmente con cada comida.

Grasas y aceites: ¿qué carajos debo comer?

* Aceite de aguacate orgánico
* Mantequilla de vaca o cabra de pastoreo (alimentadas con pasto)
* Ghee (mantequilla clarificada) de vacas de pastoreo
* Aceite de coco orgánico y virgen
* Sebo (grasa de res) orgánica y de crianza ética
* Manteca (de cerdo) orgánica y de crianza ética
* Grasa de pato orgánica y de crianza ética
* Grasa de pollo orgánica y de crianza ética

Los siguientes aceites puedes usarlos crudos, en ensaladas u otros alimentos, pero no cocines con ellos:

* Aceite de oliva extra virgen orgánico
* Aceite de nuez de Castilla
* Aceite de almendra
* Aceite de nuez de Macadamia
* Aceite de ajonjolí
* Tahini (pasta de ajonjolí)
* Aceite de linaza
* Aceite de cáñamo

Grasas y aceites: ¿qué carajos debo evitar?

- Aceite de soya
- Aceite de canola
- Aceite de maíz
- Aceite de cártamo
- Aceite de girasol
- Aceite de palma
- Aceite de cacahuate
- Aceites vegetales
- Manteca vegetal
- Margarina y cualquier otro sustituto de mantequilla, incluyendo los más novedosos, los cuales incluyen mantequilla entre sus ingredientes
- Cualquier cosa que diga "hidrogenado/a", es veneno
- Cualquier otra cosa que no parezca genuina

Legumbres

Test de coeficiente nutricional

¿Verdadero o falso?

1. Las legumbres son una buena fuente de proteína.
2. Las legumbres son el alimento saludable por excelencia.
3. Los humanos prehistóricos recolectaban legumbres, así que éstas son parte de la dieta paleo.
4. Las legumbres contienen toxinas ineludibles.
5. No debes comer legumbres si padeces diabetes tipo 2.
6. Los frijoles de soya son un superalimento.

Respuestas

1. **Falso:** En comparación por peso, las legumbres tienen más carbohidratos que la proteína animal. En términos de contenido de proteína, un filete de res de pastoreo de 180 gramos equivale casi a 2.5 tazas de frijoles rojos. Esa cantidad de frijoles contiene también casi 100 gramos de carbohidratos, mientras que el filete tiene cero.
2. **Falso:** Los frijoles contienen fibra y minerales, y son una fuente de proteína y carbohidratos para los vegetarianos. No obstante, también contienen proteínas potencialmente inflamatorias que desencadenan inflamación en algunas personas con enfermedades autoinmunes.
3. **Falso:** Las legumbres entraron a la alimentación humana con el advenimiento de la agricultura, hace unos 10 000 años, lo cual significa que su incorporación es relativamente reciente.

4. **Verdadero y falso:** Las legumbres contienes lectinas y fitatos, los cuales pueden dañar el recubrimiento intestinal e impedirnos absorber todos los nutrientes que necesitamos, pero también hay forma de neutralizar esas sustancias.

5. **Verdadero:** Las legumbres pueden ser benéficas y nutritivas para muchas personas. Sin embargo, contienen bastante almidón, lo cual puede ser problemático para personas con prediabetes o diabetes tipos 1 o 2.

6. **Verdadero y falso:** Los frijoles de soya suelen ser considerados saludables. Asimismo, puede ser benéfico comer algunas formas de soya orgánica, como el tempeh o el tofu. Pero la soya modificada genéticamente es problemática. Aunque el cabildo agrícola insiste en que los alimentos modificados genéticamente son inofensivos, las investigaciones al respecto no son concluyentes. ¿No sería mejor comprobar que son seguros antes de ponerlos en nuestros platos?

Recibe un dato alimenticio y una receta semanal directo de mi cocina. Inscríbete gratis en www.foodthebook.com (en inglés).

Por fin hay un alimento en el que todos coincidimos, el cual no parece estar rodeado de controversias ni preocupaciones. O sea, ¿quién puede pelearse con un frijolito? Tiene altos niveles de nutrientes y, entre los alimentos de origen vegetal, cantidades incomparables de proteína. Además, son un alimento tradicional comprobadísimo, que lleva siglos siendo consumido en todos los continentes: una fuente económica y vasta de fibra, vitaminas y minerales. Los lineamientos alimentarios del gobierno estadounidense recomiendan que consumamos hasta tres tazas de legumbres a la semana. Hay incontables estudios que vinculan el consumo de legumbres con marcadores de buena salud, tales como disminución de la tensión arterial, de los niveles de inflamación, peso regular, y del riesgo de cáncer, diabetes, depresión, suicidio y hasta arrugas en la piel. Dan Buettner, autor del éxito de ventas *El secreto de las zonas azules*, ha hecho investigaciones sobre longevidad que demuestran que comer legumbres te hace menos propenso a una muerte prematura, que es lo único que podemos pedirle a cualquier alimento. Caso cerrado: las legumbres son buenas para la salud. ¿Cierto?

Ojalá la respuesta fuera sencilla y contundente.

La ciencia leguminosa

En términos botánicos, los frijoles (o legumbres, que son la misma cosa) no son verduras. Son las semillas deshidratadas de cierta familia de plantas; por eso son tan ricos en nutrientes. A fin de cuentas, el trabajo de una semilla es contener todo lo necesario para dar pie a una nueva vida. Las legumbres también tienen una capacidad única para absorber el nitrógeno directamente de la atmósfera, lo cual explica su alto contenido de proteínas. (El nitrógeno es crucial para el crecimiento de todas las plantas, pero la mayoría, incluyendo las frutas y verduras, lo obtienen de la tierra.) Esta habilidad suya también implica que pueden crecer sin problemas en tierra con carencias de nitrógeno, mientras que otros cultivos requerirían fertilizantes. De hecho, las legumbres enriquecen la tierra en la que crecen.

En lo que los expertos no se equivocan

Las legumbres contienen gran cantidad de nutrientes, incluido potasio, zinc, hierro, magnesio, folato y vitamina B_6, entre otros. Proveen hasta ¼ de su peso en proteína, y contienen una dosis saludable de fibra, la cual es buena para las bacterias intestinales y promueve la motilidad intestinal. Además, son económicos y, como ya mencioné, son mejores para el medio ambiente que otros cultivos. Todo lo anterior es verdad. Además, el estudio PURE, realizado con más de 135 000 individuos de 18 países en el transcurso de una década, observó que el consumo de frutas, verduras y legumbres (sin cereales) se asocia con menor incidencia de cardiopatías y riesgo de muerte prematura.[1] Es un estudio observacional que no puede demostrar una relación causa-efecto, pero sin duda las legumbres no son dañinas para la mayoría de la gente.

En lo que sí se equivocan

Las legumbres contienen muchos carbohidratos, hasta tres cuartas partes de su peso, y muchos de ellos son almidones, lo que significa que son cadenas de azúcares, como las de los cereales. Sin embargo, estos almidones son distintos a los de los cereales en un sentido importante que explicaré más adelante. De todos modos, los carbohidratos son carbohidratos, y ya sabemos cuáles son los problemas que generan. Pueden ser desastrosos si padeces prediabetes o diabetes tipo 2, lo cual, en conjunto, afecta a más de la mitad de los estadounidenses. Si no tienes prediabetes ni diabetes tipo 2, las legumbres pueden ser parte de una dieta saludable. En cuanto a los carbohidratos, las legumbres son la mejor fuente (después de las verduras no amiláceas).

Sin embargo, las legumbres también contienen sustancias llamadas lectinas y fitatos, las cuales impiden que el cuerpo acceda a todos los nutrientes que comemos. Las lectinas son benéficas para las plantas, pero no para las personas. Actúan como pesticidas naturales que repelen a los depredadores; pero, cuando las comes y absorbes, pueden causar estragos en tu organismo. De hecho, las lectinas están presentes en grandes cantidades en muchos alérgenos comunes, incluyendo el cacahuate, el trigo, los cereales y los mariscos. Se ha demostrado que se adhieren a los glóbulos rojos y promueven la formación de coágulos y la inflamación.[2] También se les ha vinculado con el intestino permeable[3] y las enfermedades autoinmunes.[4]

Cocer las legumbres no es de mucha ayuda. En el caso del frijol rojo, la cocción puede incluso *potenciar* las lectinas. Sin embargo, la fermentación es una excelente estrategia para disminuir los efectos dañinos de las lectinas. Durante dicho proceso, las bacterias descomponen las lectinas y reducen las probabilidades de que sean dañinas. Es una razón por la cual le recomiendo a la gente que opte por legumbres fermentadas como natto, miso y tempeh. La cocción en olla de presión también disminuye las lectinas.

La segunda desventaja de las legumbres es que la calidad de sus proteínas no es tan útil como la proteína animal, como recordarás del test de coeficiente nutricional al comienzo de este capítulo. A medida que envejecemos, la calidad de la proteína que consumimos es cada vez más importante. Necesitamos más proteína para crear nuevo músculo y mantener el músculo avejentado que ya tenemos.[5] Los músculos avejentados necesitan más leucina (un aminoácido) para crear más músculo. Las legumbres tienen muy poco de dicho aminoácido, mientras que la proteína animal lo contiene en mucho mayor cantidad. Además, al parecer las proteínas de origen vegetal que contienen las legumbres no son tan efectivas como la proteína animal cuando se trata de mantener la masa muscular existente.

Por último, las legumbres pueden promover el crecimiento excesivo de bacterias dañinas en el intestino, las cuales producen gas e inflamación sistémica en algunas personas. Por ende, cuando evalúes sus beneficios nutricionales y desventajas, verás que la fe ciega que hemos tenido en ellas ha sido un tanto equívoca. Quizá sean parte de una dieta saludable, pero no son la base.

Lo que aún no sabemos a ciencia cierta

Aunque no tenemos información exhaustiva sobre cómo afectan las legumbres (y las lectinas, los fitatos y el almidón que contienen) a toda clase de personas, es evidente que para muchas personas —sobre todo las que padecen enfermedades autoinmunes, prediabetes y diabetes tipo 2— son problemáticas y por eso vale la pena evitarlas. Hasta los diabéticos tipo 1 se pueden beneficiar de una dieta muy baja en carbohidratos, lo cual es difícil de lograr si comes legumbres.[6]

Además, depende de tu salud en general y de si tienes o no diabetes o afecciones autoinmunes. Tengo muchos pacientes hindús que son veganos o vegetarianos. Para muchos de mis pacientes es bastante sencillo controlar sus niveles de azúcar en la sangre y, con el tiempo, dejar los medicamentos y hasta la insulina. Pero es sumamente difícil para los pacientes veganos o vegetarianos revertir la diabetes tipo 2. Algunos tienen éxito con dietas cetogénicas veganas, las cuales son difíciles de mantener.

Nueve cosas que necesitas saber sobre las legumbres

1. Las legumbres no son una buena fuente de proteína (perdón, veganos)

¿Acaso los veganos no obtienen proteína de algún lado? Sí. Pero, a medida que envejecen, se va dificultando que obtengan toda la proteína que necesitan de las legumbres.

Conforme envejecemos, perdemos músculo… simplemente se esfuma. (El término científico es "sarcopenia".) Esto ocurre porque el cuerpo produce menos testosterona y hormona del crecimiento, y mayores niveles de cortisol (la hormona del estrés) e insulina. Por si eso fuera poco, dejamos de aprovechar las proteínas tan bien como solíamos hacerlo. Por ende, necesitamos comer un poco más que cuando éramos niños. Por eso la gente que consume productos de origen animal —carne, pescado, huevos, lácteos— tiene cierta ventaja, pues ésos son los alimentos más ricos en proteína. Sin embargo, si tu dieta no los incluye, tendrás que obtener la proteína de algún otro lugar y, aunque casi todas las plantas tienen cierta cantidad de proteína, las legumbres son las mejores candidatas.

Sin duda, las legumbres tienen proteína... y carecen de todos los problemas que acarrea la carne. No obstante, la proteína de legumbres no basta para obtener toda la necesaria. Tienen bajas cantidades de un aminoácido muy importante, la leucina, la cual es necesaria para construir y mantener el músculo esquelético. Asimismo, las proteínas de las legumbres no son tan vastas ni están tan biodisponibles como las de los alimentos de origen animal. La dosis alimentaria recomendada de proteína dietética para una persona sedentaria es de 0.83 gramos por cada kilo de peso corporal; eso significa que una mujer de 50 años que pesa 63.5 kilos necesitará 53 gramos. Lo que la mayoría de la gente no sabe es que éste es el *mínimo* indispensable para evitar la deficiencia de proteínas, mas no la *cantidad óptima* necesaria para una buena salud y para el desarrollo de músculo, el cual es uno de los órganos más importantes del cuerpo. Un grupo de 40 científicos especialistas en proteína se reunió en una "Cumbre sobre la proteína" y publicó un informe llamado "Introduction to Protein Summit 2.0: Continued Exploration of the Impact of High-Quality Protein on Optimal Health" en *American Journal of Clinical Nutrition* en 2015.[7] Los expertos coinciden en que los estadounidenses no consumen suficiente proteína (apenas 16% de las calorías diarias que consume el estadounidense promedio provienen de proteína) y que un adulto activo puede necesitar el doble de lo recomendado. Según los lineamientos de las dosis alimentarias de proteína recomendadas, alrededor de 10% de las calorías diarias las obtendríamos de proteína, mientras que la mayoría de las personas necesitamos que entre 15 y 30% de nuestras calorías provengan de proteínas. Asimismo, necesitamos más de ellas si realizamos actividad física y a medida que envejecemos para conservar la masa muscular. Lo mejor es comer la proteína distribuida por partes iguales en las distintas comidas del día.

Es posible obtener proteína de las plantas, pero éstas contienen menos leucina y muchos carbohidratos. Para obtener la misma cantidad de proteína que obtendrías de un trozo de 180 gramos de salmón (0 carbohidratos) necesitarías comer como tres tazas de legumbres (123 gramos de carbohidratos). No me necesitas para hacer las cuentas:[8]

	Cantidad	Calorías	Proteína (gramos)	Carbohidratos (gramos)
Salmón	90 gramos	184	23	0
Res molida	90 gramos	218	22	0
Frijoles negros	1 taza	227	15	41
Frijoles rojos	1 taza	225	15	37
Frijoles lima	1 taza	216	15	39
Almendras	30 gramos	164	6	6
Cuscús	1 taza	176	6	36
Cereal Special K	1 taza	115	6	22
Huevo grande	1 huevo	75	6	1

2. Las legumbres contienen un almidón especial y mucha fibra

Durante muchos años los científicos se preguntaron cómo manejaba el cuerpo humano las altas cantidades de carbohidratos presentes en las legumbres. El misterio se resolvió en los años ochenta, cuando dos científicos acuñaron el concepto de "almidón resistente" para describir el que se encuentra en las legumbres: un tipo inusual de almidón que básicamente pasa de largo por la sangre y se va directo a los intestinos; es decir, que se "resiste" a la digestión, por decirlo de alguna manera. Eso es relevante porque implica que aquellos almidones no se metabolizan ni acumulan como grasas, como sí ocurre con otros almidones y azúcares. En vez de eso, los almidones resistentes actúan más como la fibra y alimentan la flora intestinal, la cual a su vez crea ácidos grasos de cadena corta que mantienen sano el colon.[9] El butirato, que es uno de esos ácidos grasos, puede acelerar el metabolismo y ayudar a prevenir el cáncer.[10] En comparación con los cereales, las legumbres tienen un impacto mucho menos dramático en los niveles de azúcar en la sangre, gracias a su almidón resistente.

Un estudio publicado en *Archives of Internal Medicine* comparó los efectos de alimentos de origen vegetal con alto índice glicémico, como los cereales (los cuales incrementan de golpe el azúcar en la sangre), y alimentos de origen vegetal con bajo índice glicémico, como las legumbres (las cuales no elevan tan rápido los niveles de azúcar ni de insulina), en sujetos con diabetes tipo 2. Al grupo al que se le asignó la dieta de muchos alimentos con bajo índice glicémico —lo que yo llamo "carbohidratos lentos"— se le instruyó que comiera a diario al menos una taza de lentejas, garbanzos u otras legumbres. Al otro grupo se le asignó una dieta "alta en trigo" y se les dijo que comieran gran variedad de cereales. Después de tres meses, los diabéticos del grupo de las legumbres exhibían disminución de la tensión arterial, y de otros factores de riesgo cardiacos, en comparación con el grupo de los cereales. También tenían menores niveles de hemoglobina A1c (hemoglobina glicosilada), que es un criterio para medir cuánto se ha elevado el azúcar en la sangre de alguien durante las seis semanas anteriores.[11] Recuerda: comer legumbres es mejor que comer cereales, sobre todo para quienes tienen diabetes tipo 2, pero no es mejor para la diabetes tipo 2 que comer proteínas o grasas de origen animal.

Como verás, las legumbres son mejor fuente de carbohidratos que los cereales, y algunas de ellas, como las lentejas y los garbanzos, son mejores que otras. Sin embargo, como ocurre con las papas y el arroz —que también tienen mucho almidón—, si cueces los frijoles y luego los dejas enfriar, aumentas su contenido de almidón resistente.[12] No obstante, sigue siendo un hecho que las legumbres contienen una dosis sustancial de carbohidratos, y por esa razón te sugiero que las evites si padeces resistencia a la insulina, diabetes o sobrepeso, o si tienes una enfermedad autoinmune, como tiroiditis de Hashimoto.

3. Las legumbres no son excelentes para el aparato digestivo (si padeces problemas digestivos)

En tres estudios sobre legumbres y nutrición, los participantes recibieron una dieta de frijoles pintos y caupí, y luego se les preguntó si tenían más gases que de costumbre. Según la investigación, "menos de 50% reportó un incremento en las flatulencias por comer frijoles pintos u horneados durante la primera semana de cada ensayo, y sólo 19% experimentó aumento de flatulencias con los frijoles caupí".[13] Curiosamente, "un pequeño porcentaje (3-11%) reportó aumento de flatulencias en los tres estudios, incluso con dietas control sin componentes productores de flatulencias". Los investigadores concluyeron que "las inquietudes populares sobre el exceso de flatulencias causado por el consumo de frijol posiblemente sean una exageración".

Sin embargo, esto en realidad depende de lo que esté ocurriéndote a nivel intestinal. Hasta 15% de los adultos padece síndrome de intestino irritable,[14] y hasta 20% padece reflujo gástrico.[15] Esto suele ser consecuencia de la sobrepoblación de bichos dañinos en el intestino delgado o en el colon. Muy poca gente sabe que los humanos no producimos gas; los que lo crean son los bichos que comen y fermentan nuestra comida, y esos bichos se vuelven locos con el almidón de los frijoles. Por ende, si tienes problemas gástricos, es mejor que evites las legumbres y busques ayuda para arreglar tu jardín interior con un buen médico funcional (en Estados Unidos puedes buscar un practicante de medicina funcional en www.functionalmedicine.org [en inglés]).

4. Los frijoles contienen sustancias que pueden causar enfermedades

Dado que los árboles no pueden huir de sus depredadores, las frutas y verduras suelen contener por naturaleza sustancias tóxicas o irritantes que protegen a la planta al complicarles las cosas a las criaturas que las comen (incluyéndonos). Las legumbres contienen lectinas y fitatos. Las primeras, como mencioné anteriormente, son proteínas inflamatorias que pueden dañar y penetrar el recubrimiento del intestino delgado, y provocar síndrome de intestino permeable. Esto, a su vez, puede desencadenar inflamación en todo el cuerpo, lo cual se asocia con toda clase de problemas, desde obesidad y diabetes tipo 2, hasta enfermedades autoinmunes, depresión y hasta trastornos neurodegenerativos. El otro antinutriente, los fitatos, también conocidos como ácido fítico, en realidad son una forma de fósforo que los humanos no podemos digerir. Sin embargo, las lectinas y los fitatos son un arma de doble filo, en tanto que también pueden ser benéficas para la salud. Las investigaciones sugieren que tienen propiedades anticancerígenas, antidiabéticas, o antiobesidad y cardioprotectoras. Los fitatos no sólo están presentes en las legumbres: también los encontramos en cantidades significativamente más altas en la espinaca y la acelga, a las cuales jamás recomendaría renunciar dada su densidad nutricional y su bajo contenido calórico que compensan la pizca de toxinas vegetales.

Otra cosa que poca gente sabe es que hay un grupo de humanos, sobre todo del Mediterráneo, que posee un gen que hace que comer habas les resulte tóxico. La gente con esta afección inusual, llamada favismo, puede desarrollar fiebres repentinas y taquicardias, e incluso caer en coma y morir horas después de comer habas.[16]

5. Los frijoles enlatados son convenientes, pero no están libres de riesgos

Por lo regular traen cantidades obscenas de sodio: con apenas ½ taza de frijoles negros de lata puedes comer hasta ⅕ de la dosis diaria recomendada de sodio. (No obstante, también obtienes ¼ de la fibra diaria recomendada.) También está el problema de las latas recubiertas de BPA, o bisfenol A, el cual es una resina epóxica también presente en las botellas de plástico. El BPA es un interruptor hormonal que daña el cerebro y las glándulas prostáticas de fetos, bebés y niños, de modo que las mujeres embarazadas y los menores de edad deben evitarlo a toda costa. También se le ha vinculado con obesidad, diabetes tipo 2,[17] disfunción eréctil e hipertensión.

La FDA afirma que los niveles de BPA presentes en la comida enlatada son demasiado bajos como para que nos preocupemos, pero ¿para qué arriesgarnos? Es la misma FDA que aseguraba que las grasas trans eran seguras. Un estudio clínico publicado en la revista *Hypertension* descubrió que, cuando la gente bebía algo de una lata, los niveles de BPA en la orina se disparaban en el transcurso de las siguientes dos horas, al igual que su tensión arterial. Sin embargo, cuando bebían lo mismo de una botella de cristal no había incremento en los niveles de BPA ni cambios inquietantes en la tensión arterial.[18]

Hoy en día, muchos alimentos y bebidas enlatados anuncian en la etiqueta estar "libres de BPA", pero eso no significa que estemos del todo a salvo. Hay estudios que demuestran que los empaques que aseguran estar libres de BPA contienen otros interruptores hormonales, como BPS o BPF, los cuales son incluso más potentes y potencialmente dañinos que el BPA.[19] Si insistes en comer legumbres, busca variedades frescas, orgánicas y bajas en sodio que vengan en frasco de cristal, o cómpralas deshidratadas y remójalas antes de cocerlas.

6. Los chícharos y los ejotes se parecen más a las verduras que a las legumbres

Técnicamente, los chícharos son legumbres, aunque se asemejan más a las verduras. Su sabor dulce es la primera clave de que tienen más azúcar que, digamos, el kale. Pero tienen menos almidón que la mayoría de las legumbres, y cantidades similares de proteína; una taza provee 40% de la vitamina K y 35% del manganeso que se supone que debemos comer a diario. Por ende, en conjunto son más saludables que la mayoría de las legumbres. Lo mismo pasa con los ejotes. Además, ¿a quién no le gustan los chícharos o los ejotes frescos? Disfrútalos. Tienen poco almidón, son crujientes y están repletos de vitaminas y minerales... ¿Qué más podemos pedir?

7. El cacahuate también es una legumbre, pero no es tan bueno para la salud

Así es; el hecho de que vendan el cacahuate junto con las nueces no significa que lo sea. El cacahuate tiene las mismas ventajas que la mayoría de las legumbres. Es rico en grasas monoinsaturadas (pero también tiene muchas grasas inflamatorias omega-6). El aceite de cacahuate es problemático, pero comer un puñado de cacahuate no lo es. Tienen más antioxidantes que las manzanas, además de folato y vitamina E, por no mencionar los niveles de proteínas de las legumbres. Sin embargo, en la actualidad, las alergias y sensibilidades al cacahuate se han generalizado. Lo más grave es la presencia de las aflatoxinas, que son tanto micotoxinas como carcinógenas, y que crecen en el cacahuate cuando no está bien almacenado.

Aunque soy un gran entusiasta de incluir gran variedad de grasas naturales en la dieta, los cacahuates crudos y la crema de cacahuate no deberían ser básicos en tu alimentación, lo cual le puede resultar desconcertante a quienes crecieron consumiéndolos. Basta con leer las etiquetas de muchas marcas de crema de cacahuate para ver las grasas dañinas, los azúcares y los aditivos químicos que te ahorras si la evitas. Las marcas más comunes de crema de cacahuate están repletas de grasas trans (aceite de soya hidrogenado) y jarabe de maíz alto en fructosa. Incluso la variedad "natural" de una marca popular que afirma en la etiqueta no tener grasas trans ni "conservadores, saborizantes o colorantes artificiales", contiene mucha azúcar y sal.

El aceite de cacahuate está altamente procesado y contiene niveles elevados de grasas omega-6. Está bien consumir un puñado de cacahuates frescos o una cucharada de mantequilla de cacahuate libre de aditivos de forma ocasional, pero debes mantener su consumo al mínimo. Prueba cambiarla por mantequillas de almendra, de nuez de la India o de nuez de Macadamia. (En el capítulo sobre nueces y semillas encontrarás más información al respecto.)

8. El frijol de soya puede ser bueno para la salud

La soya es casi un sinónimo de alimento sano, pero puede tener más que ver con una buena reputación comercial y con los buenos deseos de las personas que con la realidad. No obstante, dicha reputación tiene *algo* de verdad.

El edamame —el frijol de la soya— se suele comprar congelado para luego hacerlo al vapor, aderezarlo y servirlo caliente o frío. Pertenece al grupo de las legumbres con más almidón y contiene niveles elevados de inhibidores de enzimas que nos impiden absorber los nutrientes que contiene. Fermentarlos resuelve este problema, y es algo que sabemos desde hace miles de años, desde que la gente empezó a consumirlos en China. Los cuatro productos de soya fermentada —tempeh, natto, miso y salsa de soya (sin gluten)— son las presentaciones más saludables del frijol de soya. El tempeh son frijoles de soya cocidos y fermentados, el miso es una pasta fermentada que se usa en sopas y salsas, y la salsa de soya auténtica es un fermento de frijoles integrales (la versión comercial estadounidense usa extractos y un montón de aditivos artificiales); no preguntes por el natto: es tan extraño y apestoso que no creo que lo comas jamás, aunque, si te acostumbras a su olor y textura pegajosa, puedes aprovechar sus propiedades antiinflamatorias y anticoagulantes. La fermentación neutraliza las toxinas e inhibidores de enzimas, y deja intactos los nutrientes y las proteínas. El tempeh y el tofu son alimentos muy ricos en proteínas y bajos en carbohidratos.

El tofu llegó después; no está fermentado, sino cocido para crear esos cuajos suaves y lisos. Pero hasta este alimento "saludable" por excelencia trae consigo las mismas toxinas, irritantes y otros problemas asociados con la soya sin fermentar. Además, no olvides que alrededor de 95% de la soya que se cultiva en Estados Unidos está modificada genéticamente[20] y bañada en pesticidas. Comprar soya orgánica resuelve algunos de estos problemas.

9. Este producto de soya es un riesgo sanitario latente

El aceite de soya es uno de esos productos que nadie usa pero que todos comen. Es el aceite más común en la mayoría de los alimentos procesados y empacados. Se produce con métodos altamente industrializados que le quitan al frijol de soya cualquier propiedad nutritiva que pudo haber tenido. Además, la mayor parte del aceite de soya que se usa en la industria alimentaria aparece como grasa hidrogenada (que es una grasa trans). Recuerda que este aceite es la fuente primaria de ácidos grasos omega-6 en la dieta occidental, el tipo de grasa que inflama los tejidos e incrementa el riesgo de cardiopatías, cáncer, demencia y hasta depresión, homicidio, violencia y suicidio.[21]

Una vez que se extrae el aceite del frijol de soya, lo que queda también se aprovecha. Hoy en día, la proteína aislada de soya la encontramos en casi todo, desde alimento para ganado hasta sustitutos de carne que se venden como alternativas saludables a la de verdad. Pero la forma en la que se procesa la proteína de soya causa que su naturaleza química cambie para mal; de hecho, se ha demostrado que causa cáncer. Todos esos batidos de soya, barras de proteína de soya, salchichas de soya y carnes de soya son malas para la salud. El pavo siempre será mejor que la soya texturizada con sabor a pavo. También encontramos proteína de soya en el pan y en algunas leches de soya. Hay empresas que incluso la usan en la fórmula para bebés, lo cual es aterrador.

Luego está la leche de soya, una bebida extraña que los seres humanos no empezamos a beber sino hasta hace poco. Aunque mucha gente la considera una bebida saludable, he visto que a los hombres y a las niñitas que la beben les crecen las mamas. Úsala en el café como sustituto para crema, pero aléjate de los lattes de soya y de la leche de soya en todo lo demás. Mejor prueba las leches de almendra o de coco.

ALERTA GEEK:
Un poco más de ciencia leguminosa

Los defensores de la dieta paleo, la cual se basa en los alimentos que comían nuestros ancestros cavernícolas, sugiere que evitemos las legumbres en general, pues éstas, como los cereales, son producto de la revolución agrícola. En términos generales, están en lo correcto, pues nuestros ancestros cazadores-recolectores no comían legumbres de forma regular. No obstante, las investigaciones han hallado depósitos de placa en los dientes de Neandertales, lo que evidencia que comían chícharos y legumbres silvestres.[22] Además, hay sociedades cazadoras-recolectoras contemporáneas que comen variedades reliquia de legumbres. Los !Kung San, quienes viven en el desierto de Kalahari, por ejemplo, son consumidores entusiastas de las judías tsin (aunque es poco probable que las encuentres en tu tienda local de alimentos saludables).

En resumen

Las legumbres tienen varias cosas a su favor. El almidón resistente es quizá su mejor cualidad, pero no nos ofrecen nada que no podamos obtener de otras fuentes, como verduras (de donde sacamos fibra y minerales) o alimentos de origen animal (de donde sacamos proteínas y otros nutrientes), sin los problemas asociados a las legumbres (almidones, dificultades digestivas, intestino permeable). Por ende, las legumbres *no son* una necesidad. Con base en investigaciones y en mi propia experiencia como médico que ha usado la comida para tratar decenas de miles de pacientes, puedo afirmar que las legumbres no siempre son nuestras mejores aliadas.

Hay estudios poblacionales longitudinales que demuestran que la gente que consume legumbres con regularidad tiende a tener buena salud, pero esto no es evidencia de que las legumbres por sí solas sean sanas. Como en todo estudio observacional, puede simplemente tratarse de gente que tiene buenos hábitos —que come de forma responsable, evita fumar, se ejercita bastante y duerme bien— y que también come legumbres, entre muchos otros alimentos saludables. No hay forma de saberlo a ciencia cierta. Sin embargo, no hay una sola cosa que por sí sola garantice una buena vida, ni siquiera las legumbres. Además, muchas personas que sufren afecciones comunes, como intestino irritable, sensibilidades alimenticias, dificultad con el control de peso, insensibilidad a la insulina y demás, pueden verse beneficiadas si evitan las legumbres y los alimentos de soya procesados.

Aunque por lo regular recomiendo limitar el consumo de legumbres, eso no significa que estén prohibidas para todo el mundo. Si estás sano y llevas una dieta variada, las legumbres pueden ser una excelente adición a tu alimentación. ¿Cómo saber si son indicados para ti?

- **Si eres vegano:** Necesitas obtener proteínas de alguna fuente, y probablemente estés acostumbrado a dedicar bastante tiempo y esfuerzo a la preparación de tu comida, así que remojar las legumbres no te resultará un inconveniente. Sin embargo, no te engañes creyendo que al comerlas obtienes todas las proteínas que el cuerpo necesita, pues probablemente no es así. De hecho, la calidad de las proteínas importa cada vez más a medida que envejecemos, y mantener la masa muscular no es tan sencillo si sólo comes legumbres o proteína de origen vegetal.
- **Si son orgánicas:** Esto significa que no están modificadas genéticamente.
- **Si de verdad te encantan:** Bueno, hay cosas mucho peores que podrías comer, pero probablemente debas limitar tu ingesta de legumbres a una o dos veces por semana; no comas la taza diaria que recomiendan los expertos, pues eso tendría un impacto sustancial en tus niveles de azúcar en la sangre. Asimismo, apégate a las legumbres y derivados de la lista de "¿Qué carajos debo comer?" a continuación.

¿Cuántas legumbres debo comer?

La porción máxima es de ½ taza una vez al día. Si eres corpulento, puedes duplicarla. Si eres muy activo, es posible que puedas tolerar porciones más grandes.

¿Cómo debo prepararlas?

- Déjalas remojar toda una noche, luego desecha esa agua.
- Cocínalas con kombu para hacerlas más digeribles.
- Usa frijoles de lata orgánicos y envasados en recipientes libres de BPA.

Evita las legumbres si:

- Eres resistente a la insulina o padeces diabetes tipo 2.
- Eres propenso a alergias o sensibilidades alimenticias.

- Tienes problemas de control de peso o tienes mucha grasa abdominal.
- Padeces síndrome de intestino irritable u otros problemas gástricos.
- Padeces afecciones autoinmunes, como artritis reumatoide, psoriasis, lupus, entre otras.
- Eres hombre y quieres procrear, pues las investigaciones demuestran que hasta media porción al día de alimentos a base de soya puede disminuir el conteo de espermatozoides de forma sustancial.
- Padeces cáncer de mama. No obstante, los productos tradicionales de soya fermentada (no las alternativas de carne a base de soya) en cantidades moderadas (unas cuantas veces a la semana) pueden tener un efecto protector.

Legumbres: ¿qué carajos debo comer?

- Alimentos tradicionales a base de soya orgánica y no modificada genéticamente, como tofu, tempeh, natto y miso, así como salsa de soya sin gluten o tamari orgánicos
- Variedades bajas en almidones, como chícharos y lentejas (sobre todo lentejas rojas, aunque otras variedades reliquia también están bien)
- Frijoles negros, garbanzos y frijoles adzuki
- Ejotes y chícharos orgánicos
- Frijoles caupí (todas las variedades)
- Edamame entero, sin exceso
- Frijoles mung

Legumbres: ¿qué carajos debo evitar?

- Frijoles lima (alto contenido de almidón)
- Frijoles rojos (por la misma razón)
- Frijoles horneados (alto contenido de azúcar)
- Cacahuate, en general (por las micotoxinas)
- Cualquier frijol de lata recubierta con BPA

Cereales

Test de coeficiente nutricional

¿Verdadero o falso?

1. El pan de trigo integral es una forma excelente de comer cereales integrales.
2. La avena es lo más nutritivo que podemos desayunar.
3. El maíz es amiláceo y no es nutritivo.
4. Debes comer al menos dos a tres porciones de cereales al día.
5. Los alimentos libres de gluten son parte de una moda y no hay que confiar en ellos.
6. De todos los cereales disponibles, el arroz es el más nutritivo.
7. Los cereales contienen fibra benéfica que promueve la regularidad intestinal.

Respuestas

1. **Falso:** El pan de trigo integral suele contener muy pocos cereales integrales. De hecho, el principal ingrediente suele ser "harina de trigo", lo que de por sí ya no suena muy saludable, y no lo es. Es harina refinada con unas cuantas pizcas de trigo entero y, por lo regular, con mucha azúcar o hasta con jarabe de maíz alto en fructosa. ¿De verdad creías que las Zucaritas integrales eran sanas? Para nada. Tienen casi seis cucharadas de azúcar por porción. No te dejes engañar por la publicidad del "trigo integral". Además, éste suele estar finamente molido, lo que lo hace comportarse como el azúcar, aunque haya sido integral en algún momento.

2. **Falso:** Aunque es un mejor desayuno que los cereales azucarados, la avena tiene un alto índice glicémico, lo que significa que comerla para el desayuno te asegura casi por completo que pasarás el resto del día comiendo de más. La avena cortada con acero tampoco es mejor. Lo mejor es comer grasas y proteína en el desayuno.

3. **Verdadero y falso:** El maíz es amiláceo, pero contiene fibra y antioxidantes que le dan su característico color amarillo.

4. **Falso:** No necesitamos los cereales *para nada*. Es posible obtener los nutrientes que contienen de otros alimentos menos problemáticos. De hecho, no hay tal cosa como una necesidad biológica de carbohidratos, y una dieta alta en cereales y carbohidratos es lo último que necesitas si quieres bajar de peso.

5. **Falso:** Resulta que probablemente a todos nos iría mejor si lleváramos una vida libre de gluten. El doctor Alessio Fasano, de la Universidad de Harvard, es uno de los principales especialistas en gluten a nivel mundial, y afirma que la sensibilidad al gluten no celiaca es una afección verdadera[1] y que cualquiera que coma gluten gradualmente daña su recubrimiento intestinal, lo que a la larga provoca permeabilidad intestinal e inflamación. Aunque no seas celiaco, no debes consumir gluten con regularidad.

6. **Falso, en general:** Algunas variedades de arroz son más saludables que otras, pero hay cereales que son más nutritivos y tienen menos carbohidratos, como el arroz negro, la quinoa y el trigo sarraceno, entre otros.

7. **Verdadero:** Los cereales integrales contienen fibra que favorece la motilidad intestinal, pero también los contienen otros alimentos de origen vegetal.

Recibe un dato alimenticio y una receta semanal directo de mi cocina. Inscríbete gratis en www.foodthebook.com (en inglés).

En términos de buena publicidad, la de los cereales no tiene comparación. "Los que ahora me odian se rendirían ante mí, y yo los castigaría para siempre. En cambio, a mi pueblo le daría el mejor trigo, y de los panales que están en la roca sacaría miel, y lo dejaría satisfecho." Eso dicen los Salmos, en donde el trigo aparece antes que la miel, lo cual ya dice mucho de la idiosincrasia cristiana occidental, así como de la dieta.

El trigo está en la base de nuestras creencias, lo que se nota en la cantidad de tierras de cultivo que dedicamos al trigo, el maíz, la cebada y el sorgo, así como las inmensas cantidades de cereales que consumimos y exportamos al resto del mundo. Los alimentos a base de cereal son la principal fuente de calorías en la dieta estadounidense.[2] Entre los adultos, la principal fuente de calorías son los postres horneados, seguidos de los panes con levadura. Asimismo, entre los adolescentes, la segunda fuente de calorías es la pizza; dicho de otro modo, harina con queso. Los cereales que estos alimentos contienen —trigo, maíz, arroz y sorgo— están entre los cultivos que reciben miles de millones de dólares en subsidios federales al año, lo que significa que hasta nuestros impuestos promueven que los alimentos a base de cereales —como pan, pasta, arroz, cereales, galletas, pasteles, pizza, avena y demás— sigan ocupando una posición de tanto privilegio. Pero eso no es todo. La mayoría de estos cultivos subsidiados por el gobierno se usan para alimentar el ganado, lo que implica que también estamos consumiendo cereales de forma indirecta de todos los animales alimentados con cereales que comemos. El estadounidense promedio consume 60 k de harina al año en sus alimentos (en 1995 eran 66.5 k); eso es más de 160 gramos por persona al día, y algunas personas consumen mucho más. Además, eso no incluye otros cereales ni papas. No estamos diseñados para procesar tantos almidones; son una droga tóxica que provoca obesidad,[3] cardiopatías,[4] diabetes tipo 2, demencia[5] y hasta cáncer.[6]

Por ende, ahondemos en la ciencia de los cereales y veamos qué debemos hacer y qué no.

La ciencia cerealosa

Los cereales son las semillas de la familia de las gramíneas (pastos). Eso significa que siempre han existido en la vida silvestre, pero no fueron comestibles sino hasta que los humanos inventaron la agricultura hace unos 10 000 años. Gracias a esa nueva capacidad de cultivar alimentos, ya no necesitábamos recolectar. Era una buena noticia en la era Neolítica, pero también tuvo un lado negativo: nuestro bienestar físico dio un giro para mal; nuestro esqueleto se encogió en respuesta a la dependencia que desarrollamos a esta nueva fuente de nutrición, lo cual es señal de la influencia de los cereales en nuestra salud.[7] Por el otro lado, los cereales representaban una fuente confiable de alimentos.

En lo que los expertos no se equivocan

Cada parte de los cereales integrales aporta beneficios. La fibra del salvado (compuesto por las capas exteriores del grano) pasa por los intestinos sin digerirse, y se lleva consigo todo lo que encuentra en su camino, con lo que promueve la regularidad intestinal, elimina toxinas y ayuda a la salud del colon. El salvado también mantiene equilibrados los niveles de azúcar en la sangre al ralentizar la digestión; al menos en teoría, eso implicaría un menor riesgo de diabetes. Comer salvado también se asocia con niveles saludables de colesterol,[8] tensión arterial normal[9] y hasta prevención de cardiopatías y cáncer.[10] Lo mejor de todo es que la fibra es el alimento favorito de los billones de bacterias benéficas que viven en el intestino.

El germen (la parte reproductiva del grano que crece y se convierte en una nueva planta) contiene casi todos los nutrientes del cereal, tales como vitaminas B y E, tocoferoles, minerales como magnesio y potasio, proteínas y hasta algunas grasas. Hasta aquí, todo bien.

El tercer componente del grano, el endospermo, que también es el almacén de energía de la planta, es puro almidón. Dado que los cereales son semillas, esta parte es indispensable para el crecimiento de una nueva planta. En los animales que comen el cereal —eso nos incluye— realiza la misma función: se descompone en glucosa, la cual dispara la producción de insulina, que es el fertilizante de grasa o la hormona de acumulación de grasa en el cuerpo. Los niveles elevados de insulina, inducidos por el almidón y el azúcar, son el motor detrás de las epidemias de obesidad y enfermedades crónicas; también se vinculan con cardiopatías, diabetes tipo 2, cáncer y hasta demencia.

Esto puede ser un problema.

En lo que sí se equivocan

La comunidad nutricional es culpable de diseminar mucha información errada desde hace varios años. Sugirió que podíamos bajar de peso simplemente comiendo menos calorías, lo cual fue un error garrafal, ya que sólo cierto tipo de calorías provoca aumento de peso (los carbohidratos); otras causan pérdida de peso (las grasas). También nos recomendó bajarle al colesterol y evitar la yema del huevo; otro desastre. Pero su insistencia errónea de que los carbohidratos son mejores para la salud que las grasas pasará a la historia como una de las catástrofes nutricionales más grandes del siglo xx. Literalmente ha cobrado millones de vidas. En primer lugar, la comunidad médica nos instó a disminuir el consumo de grasas y reemplazarlas por cereales para mejorar la salud cardiaca (grave error). Después, el gobierno federal entró al negocio de emitir lineamientos dietarios y creó la infame pirámide alimenticia en 1992, la cual ponía los cereales en la base de una dieta saludable (otro grave error). Nos dijeron que comiéramos a diario entre seis y 11 porciones de pan, arroz, cereales o pasta. ¿En serio? *¿Once porciones de pan al día?*

En retrospectiva, definitivamente no fueron los consejos nutricionales más sólidos; de hecho, fueron atroces, y aun así todos confiamos en ellos: el público, los médicos, los nutriólogos y la comunidad sanitaria en general. En consecuencia, engordamos y nos enfermamos. Resulta que los almidones y los alimentos repletos de carbohidratos que los especialistas recomendaron que devoráramos contribuyeron en inmensa medida a la epidemia actual de diabesidad (que es el espectro entre la prediabetes y la diabetes tipo 2 que ahora afecta a uno de cada dos adultos, y a uno de cada cuatro niños en Estados Unidos) y cardiopatías. Los carbohidratos, azúcares y almidones en la dieta se han vinculado con riesgo de cáncer[11] y hasta con enfermedades mentales.[12] A la demencia, por ejemplo, se le ha empezado a apodar diabetes tipo 3. Casi todos los cereales que consumimos en la actualidad están hiperprocesados, lo que significa que las cosas benéficas que contenían se perdieron en el camino.[13] Pero aun así persisten: una encuesta reciente reveló que 70% de los estadounidenses cree que las barras de granola son saludables, a pesar de que en realidad sólo son galletas con un nombre rimbombante. ¿Qué fue lo más aterrador de esa encuesta? El hecho de que 28% de los nutriólogos también cree que las barras de granola son buenas para la salud.[14]

La verdad es que sólo reduciendo el consumo de alimentos a base de cereales podemos tener la esperanza de revertir la tendencia de afecciones metabólicas que éstos provocan. Si eres diabético, sólo deberías comer entre 25 y 50 gramos de carbohidratos al día (menos de dos rebanadas de pan). Si nos limitamos a consumir cantidades moderadas de cereales integrales —*ciertos* cereales integrales, debo decir— no tendremos problemas. Sin embargo, la mayoría de los cereales integrales no es agradable al paladar, al menos no en comparación con los alimentos hechos a partir de las harinas refinadas y procesadas, las cuales los hacen deliciosamente irreconocibles, pero son el origen de todos los problemas. Los alimentos hechos con esas harinas dejan de ser comida y se convierten en sustancias seudoalimenticias. Son comestibles, sí, pero no califican del todo como alimentos integrales de verdad.

Diez cosas que necesitas saber sobre los cereales

1. No es indispensable comerlos, para nada

No me malinterpretes. Los cereales integrales contienen muchas vitaminas, minerales, nutrientes y ácidos grasos. Sin embargo, es fácil obtener todas esas sustancias benéficas de otras fuentes: verduras, frutas, nueces, semillas y otros alimentos que no traen consigo las desventajas de los cereales. Lo mismo ocurre con la fibra de los cereales integrales. La fibra es esencial para llevar una vida saludable, pero es fácil obtenerla de otros alimentos de origen vegetal. Para vivir, el cuerpo necesita los aminoácidos contenidos en la proteína y los ácidos grasos presentes en las grasas. Lo creas o no, no necesitamos comer carbohidratos. ¡Para nada! Durante casi toda la historia de la humanidad, los humanos no consumimos cereales, y el cuerpo humano está diseñado para funcionar de maravilla sin ellos. Nuestros ancestros cazadores-recolectores ocasionalmente se daban atracones de carne de búfalo o de antílope, pero nunca de pastel.

2. Harina = azúcar

Cuando hablamos de cereales, usamos la palabra almidón. (También la usamos con algunas verduras, como recordarás.) Pero no siempre tenemos presente que el almidón no es más que azúcar con una estructura molecular un poco más compleja. Esto es importante: el almidón y el azúcar son básicamente lo mismo. Esa idea de los carbohidratos complejos y los carbohidratos simples ya ha sido desplazada al basurero de la historia. Lo que importa es cuánto incrementa los niveles de azúcar un carbohidrato en particular. El pan es un carbohidrato complejo, mientras que el azúcar es un carbohidrato simple, pero comer dos rebanadas de pan de trigo integral incrementa los niveles de glucosa en la sangre más que comer dos cucharadas de azúcar de mesa. Por ende, cuando comes algo que contiene harina de maíz, es casi como si estuvieras inyectándote azúcar. En cuanto al índice glicémico, el cual mide cuánto aumenta la glucosa en la sangre cada alimento, el pan blanco tiene un índice glicémico de 75, mientras que la sacarosa (azúcar de mesa) tiene un índice glicémico de 65 (y el chocolate, de 45).[15] Este aumento disparado de los niveles de azúcar en la sangre, derivado del consumo de carbohidratos amiláceos y cualquier forma de azúcar, es básicamente el único mecanismo metabólico responsable de la epidemia actual de diabetes, cardiopatías y obesidad en todo el mundo (además de que contribuye al cáncer y la demencia). Comer cereales refinados obliga al cuerpo a liberar insulina, la cual traslada la glucosa del torrente sanguíneo a las células adiposas, y esto las hace más grandes y rechonchas; entonces, en un abrir y cerrar de ojos, vuelves a sentir apetito y ansias de comer carbohidratos. Mientras tanto, la insulina actúa como un candado que impide que la grasa salga de las células adiposas. Si consumes más que las cantidades mínimas de azúcar y almidón, las calorías se acumularán en las células adiposas y no podrán volver a salir. Por eso sentimos cada vez más hambre y no paramos de engordar.

Mi amigo David Ludwig, profesor de Harvard y experto en obesidad, suele decir que, del cuello para abajo, el cuerpo es incapaz de reconocer la diferencia entre un tazón de Corn flakes sin azúcar y un tazón de azúcar sin Corn flakes. Así de mala es la harina.

Hoy en día, la gente cautelosa de los cereales que hornea en casa usa harinas hechas de almendra, coco y otros sustitutos, lo que suele ser una buena idea. Sin embargo, cuando se trata de productos comerciales, lo que consumimos son cereales, y éstos casi siempre vienen acompañados de uno o más edulcorantes: azúcares, jarabe de maíz alto en fructosa, melazas, miel, dextrosa, maltodextrina, maltosa. Revisa la etiqueta de cualquier barra de pan la próxima vez que vayas de compras; quizá tenga cinco o seis tipos de harinas y azúcares diferentes. Ésas son muchas formas de inflamar al cuerpo, por no mencionar el daño que la harina hace por sí sola.

3. El cuerpo no sabe qué hacer con el gluten

Los budistas vegetarianos de China empezaron a consumir gluten —una proteína presente en el trigo, la cebada, el centeno y otros tantos cereales— en el siglo VI. Bajo su nombre japonés —seitán—, ha sido un alimento básico en las tiendas de comida saludable como sustituto de carne. El gluten es lo que hace que la masa sea pegajosa y el pan se llene de aire (comparte la misma raíz que la palabra "aglutinar"). Por lo regular, obtener proteínas de las plantas es algo positivo, salvo cuando se trata del gluten. La celiaquía, una enfermedad autoinmune —como la artritis reumatoide, la esclerosis múltiple o el lupus—, le causa confusión al sistema inmune. Esto es lo que ocurre: el cuerpo reacciona por error al gluten como si fuera una amenaza exterior, lo que provoca que el sistema inmune ataque los tejidos del cuerpo. La celiaquía es una de las causas centrales de al menos 50 enfermedades distintas, como cáncer, linfoma, osteoporosis, insuficiencia renal, síndrome de intestino irritable, afecciones autoinmunes como colitis o artritis reumatoide, anemia y trastornos psiquiátricos y neurológicos como ansiedad, depresión, esquizofrenia, demencia, migrañas, epilepsia y autismo;[16] es una lista bastante larga. Pero se estima que sólo a 1% de la población se le ha diagnosticado celiaquía. Es terrible para ellos, pero ¿por qué habría de importarnos a los demás?

Muchas otras personas padecen sensibilidad al gluten no celiaca, que básicamente es una reacción inflamatoria intensa a la misma proteína. Incluso quienes no somos celiacos podemos dañar las células del recubrimiento intestinal al comer gluten.[17] En la actualidad, las investigaciones más recientes al respecto han concluido que nadie —ni una sola persona— puede procesar del todo bien el gluten. Sin embargo, como no tenemos síntomas evidentes, le seguimos haciendo daño al cuerpo sin saberlo.

Apenas hace poco nos enteramos de cómo nos afecta el gluten. Científicos de la Universidad de Maryland descubrieron la existencia de una proteína llamada zonulina, la cual se produce en el cuerpo cuando comemos gluten. La zonulina causa permeabilidad intestinal al abrir las estrechas intersecciones entre células intestinales que suelen estar adheridas como piezas de Lego para que la comida y los microbios no se "filtren" por los espacios intercelulares del recubrimiento del intestino delgado. Por lo regular, la comida y las partículas se filtran a las células, no entre las células. Esto es importante porque 60% de nuestro sistema inmune está justo debajo de aquel recubrimiento intestinal que tiene el grosor de una célula. Si esas partículas de comida y microbios ajenos se filtran por el recubrimiento intestinal protector, activan el sistema inmune intestinal. Ahí es cuando se gestan la inflamación y las enfermedades. Cuando esas intersecciones estrechas se aflojan, padecemos lo que se conoce como síndrome de permeabilidad intestinal, la cual permite que los microbios y partículas microscópicas de comida escapen y lleguen al torrente sanguíneo, donde no pertenecen.[18] Evidencias recientes señalan que cualquier persona que consuma gluten puede padecer una forma leve de permeabilidad intestinal. Durante los últimos 50 años ha habido un incremento casi inconcebible de 400% en la cifra de estadounidenses que padecen celiaquía.[19] Seguimos intentando descifrar por qué está pasando esto, pero puede deberse a que el trigo también ha cambiado en ese tiempo, o quizá a que nuestros entornos, hábitos y medicamentos —el incremento de cesáreas, la falta de lactancia materna, el abuso de antibióticos y el uso de antiácidos, antiinflamatorios y demás medicinas— han creado un contexto dañino para nuestras entrañas… lo que nos lleva al siguiente tema…

4. Los cereales que comemos no son los que comían nuestros abuelos

Se han desarrollado nuevos híbridos, entre ellos el trigo enano, el cual es más copioso que sus predecesores, pero contiene un "superalmidón" llamado amilopectina A, el cual tiene mayor impacto en los niveles de glucosa en la sangre que los almidones tradicionales; de hecho, la amilopectina A promueve la resistencia a la insulina.[20] Las nuevas variedades también contienen más gluten, lo cual no nos ayuda en nada. Además, aunque la mayor parte del trigo que consumimos no está modificado genéticamente, sí ha sido rociado con un herbicida artificial llamado glifosfato, el cual incrementa su rendimiento. El nombre comercial de este horrible producto es Roundup, y lo produce Monsanto; aunque no existía antes de 1974, ahora es el herbicida más usado en agricultura a nivel mundial. (También es el segundo herbicida de uso más común en hogares.) Según la EPA es seguro usarlo, pero hay evidencias que sugieren que puede estar implicado en la mayor incidencia de celiaquía y otras sensibilidades al gluten. La exposición al glifosfato se ha asociado con mayor riesgo de cáncer, insuficiencia renal, linfoma, dificultades reproductivas y daño a la flora intestinal.[21] Los productos modificados genéticamente que contienen glifosfato han sido prohibidos en Europa, por ejemplo.

5. Eso no significa que "libre de gluten" siempre sea bueno para la salud

Quizá recuerdes aquella época en la que los alimentos empezaron a tener etiquetas que anunciaban su "libertad", como las galletas "libres de azúcar" o el yogurt "libre de grasas". Con mucha frecuencia eran estrategias mercadotécnicas diseñadas para generar ganancias a partir de nuestro miedo (a veces justificado) a ciertos ingredientes. Sin embargo, la palabra "libre" no necesariamente significa que sea bueno para la salud. "Libre de gluten" no sólo significa que se haya extraído la proteína, sino que suele implicar que el gluten fue reemplazado por otra cosa dañina, como aceites vegetales refinados, aditivos artificiales, montones de azúcar o harinas con mayor índice glicémico. Recuerda: una galleta libre de gluten sigue siendo una galleta. Por ende, cuídate de esa "libertad", al menos mientras se trate de comida, pues esa etiqueta suele significar mayor procesamiento, lo que a su vez implica que es menos saludable y más costoso. Si quieres evitar el gluten, debes dejar de comer alimentos que contengan gluten y punto. Las manzanas y las almendras también son libres de gluten; opta entonces por alimentos integrales.

6. Conviértete en un asesino cereal

Los cereales de desayuno deberían llamarse cereales de postre. Cuando los comes, el cuerpo de inmediato comienza a descomponer todos esos cereales refinados, almidones y azúcares añadidos en una avalancha de glucosa. La mayoría de los cereales de desayuno son 75% azúcar. Pero si paseas por el pasillo de cereales del supermercado recibirás una excelente lección de creatividad mercadotécnica. Hoy en día casi todos los cereales aseguran ser saludables de alguna o de otra manera, con declaraciones falsas relacionadas con los beneficios teóricos del consumo de cereales integrales. Sin embargo, los cereales con los que se hacen esos productos están altamente procesados, incluso si al principio del proceso eran cereales integrales. Además, el azúcar añadido y los aditivos artificiales anulan casi por completo cualquier virtud nutritiva que puedan haber tenido los cereales en un principio.

El culpable de todo esto es John Harvey Kellogg, un médico y adventista del séptimo día que dirigía un spa de salud en Battle Creek,

Michigan, en el siglo XIX. Su hermano Will y él crearon una alternativa vegetariana y no proteínica a los pesados alimentos de desayuno de la época (crepas y salchichas). Las hojuelas de maíz tostado, el invento de Kellogg, se popularizó casi de inmediato. Su apellido ha pasado a la historia por haber inspirado el nombre de la gigantesca empresa alimentaria, pero la conexión entre su invento y la buena salud se esfumó hace mucho. Me pregunto qué sentiría si supiera que un cereal que lleva su nombre —Honey Smack's de Kellogg's— es 55.6% azúcar.[22] ¡Una locura! El cereal de desayuno no es más que un mecanismo para administrarnos azúcar. Algunos son menos dañinos que otros, claro está, pero es preferible evitar hasta los cereales más "saludables", esos que parecen y saben a aserrín. Por alguna razón tenemos la impresión de que la granola es una mejor alternativa, pero en realidad suele ser lo contrario; de hecho, hay marcas de granola que tienen más azúcar que los Cocoa Puffs. Las malas noticias son cada vez peores: si empiezas el día comiendo azúcar, desencadenas un ciclo adictivo de antojos de azúcares y carbohidratos que te durará todo el día.

7. La avena no es un alimento saludable

¿De verdad un alimento tan aburrido como la avena puede ser poco saludable? Muchos estadounidenses la consumen religiosamente, como si fuera un desayuno milagroso, pero no lo es. Puede disminuir los niveles de colesterol,[23] pero ésa no es la virtud extraordinaria que la gente esperaría. De hecho, un deslumbrante estudio longitudinal, publicado en *BMJ Open* en 2016, descubrió que la gente de más de 60 años con niveles bajos de colesterol tiene índices de mortalidad prematura *mayores* que la gente de más de 60 años con colesterol alto.[24] Independientemente de eso, la avena no es lo que baja el colesterol, sino el salvado de avena.

El principal problema de la avena es el mismo de cualquier otro cereal: dispara los niveles de azúcar en la sangre y te hace sentir más apetito. En un estudio muy citado, a niños con sobrepeso se les dio uno de tres posibles desayunos: avena instantánea, avena cortada y omelet, todos con la misma cantidad de calorías. Los niños que desayunaban avena instantánea ingerían 81% más comida en la tarde que los que desayunaban omelet. A los niños que desayunaban avena cortada les iba un poco mejor, pero seguían consumiendo 51% más comida que los que desayunaban huevo. Y ésa no era la única diferencia: en comparación con el grupo que desayunaba omelet, los niños que comían avena tenían mayores niveles de insulina, azúcar, adrenalina y cortisol (lo cual sugiere que el cuerpo percibe la avena como agente estresante).[25] ¿Cuál es la lección? Que hasta el cereal más "saludable" incrementará los antojos de comida más que las proteínas y las grasas. Además, si comes avena instantánea o de microondas, estás ingiriendo un cereal refinado a tal grado que ha perdido casi todo su valor nutricional. Sigo hablando con muchas personas que creen que la avena es la forma más sana de empezar el día, ¡pero realmente es como comer Froot Loops! Ten en cuenta una cosa más: aunque la avena no tenga gluten, puede contaminarse de gluten si se procesa en fábricas en las que también se procese trigo. Así que agrega la avena a tu lista de alimentos con gluten a evitar. Hasta la avena libre de gluten puede ser problemática para personas con sensibilidad al gluten.

8. Hemos abusado del maíz

El maíz es un caso particular. Es un cereal que la mayoría de las personas no considera saludable, sobre todo debido a su alto contenido de almidón. Pero hay un detalle: el maíz mismo —el fresco, también conocido como maíz dulce— contiene tanto fibra soluble como fibra insoluble que la flora intestinal convierte en ácidos grasos de cadena corta que disminuyen el riesgo de afecciones intestinales, incluyendo cáncer de colon. Todas las variedades de maíz fresco —ya sea blanco, amarillo, rojo o azul— contienen vitaminas y minerales (como potasio y magnesio) y fitonutrientes antioxidantes (sobre todo carotenoides como luteína y zeaxantina) que son buenos para la salud visual.[26] No obstante, el maíz actual sí contiene mucho almidón, debido a las hibridaciones que han intensificado su dulzura. Esto significa que no es ideal para quienes tienen problemas de peso o de control de azúcar en la sangre. Aun así, podemos comerlo en su estado natural, en mazorca fresca, siempre y cuando sea orgánica y no esté modificada genéticamente.

Dicho lo anterior, casi 90% del maíz que se cultiva en Estados Unidos está modificado genéticamente[27] y aparece de una forma u otra en alrededor de 70% de alimentos procesados, ya sea como edulcorante (el infame jarabe de maíz alto en fructosa) o en otros aditivos con largos nombres irreconocibles. El maíz modificado genéticamente también se suele cultivar usando un pesticida llamado atrazina, el cual está prohibido en Europa porque se ha demostrado que es un interruptor endócrino. (¡Los investigadores afirman que la exposición a atrazina convierte a sapos en ranas!)[28] En humanos, hay una posible conexión entre la exposición de la madre a la atrazina y la malformación prenatal de los genitales de hijos varones.[29] Por ende, si vas a comer maíz, asegúrate de elegirlo con cuidado.

9. El arroz tampoco es tan bueno

Siempre hemos creído que el arroz es un alimento saludable, pero tampoco es el caso. Todo el arroz es amiláceo, y el arroz blanco está tan refinado que ya no tiene nada de fibra. Se asocia con un mayor incremento de diabetes tipo 2, contrario a lo que ocurre con el arroz integral;[30] éste contiene más vitaminas, minerales y fitonutrientes que el arroz blanco, el cual carece tanto de nutrientes que el gobierno les exige a los productores que lo enriquezcan con vitaminas B y hierro.

Pero ¿por qué quedarnos sólo con el arroz integral? También está el arroz rojo, el púrpura y, mi favorito, el negro (también conocido como arroz emperador o prohibido), el cual puede sonar aterrador, pero sabe muy bien (pruébalo; no te decepcionará). Estas variedades coloridas tienen mucha más fibra que el arroz integral, así como muchas más sustancias benéficas, incluyendo antocianinas, los flavonoides que le dan el color a los arándanos azules y a la col morada. El arroz pigmentado se comía tradicionalmente en Asia por sus propiedades medicinales, ya que provee protección antioxidante, antitumoral, hipoglicémica y antialergénica.[31]

Así que sí, todo el arroz es amiláceo, pero las variedades coloridas tienen menos almidón que el arroz blanco. No obstante, hay otro problema potencialmente grave: el arsénico. El arroz contiene tanto el tipo orgánico inocuo como el tipo inorgánico, el cual puede causar cáncer.[32] El arsénico termina en la tierra, por culpa de los pesticidas y la crianza de aves, en donde lo absorben las plantas de arroz. (También puede encontrarse de forma natural en la tierra.) El arroz basmati blanco de California es el que tiene menos arsénico, mientras que el arroz integral es el que más tiene. No digo que debas evitar el arroz por completo, pero probablemente debas limitar su consumo a no más de una porción a la semana.

10. Algunos cereales que siempre son seguros

Para que no te quedes con la impresión de que los cereales no tienen cabida alguna en una dieta saludable, permíteme sugerirte un tipo de cereal que puedes comer con tranquilidad: los cereales extraños. Me refiero a los cereales integrales que no contienen gluten, no están altamente refinados ni industrializados, y nunca los encontrarás en los Twinkies, las galletas o la masa de pizza. En otras palabras, son cereales como la quinoa y el amaranto. Éstos son nutritivos, además de deliciosos, pero sobre todo no provocarán que se disparen tus niveles de azúcar en la sangre. Si la palabra *extraños* te desconcierta, siéntete con la libertad de considerarlos exóticos, aunque eso no sea del todo apropiado, ya que son bastante comunes en lugares como África, Asia y Latinoamérica. Hay muchos otros cereales extraños que son igual de benéficos y que aparecen mencionados al final de este capítulo. Es posible que encuentres algunos de ellos bajo la denominación de "granos ancestrales", un nombre que refleja el hecho de que no han sido hibridados ni manipulados genéticamente.

ALERTA GEEK:
Un poco más de ciencia cerealosa

Cuando consumimos alimentos con etiquetas como "harina de trigo integral", de inmediato creemos que estamos comiendo cereales integrales, pero no es así. Las normas de etiquetamiento dicen que, siempre y cuando las tres partes de la semilla están presentes en la harina en sus proporciones originales, entonces al producto resultante se le puede llamar "integral", como el "pan de trigo integral".[33] Es sólo que la semilla integral se procesa para convertirla en harina, que *no* es lo mismo que una semilla integral. Ésta es justo eso: íntegra. Una vez que se tritura para convertirla en harina, se puede decir que es de "cereal integral", aunque ya no sea *íntegro*. Si la etiqueta de una barra de pan dice que contiene cereales integrales, lo único que eso significa es que contiene harina de cereales integrales. Y, como ya sabes, la harina se comporta más como el azúcar en el cuerpo que como cereales integrales sin procesar.

He visto barras de pan de marcas comerciales que aseguran estar hechas no sólo con uno sino con varios "granos ancestrales saludables", como el amaranto. Sin embargo, cuando lees la lista de ingredientes (que es como la letra pequeña del contrato) te das cuenta de que esos cereales ancestrales ocupan los últimos lugares de la lista, lo que significa que representan una proporción muy pequeña del producto. Lo más probable es que no obtengas muchos de los nutrientes de los cereales integrales de esa barra de pan.

Lo ideal sería que comas cereales sin gluten, no cereales en forma de harina. Lo peor de todo es que el pan suele ser casi pura harina refinada, descrita de forma engañosa como "harina de trigo" y etiquetada como "integral" porque contiene un poco de harina de trigo integral. Por si eso fuera poco, una porción de apenas dos rebanadas incrementa los niveles de glucosa en la sangre más que dos cucharadas de azúcar de mesa. Dista mucho de ser un alimento saludable.

La desventaja de los monocultivos

Cultivos como el trigo, el arroz y el maíz suelen ser monocultivos, lo que significa que la misma planta se cultiva una y otra vez en el mismo campo, estación tras estación. Los monocultivos agotan los nutrientes de la tierra, por lo que requieren cantidades inmensas de fertilizantes y pesticidas artificiales. El USDA ha encontrado residuos de 15 pesticidas tóxicos en el maíz.[34] Alrededor de 95% de los campos de maíz en Estados Unidos contiene semillas recubiertas de neonicotinoides, un insecticida que se sabe que mata abejas, las cuales son parte crucial de todo el sistema agrícola.[35] Buena parte de los cereales de monocultivos se usa para alimentar ganado, de modo que comprar carne orgánica (así como cereales orgánicos) ayuda a disminuir los efectos negativos de la agricultura industrial.

He aquí algunos recursos que pueden ayudarte a comprar los mejores cereales: los más nutritivos, no hibridados y mejores para el ambiente y el planeta.

- **Bluebird Grain Farms:** Bluebird vende cereales integrales orgánicos producidos y triturados en su granja con certificación orgánica: www.bluebirdgrainfarms.com (en inglés).
- **Bob's Red Mill:** Es una de las principales marcas de cereales naturales, orgánicos y libres de gluten: www.bobsredmill.com (en inglés).

- **The Teff Company:** Es una de las principales empresas comercializadoras de teff, un cereal africano, en Estados Unidos. Cultivan el teff en Idaho, desde donde lo distribuyen: https://teffco.com (en inglés).
- **Thrive Market:** Puedes encontrar toda clase de cereales y arroces interesantes y extraños en la página web de Thrive Market: quinoa reliquia orgánica, amaranto, arroz salvaje, arroz integral germinado y hasta arroz de coco orgánico germinado: https://thrivemarket.com (en inglés).

En resumen

Los cereales pueden ser una excelente fuente de vitaminas, minerales y fibra. Además, seamos honestos: saben muy bien. Ésa es una de las razones por las cuales los estadounidenses llevan décadas atascándose de ellos. Sin embargo, los cereales no son aptos para todo paladar; hay mucha gente que debería evitarlos a toda costa por razones de salud, en las cuales ahondaremos a continuación. No obstante, si estás entre las personas que pueden incluir algunos cereales en su alimentación con absoluta seguridad, tu ingesta de cereales debe limitarse a lo mínimo. Reducir tu consumo de almidones ubicuos como el arroz y el trigo protege la salud y mejora el microbioma, además de que reduce el impacto ambiental de la agricultura industrial. El maíz, el arroz y el trigo son los cereales más importantes del mundo, pero cultivarlos consume muchos recursos, incluyendo agua, combustibles fósiles y fertilizantes. Si tienes alguna duda, ten esto en mente: un estudio publicado en *Journal of the American Medical Association* descubrió que la gente que participa en programas gubernamentales de alimentación (56% de la población en Estados Unidos) tiene la peor salud, incluyendo mayor riesgo de desarrollar diabetes, obesidad, inflamación y colesterol dañino. Los subsidios gubernamentales respaldan el cultivo de maíz (para hacer jarabe de maíz alto en fructosa), trigo, arroz y soya, mucho de lo cual se usa en los alimentos procesados.

En general, necesitamos reconocer los cereales como lo que son: premios. Yo los concibo como concibo el alcohol: me encanta el vino y también un poco el tequila, pero ambos son placeres ocasionales, de manera que no los bebo a diario, ni siquiera una vez por semana. Lo mismo con los cereales: son una indulgencia ocasional, no algo a consumir a diario. Aunque no soy fanático de la mayoría de los cereales, está bien incluir pequeñas cantidades en la alimentación, pero sólo debes comerlos si...

- **Son cereales integrales:** Si vas a comer cereales, deben ser naturales, integrales y frescos. Una vez que se pulverizan para hacer harina —incluyendo la harina de trigo o de arroz integral— se comportan como los dulces dentro del organismo y disparan los niveles de azúcar y de insulina en la sangre.
- **Son orgánicos:** Los cultivos orgánicos previenen la contaminación del agua, la tierra y el aire, y proveen un espacio seguro para las abejas y otra fauna salvaje. Además, los cultivan sin pesticidas como el Roundup, los cuales contaminan el ambiente, dañan la vida salvaje y dejan residuos tóxicos en la comida. Opta por cereales y maíz orgánicos y no modificados genéticamente.
- **Son extraños:** Experimentar con otros cereales inusuales (mijo, trigo sarraceno, amaranto, quinoa, arroz negro, entre otros), y reducir el consumo de maíz (salvo que sea orgánico y lo comas directo de la mazorca), arroz blanco y trigo es dar un paso sustancial en la dirección correcta. Es mejor para el ambiente y mejor para tu salud.
- **No contienen gluten:** Nuestro cuerpo no sabe qué hacer con el gluten. Por ende, si lo consumes, puede confundir a tu sistema inmune y desencadenar una cascada de problemas de salud. Aunque no padezcas celiaquía, es mejor evitar el gluten tanto como sea posible. Opta mejor por cereales libres de gluten y seudocereales como quinoa, teff y amaranto.

Aléjate de los cereales a toda costa si:

- Padeces diabetes tipo 2 o tienes elevados los niveles de glucosa en la sangre.
- Tienes problemas de control de peso o antojos.
- Padeces cualquier sensibilidad alimenticia, dado que muchas de ellas tienen sus orígenes en el gluten u otras sustancias presentes en los cereales.
- Tienes problemas digestivos, incluyendo síndrome de intestino irritable o reflujo gástrico.

- Padeces una enfermedad autoinmune.
- Experimentas distensión después de comer.
- Tus niveles de marcadores inflamatorios son elevados.

¿En serio necesitamos dejar de comer pan?

No realmente. Hay marcas de alimentos saludables que producen pan hecho con el grano entero de cereales (no sólo la harina) como espelta o centeno alemán (los cuales contienen gluten), o con semillas de girasol, y sin azúcar añadido. Por lo regular las rebanadas son delgadas, lo cual es una virtud añadida, de manera que son una buena opción. Asimismo, puedes encontrar buenas recetas para hacer pan con harinas de nueces, semillas y coco; experimenta con ellas. El otro día hice unos panqueques deliciosos con harina de coco, harina de almendra, huevos y leche de nuez de Macadamia, y quedaron exquisitos, así que decidí compartir la receta en mi sitio web www.foodthebook.com (en inglés).

Por lo demás, repetiré mi mejor consejo: come cereales extraños; nada de trigo, cebada, centeno, kamut, cuscús o avena.

¿Con cuánta frecuencia debo comer cereales?

Una vez al día. Como máximo.

¿Cuánto debo comer?

Una porción máxima de ½ taza.

Qué hacer si crees que puedes ser sensible al gluten

En este capítulo he hablado mucho del gluten y de por qué debes evitarlo. Algunas personas necesitan evitarlo más que otras, sobre todo quienes son intolerantes o sensibles al gluten. Pero ¿cómo saber si entras dentro de una de esas dos categorías?

En primer lugar, elimina de la dieta todos los cereales y cualquier otra cosa que pueda contener gluten, incluyendo alimentos preparados y cualquier cosa hecha en un restaurante, durante tres semanas. Luego reincorpora los alimentos de uno en uno y lleva registro de tus reacciones, si es que las hubiera.

Si eso no te da suficientes indicios, pídele a tu médico que te haga los siguientes estudios:

- Prueba Cyrex 3 (mide reacciones a 20 proteínas distintas del gluten y el trigo)
- Estudios de laboratorio convencionales para celiaquía:
  - Anticuerpos antigliadina IgG e IgA
  - TTG (transglutaminasa tisular IgG e IgA)
  - Pruebas HLA DQ2 y DQ8 (pruebas genéticas)

Cereales: ¿qué carajos debo comer?

Si hay algún cereal del que nunca antes hayas oído hablar, pruébalo. Los siguientes cereales puedes servirlos como guarnición, cocerlos en agua o caldo, y sazonarlos con cualquier verdura, hierba o especia de tu preferencia.

- Trigo sarraceno (alforfón), con el cual se hacen panqueques, fideos soba y kasha (es un primo del ruibarbo y no es familiar del trigo, a pesar de su nombre)
- Centeno integral (si no eres sensible al gluten)
- Amaranto
- Mijo
- Teff
- Sorgo
- Arroz negro
- Arroz integral
- Arroz rojo
- Arroz salvaje (en realidad es una semilla)
- Y el campeón actual entre los cereales extraños: la quinoa, un no cereal; técnicamente es un seudocereal emparentado con el betabel y las plantas rodeadoras, pero se cuece como un cereal, parece un cereal y es supernutritivo
- Maíz en mazorca, no modificado genéticamente

¿Qué hay del arroz blanco?

El arroz blanco no siempre es malo. Investigaciones recientes demuestran que cuando se cocina el arroz blanco y las papas, y luego se les deja enfriar, desarrollan algo llamado almidón resistente, el cual resiste la digestión, lo cual es bueno. También provee combustible para las bacterias benéficas del intestino y ayuda a mejorar el metabolismo. Así que cocina, enfría, recalienta a baja temperatura y disfruta.

Cereales: ¿qué carajos debo evitar (si padezco sensiblidad al gluten)?

- Trigo (intenta reemplazarlo por escanda o trigo ancestral)
- Cebada
- Centeno
- Espelta
- Kamut
- Farro
- Trigo modificado genéticamente
- Búlgur
- Avena
- Semolina
- Cuscús
- Cualquier cereal refinado

Nueces y semillas

Test de coeficiente nutricional

¿Verdadero o falso?

1. Las nueces engordan, así que hay que limitar su ingesta para evitar subir de peso.
2. La crema de cacahuate es una buena fuente de proteína.
3. Los pistaches ayudan con la disfunción eréctil.
4. Las mujeres que comen frutos secos, como nuez de Castilla o almendra, tienen menor riesgo de desarrollar cáncer de mama.
5. La leche de almendra es una excelente fuente de proteína y fibra.
6. Debes comer nueces dos o tres veces por semana para obtener el máximo de beneficios.

Respuestas

1. **Falso:** Los estudios demuestran que comer nueces puede ayudar a perder peso, ya que las grasas y las proteínas que contienen ayudan a restringir el apetito, aceleran el metabolismo y previenen la diabetes tipo 2.
2. **Falso:** El cacahuate no es una nuez; es una legumbre. Además, la mayoría de las cremas de cacahuate contienen jarabe de maíz alto en fructosa y aceites hidrogenados. El cacahuate también puede contener aflatoxinas (un tipo de moho cancerígeno).
3. **Verdadero:** Los pistaches mejoran la salud arterial y el flujo sanguíneo. Se ha demostrado que ayudan a combatir la disfunción eréctil.

4. **Verdadero:** La fibra que contienen los frutos secos mejora la salud del microbioma intestinal y ayudan a prevenir el cáncer. Los frutos secos también previenen la diabetes y la resistencia a la insulina, que son factores de riesgo de cáncer. Asimismo, se ha demostrado que las adolescentes que comen frutos secos tienen menor riesgo de desarrollar cáncer de mama cuando sean adultas.[1]

5. **Falso:** La mayoría de las marcas de leche de almendra casi no tiene proteína, y la leche de almendra suele contener mucha azúcar y espesantes que pueden dañar los intestinos. Las almendras enteras son una buena fuente de fibra, proteína y grasas benéficas; pero la leche de almendra no, a menos de que la hagas en casa.

6. **Falso:** Debes comer nueces a diario porque ayudan a combatir el aumento de peso, la diabetes tipo 2 y las cardiopatías. No te atasques; unos cuantos puñados al día bastan.

Recibe un dato alimenticio y una receta semanal directo de mi cocina. Inscríbete gratis en www.foodthebook.com (en inglés).

"En teoría, las nueces no son la gran cosa", escribe un blogger australiano especializado en salud y bienestar. Tiene razón… en teoría. De todos los alimentos integrales, las nueces y semillas son las que tienen mayor densidad nutricional, lo que significa que podemos obtener todos los nutrientes que éstas nos ofrecen de otros alimentos con menor contenido calórico. Los estadounidenses nunca han considerado que las nueces sean un alimento saludable. El consumo de frutos secos en Estados Unidos está por debajo del de muchos países del Mediterráneo y otras partes de Europa. La realidad es que nunca hemos esperado mucho de ellas: tendemos a comerlas en tazones mientras estamos esperando en un bar y bebiendo cerveza, o quizá las comemos tostadas en alguna parrillada una vez al año en vacaciones. Incluso en el supermercado, las nueces y semillas se encuentran en la sección de refrigerios, junto a las palomitas de microondas y las bolsas de Doritos, como si también fueran un alimento chatarra.

Las nueces adquirieron mala reputación en los años ochenta, cuando se pusieron de moda los consejos sobre dietas bajas en grasas que nos convencieron de que los alimentos altos en grasas eran bombas calóricas que explotarían en nuestro abdomen. Luego la engañosa pirámide nutricional de 1992 nos dijo que limitáramos el consumo de grasas tanto como fuera posible. En la cima de la pirámide, en una buhardilla diminuta que bien podría haber estado adornada con un cráneo y unos huesos cruzados, estaban las cosas que nos dijeron que sólo comiéramos de forma "esporádica": grasas, aceites, nueces, carnes, aves, lácteos y huevos.

Claro que, tan pronto el gobierno nos llevó por el camino de la grasofobia, la industria alimenticia se subió felizmente al tren con sus cargamentos de comida chatarra, libre de grasas y repleta de azúcar, que nos vendió como saludable. (Si no la conoces, te recomiendo que veas la publicidad de la marca SnackWell's.) Pero, antes de que la tinta con la que dibujaron la pirámide se secara, los especialistas empezaron a señalar sus deficiencias. ¿Cómo era posible que el gobierno disuadiera a la gente de comer nueces, huevo, aguacate, aceite de oliva y otros alimentos que han sido básicos en muchas dietas nacionales durante miles de años, incluso en países donde la obesidad y las cardiopatías son escasas?

Algunos de esos especialistas, entre ellos Walter Willett, jefe del departamento de nutrición de Harvard, sintieron tal indignación que iniciaron una campaña en contra de la pirámide del USDA y señalaron su falta de rigor científico.[2] Willet y sus colegas incluso crearon una pirámide nutricional alterna que no les ponía límites a las nueces ni a otros aceites y grasas saludables. Hoy en día sabemos que la pirámide nutricional estaba equivocada en muchas otras cosas, pero ese consejo que daba de reducir el consumo de nueces por su contenido graso y calórico será recordado como uno de los peores consejos alimenticios que jamás hemos recibido.

Al elegir qué vas a comer, siempre debes optar por alimentos que no te provoquen picos de azúcar en la sangre. Por eso las grasas y las proteínas deberían ser básicas en tu alimentación. Resulta que las nueces son una excelente fuente de ambas, además de que contienen mucha fibra, minerales y otros nutrientes sanadores. Lo mejor de todo, como verás a continuación, es que basta con un puñado al día para que haya un impacto positivo en la salud.

La ciencia de nueces y semillas

Básicamente, las nueces son semillas de fruta comestibles, envueltas por cáscaras duras. Hay muchas similitudes entre las nueces y otras semillas, pero la principal es que ambas están llenas de energía —en particular de grasas poliinsaturadas, monoinsaturadas, saturadas y omega-3— que es necesaria para el crecimiento de una nueva fruta. Eso ha sido lo que siempre se les ha recriminado. Pero ni las calorías ni las grasas de las nueces contribuyen a la obesidad, la diabetes o la mala salud como sí lo hacen las de los azúcares. Ni siquiera nos engordan; de hecho, hay estudios que demuestran que logran justo lo contrario.[3] Son una buena fuente de grasas poliinsaturadas saludables y antiinflamatorias; además, al igual que las semillas, contienen antioxidantes y minerales como zinc y magnesio en abundancia. Son buenas para la pérdida de peso (sobre todo de la peligrosa grasa visceral),[4] y para la salud arterial y la tensión sanguínea;[5] asimismo, disminuyen el riesgo de infartos y cáncer,[6] previenen la diabetes tipo 2,[7] y hasta pueden ayudarnos a ser más longevos.[8]

En lo que los expertos no se equivocan

Recientemente, las nueces y semillas han resurgido gracias a que investigaciones recientes resaltan su capacidad para ayudarnos a perder peso y prevenir cardiopatías, diabetes tipo 2 y otros problemas de salud. Es un giro de 180 grados de los tiempos en que se afirmaba que "las nueces engordaban".

En lo que sí se equivocan

Hasta hace poco, se equivocaban en todo. Si seguiste los lineamientos alimenticios más populares de los años ochenta y noventa, es probable que rara vez comieras nueces. Se desconocían sus beneficios y se les trataba como comida chatarra con muchas calorías. No es sorprendente si prestamos atención al contexto en el que las solemos servir: saladas en exceso, cubiertas de chocolate o convertidas en mantequillas mezcladas con azúcar, aceites industriales, colorantes artificiales, aditivos químicos y conservadores.

Siete cosas que necesitas saber
sobre las nueces y semillas

1. Las nueces parecen un alimento milagroso

En febrero de 2013 uno de los ensayos clínicos alimenticios más grandes jamás publicados demostró que comer grasa nos protegía de infartos y embolias. ¿Cómo lo supieron los investigadores? Haciendo que la gente incorporara nueces y aceite de oliva a su dieta.

Este estudio aleatorio controlado, publicado en *New England Journal of Medicine*, llamado Predimed (Prevención con dieta mediterránea), ha sido uno de los estudios nutricionales más extensos y rigurosos jamás realizados.[9] En él, investigadores españoles les indicaron a cerca de 8 000 personas con sobrepeso y diabetes (o con algún otro riesgo de cardiopatía) que siguieran una dieta mediterránea complementada con nueces o con aceite de oliva. Un tercer grupo, el grupo control, llevó una dieta baja en grasas. Al grupo de las nueces se le indicó que comiera un puñado grande de nueces de Castilla, almendras o avellanas a diario, además de seguir la dieta mediterránea estándar. Al otro grupo de dieta mediterránea se le indicó que consumiera un litro de aceite de oliva a la semana. El ensayo estaba diseñado para realizarse durante varios años, pero tuvieron que ponerle fin al cabo de cinco años, ya que los beneficios de comer nueces y aceite de oliva se volvieron tan evidentes que habría sido antiético obligar al grupo control a seguir haciendo la dieta baja en grasas.

Quienes comían nueces a diario exhibían un riesgo de infarto 30% menor. Cualquier medicamento que pudiera tener ese mismo efecto sería un éxito sin precedentes. De hecho, comer nueces disminuye el riesgo de infarto tanto como tomar estatinas, pero sin los efectos secundarios (ni los costos económicos). En estudios posteriores que analizaron los datos del Predimed, varios científicos observaron que, en comparación con el grupo de la dieta baja en grasas, los sujetos que comían nueces perdían más grasa visceral[10] y exhibían una mayor disminución de la tensión arterial,[11] del colesterol LDL y de la inflamación.[12]

Otro ensayo clínico publicado en la revista *BMJ Open* en 2014 comparó un grupo de gente al que se le asignó una dieta vegana baja en grasas con un grupo de gente a quien se le instruyó que comiera una dieta vegana alta en grasas que incluía nueces, aguacate y aceite de oliva.[13] El grupo que consumió más nueces y otros alimentos altos en grasas perdió más peso y exhibió mayores mejorías en sus niveles de colesterol y otros marcadores de riesgo cardiaco.

En 2016 un grupo de investigadores publicó en *BMC Medicine* un metaanálisis de 29 de los estudios más rigurosos sobre consumo de nueces. Tras combinar las evidencias de todos esos estudios, los investigadores concluyeron que comer un puñado de nueces al día disminuye el riesgo de afecciones coronarias en 30%, el riesgo de cáncer en 15% y el riesgo de diabetes en 40%. También protege contra insuficiencia renal, procesos neurodegenerativos y muerte prematura. Si extrapolamos esos hallazgos a otros países, el impacto de un mayor consumo de nueces sería gigantesco. Los investigadores estiman que apenas una porción de nueces al día podría prevenir 4.4 millones de muertes prematuras al año en Estados Unidos, Europa, sureste asiático y Pacífico occidental.[14]

2. Las nueces pueden ayudarte a bajar de peso

Las nueces son un buen ejemplo de cómo no todas las calorías son iguales. Una galleta Oreo tiene alrededor de 50 calorías, que es lo mismo que tres o cuatro nueces de Macadamia. Entonces, ¿cuál es la diferencia?

La diferencia es sustancial. De entrada, la gran cantidad de azúcar de la galleta incrementará tus niveles de triglicéridos, disminuirá los de colesterol benéfico, contribuirá a desarrollar hígado graso e incrementará la producción de hormonas de estrés. También disparará los niveles de azúcar e insulina en la sangre, lo que provocará que tu cuerpo almacene grasas y vuelvas a tener hambre en poco tiempo. De hecho, esa única galleta basta para treparte a una montaña rusa de subidas y bajadas de azúcar en la sangre, antojos y atracones que en última instancia te harán subir de peso. Las nueces de Macadamia tienen el efecto contrario. Tienen un alto contenido de proteína, fibra, vitaminas y minerales. Están repletas de grasas saludables y saciantes que mejoran tu perfil de colesterol y te hacen sentir menos hambre. No te provocarán picos ni caídas de azúcar o insulina en la sangre;[15] de hecho, mantienen la estabilidad de esos marcadores. Las nueces son el antídoto perfecto a los ataques de hambre, razón por la cual las investigaciones demuestran que la gente que las consume con regularidad aumenta menos de peso que quienes no las comen.

Un estudio publicado en la revista *Obesity* dio seguimiento a 8865 hombres y mujeres españoles y observó que, después de un periodo de 28 meses, quienes comían nueces dos o más veces por semana tenían 30% menos probabilidades de subir de peso que quienes rara vez o nunca las comían.[16]

En el *American Journal of Clinical Nutrition* se publicó un repaso de evidencias de la relación entre peso corporal y consumo de nueces y otros alimentos. En él, los investigadores examinaron tres estudios epidemiológicos prospectivos longitudinales: el Estudio de la Salud de las Enfermeras, el Estudio de Seguimiento de la Salud de los Profesionales y el Segundo Estudio de la Salud de las Enfermeras. Tras combinar la información, los investigadores observaron que la gente que reemplazaba los carbohidratos por nueces, aves, mariscos y otros alimentos con bajo índice glicémico bajaban más de peso en un periodo de cuatro años.[17]

Es irrefutable que, por muchas razones, comer nueces no te engordará; más bien, mejorará tu salud cardiaca y te protegerá de enfermedades crónicas. Por ende, ¿hay que incluirlas en la dieta? Por supuesto, pero de forma razonable. Los aguacates son fantásticos, mas no hay que comerse 10 al día. Lo mismo pasa con las nueces: disfrútalas, pero con moderación. Las investigaciones sugieren que necesitamos uno o dos puñados al día. Veamos ahora cuáles son los beneficios específicos que nos aportan.

3. Las nueces son bombas de antioxidantes

Todas las nueces contienen antioxidantes, los cuales son fabulosos para prevenir el cáncer. Pero ¿cuáles nueces tienen más? En orden:

* Pecanas
* Nueces de Castilla
* Avellanas
* Pistaches
* Almendras[18]

4. ¿Qué nueces debo comer y para qué?

Todas las nueces son nutritivas, pero las investigaciones han revelado los poderes nutricionales específicos de algunas de ellas.

Almendras	Las almendras disminuyen los niveles de colesterol malo y el riesgo de cardiopatías; reducen la posibilidad de infarto repentino debido al magnesio que contienen; ayudan a prevenir la diabetes al estabilizar los niveles de azúcar en la sangre, y aportan minerales como cobre y manganeso, y antioxidantes como vitamina E.
Nueces de Castilla	Las nueces de Castilla son buenas para todo, desde promover la salud ósea hasta prevenir el cáncer y controlar los niveles de azúcar en la sangre, pero principalmente ayudan a la función arterial.[19] También contienen altas dosis de grasas omega-3 (ALA, o ácido alfa-linoleico).
Nueces pecanas	Las nueces pecanas tienen alto contenido de minerales (en particular manganeso y cobre), y son igual de potentes que las nueces de la India cuando se trata de proveer antioxidantes anticancerígenos.[20] Asimismo, se les asocia con perfiles de colesterol favorables y buenos niveles de triglicéridos.[21]
Nueces de Brasil	Las nueces de Brasil tienen fama por sus altos niveles de selenio, un mineral importante para el metabolismo, la salud digestiva, la función tiroidea, la desintoxicación y la protección contra artritis.[22] Basta con comer un par de nueces de Brasil al día. Además, se ha demostrado que mejoran la salud cardiovascular y el colesterol.[23]
Avellanas	Al igual que las nueces de la India, las avellanas son buenas para la función endotelial y para evitar que el colesterol malo se oxide. Su capacidad antioxidante total es más del doble que la de las almendras.[24]
Pistaches	La arginina es un aminoácido presente en la carne, el pescado, los crustáceos, las semillas y, sobre todo, los pistaches. Produce óxido nítrico dentro del cuerpo, el cual mejora la función arterial y el flujo sanguíneo. De hecho, hombres que comieron de tres a cuatro puñados de pistaches al día durante tres semanas experimentaron mejor flujo de sangre al pene y erecciones más solidas, un efecto secundario del cual nadie se queja.[25]
Nueces de Macadamia	A diferencia de la mayoría de las nueces, las de Macadamia contienen la misma cantidad de grasas monoinsaturadas que el aceite de oliva y puede mejorar los niveles de colesterol en general.[26]

5. Asegúrate de no quitarles la piel

La piel de las nueces contiene niveles extremadamente altos de polifenoles, que son micronutrientes que ayudan a prevenir el cáncer y las
cardiopatías.[27] De hecho, la piel de las avellanas por sí sola tiene más
polifenoles que las almendras enteras. La piel de las nueces de Castilla
y de las almendras también es rica en nutrientes, así que cómela junto
con el resto de la nuez.

6. ¡No te olvides de las semillas!

Al igual que las nueces, cada variedad de semilla tiene su propio perfil
nutricional distintivo de grasas, minerales, antioxidantes, proteínas y
fibra. Los ácidos grasos omega-3 de las semillas de linaza disminuye
la inflamación y ayuda a prevenir cardiopatías y artritis reumatoide.
Además, estas semillas son maravillosas para aliviar y prevenir el estre-
ñimiento, y están entre mis favoritas (y hablo de la semilla entera, no
del aceite) porque contienen componentes especiales llamados lignanos,
los cuales nos protegen de cánceres relacionados con hormonas, como
el cáncer de mama y de próstata.[28] Aunque muchas plantas contienen
estos compuestos, las semillas de linaza tienen más de 75 veces la cantidad contenida en frutas, verduras, legumbres y otras semillas.[29] También
poseen altos niveles de grasas omega-3 de origen vegetal, o ALA.
   Nunca será mala idea incorporar una gran variedad de semillas distintas a tu dieta: semillas de calabaza, semillas de cáñamo, ajonjolí y chía
son algunas de las que deberías intentar comer con frecuencia. Puedes
echarles semillas de cáñamo o de chía a tus ensaladas y batidos favoritos.
El ajonjolí es ideal para platillos salados, como los sofritos de verduras o
el salmón silvestre con corteza de ajonjolí. El tahini, el cual está hecho
de semillas de ajonjolí molidas, es una de las mejores fuentes de calcio
y va de maravilla con aderezos de ensalada cremosos. Las semillas de
calabaza son una excelente fuente de zinc; puedes tostarlas en el horno
y comerlas como refrigerio (sólo no abuses de la sal), o incorporarlas a
ensaladas para darles un toque crujiente. Uno de mis almuerzos favoritos es el que llamo "ensalada grasa": combino un puñado de hortalizas
de hoja verde, verduras crujientes, aceitunas, aguacate y una lata de
salmón silvestre, y luego le rocío encima un puñado de semillas de calabazas frescas y recién tostadas. Puedes añadirle semillas a toda clase de

alimentos y platillos, pero ten cuidado con los aceites extraídos de ellas. Piensa que las semillas son como las frutas: a la mayoría de la gente no le causan problema si las come enteras, mas las versiones refinadas que concentran sus componentes principales son problemáticas. Está bien comer pequeñas cantidades de aceites de nuez de la India, Macadamia, linaza, almendra o cáñamo.

7. Las leches, harinas y mantequillas de nueces pueden ser sanas, pero depende de cuáles

Las mantequillas de nueces se están popularizando porque son un excelente refrigerio rápido (salvo por la crema de cacahuate, la cual ya discutí en el capítulo sobre las legumbres). Cuando viajo, siempre llevo conmigo un par de paquetes de mantequilla de almendra y nuez de la India para no tener que depender de la comida del aeropuerto o de los refrigerios de las máquinas expendedoras; mi marca favorita es Artisana.

Una de las razones por las cuales la gente tiene problemas para comer bien es que no planea su alimentación día con día: planean las vacaciones, planean el rediseño de la cocina, pero no lo que van a comer, y ésa es la receta del desastre nutricional. Por eso, yo sé por adelantado qué voy a comer cada día de cada semana, y llevo conmigo algunos refrigerios para no arriesgarme a tener una emergencia. Necesito protegerme de mí mismo porque soy capaz de comer todo lo que no debo si me encuentro hambriento en un aeropuerto lleno de opciones de comida rápida. Por eso siempre llevo un paquete de mantequilla de nuez, una barra de Primal Kitchen, una barra Tanka o una barra Bulletproof cuando salgo de viaje. Llevo refrigerios a base de grasas y proteínas, y siempre tengo suficiente comida en el portafolio para un día entero. Te recomiendo que hagas lo mismo. Puedes comprar pequeños paquetes de mantequillas de nueces en muchos supermercados o en Thrive Market (un supermercado en línea donde puedes conseguir productos saludables con descuento).

Sé sensato con las mantequillas de nueces. Cómelas con moderación y elige marcas que no contengan aceites añadidos, azúcares o cualquier otra cosa adicional; la etiqueta debe mencionar un solo ingrediente. Busca tiendas que preparen sus propias mantequillas de nueces, de modo que no consumas productos industrializados que puedan dañar los frágiles ácidos grasos. Un último detalle: cómpralos en pequeñas cantidades para que los aceites no se pongan rancios. Asimismo, guarda las nueces y mantequillas de nueces en el refrigerador o congelador.

Recomiendo harinas hechas de almendra, nuez de la India, avellana, coco y semilla de cáñamo, pues cualquiera de ellas es más saludable que las harinas a base de cereales. Sin embargo, recuerda que ninguna harina representa un alimento integral. Cuando se trituran las almendras o cualquier otra nuez, cambia la forma en la que el cuerpo humano las digiere. No consumas harinas de nueces sin control. Una galleta hecha de harina de almendra sigue siendo una galleta.

Las leches de nueces no conllevan los mismos problemas que los lácteos; es decir, no contienen hormonas (que hasta la leche orgánica contiene). Pero sí contienen aditivos como goma xantana y carragenano, los cuales pueden alterar la flora intestinal y causar permeabilidad intestinal. Tienes que leer las etiquetas con detenimiento, pues hasta la leche orgánica de nuez puede contener azúcares y otros aditivos. La malta de cebada, que es un edulcorante que se usa en algunas leches de nuez, también contiene gluten. Busca marcas que no contengan esos ingredientes.

ALERTA GEEK:
Un poco más de ciencia de nueces y semillas

Las lectinas son proteínas presentes en todas las plantas; las mantienen sanas y las protegen de depredadores.[30] Sin embargo, cuando las comemos en altas cantidades, pueden dañar el recubrimiento intestinal y contribuir a la permeabilidad intestinal.[31] Los fitatos de las nueces y semillas pueden ser benéficos, pero también se ha demostrado que alteran la capacidad del cuerpo de absorber el hierro (y quizá otros nutrientes) de los alimentos.[32] Por fortuna, es un problema fácil de resolver. Remojar y cocer disminuye sustancialmente las concentraciones de estos componentes, por lo que recomiendo remojar las nueces o semillas crudas en un tazón de agua tibia durante la noche. Problema resuelto. También puedes comprar nueces germinadas. En el contexto de los beneficios generales de nueces y semillas, las lectinas son un detalle menor del que yo no me preocuparía.

¿Las nueces y semillas son malas para el medio ambiente?

Hace unos años, mi correo electrónico estaba inundado de artículos con encabezados como "Tu obsesión con la leche de almendra está destruyendo el planeta". Dado que soy entusiasta de las nueces y las semillas, mis familiares y amigos recurrían a mí en busca de retroalimentación. "¿Debemos comer nueces y semillas? Sabemos que son buenas para nosotros, pero ¿son malas para el medio ambiente?"

Las almendras se han convertido en el fruto seco más popular en Estados Unidos, y California es el único estado del país donde se producen de forma comercial. De hecho, si comes almendras en cualquier parte del mundo, hay una alta probabilidad de que provenga de California, pues en ese estado se produce 85% del suministro mundial de almendras.[33]

Por desgracia, California es propensa a desgarradoras sequías, y la demanda creciente de almendras requiere mucha del agua disponible para la agricultura. La población de salmón rey del norte de California se ve amenazada, puesto que el agua de los ríos de por sí resecos está siendo desviada para usarla en el cultivo de almendras.[34] Sin embargo, lo que es un hecho es que las almendras no son el único alimento ni cultivo que requiere mucha agua. La producción de cualquier alimento requiere mucha agua, sea carne, lácteos, verduras y frutas. No podemos dejar de comer, entonces ¿qué hacemos? Lo que sí podemos hacer es dejar de desperdiciar. Cuando compramos comida y no nos la comemos, desperdiciamos agua, fertilizantes, pesticidas y vidas animales. Otra cosa que podemos hacer es reconocer que la leche de almendra no es tan nutritiva como nos han querido hacer ver; por lo regular está repleta de otros ingredientes y no tiene muchas almendras en realidad. (Consulta el capítulo sobre bebidas para saber más al respecto.) Puedes usar otros tipos de leche, como las de cáñamo, de nuez de la India o de Macadamia.

La clave para comprar las mejores nueces y semillas es elegir versiones orgánicas. Todas tienen grasas que absorben los pesticidas con facilidad. Muchas de las sustancias químicas que se usan en el cultivo de nueces y semillas son potencialmente carcinógenas, y se ha demostrado que dañan a las personas y a la vida silvestre circundante. En tu tienda de productos saludables local podrás encontrar excelentes opciones de nueces y semillas orgánicas, pero hay otras opciones también.

- Mi lugar favorito para comprar nueces y semillas orgánicas es Thrive Market: www.thrivemarket.com/nuts-seeds-trail-mixes (en inglés). Todo tiene descuento, lo que reduce el costo de comer saludable.
- Tierra Farm es un excelente sitio web que vende nueces y semillas crudas y orgánicas a granel. Sus productos provienen de fuentes responsables: www.tierrafarm.com/rawseedandnuts.aspx (en inglés).
- Cuando compres nueces y semillas orgánicas, busca que tengan certificación de comercio justo para apoyar el trato ético de los trabajadores agrícolas.

En resumen

Es difícil equivocarte con las nueces y semillas, siempre y cuando las comas crudas y sean orgánicas, de ser posible. Pero debes asegurarte de que no estén adulteradas con aditivos como azúcar, aceites refinados, saborizantes artificiales y colorantes, o cantidades excesivas de sal. Cómpralas en pequeñas cantidades para que las grasas no se pongan rancias o almacénalas en el congelador. Remójalas durante la noche y tenlas a la mano como refrigerios diarios. No comas más de un par de puñados al día, y no abuses de las mantequillas y harinas de nueces.

Nueces y semillas: ¿qué carajos debo comer?

- Almendras
- Nueces de Castilla
- Pecanas
- Avellanas
- Nueces de Brasil

- Pistaches
- Nueces de Macadamia
- Nueces de la India
- Semillas de calabaza

No es conveniente comer las siguientes semillas por sí solas, pero no por eso debes evitarlas. Combínalas con batidos o úsalas en otros platillos:

- Semillas de chía
- Linaza molida

- Semillas de cáñamo
- Ajonjolí

Nueces y semillas: ¿qué carajos debo evitar?

- Nueces cubiertas de azúcar, chocolate o cualquier otro dulce o caramelo
- Mantequillas de nueces con aceite, azúcar o sal añadidos (que suelen contener grasas trans tóxicas y jarabe de maíz alto en fructosa)
- Cacahuate, salvo en pequeñas cantidades (además, no son nueces en realidad)

Azúcares y edulcorantes

Test de coeficiente nutricional

¿Verdadero o falso?

1. El principal problema del azúcar es que consiste meramente de calorías vacías.
2. El jarabe de agave es una alternativa saludable al jarabe de maíz alto en fructosa y el azúcar.
3. La grasa saturada de la mantequilla y la carne causa afecciones cardiacas, a diferencia de los carbohidratos y el azúcar.
4. El azúcar puede ser más adictivo que la cocaína.
5. Uno de los beneficios de comer azúcar es que provee combustible al cerebro.
6. El jarabe de maíz alto en fructosa es azúcar con otro nombre.
7. Si quieres bajar de peso, reemplaza las bebidas azucaradas con refresco dietético.

Respuestas

1. **Falso:** El azúcar no es meramente calorías vacías. Causa afecciones cardiacas, diabetes y más. No sólo te engorda; te enferma, aun si no te hace subir de peso.
2. **Falso:** Puede sonar a que es saludable, pero es pura fructosa, la cual causa hígado graso, diabetes e inflamación, y genera colesterol dañino. Además, está procesado con sustancias químicas tóxicas.[1]
3. **Falso:** Es una mentira que nos han dicho. Ahora sabemos que el azúcar[2] en todas sus formas, y no la grasa, es la principal causa de cardiopatías.[3]

4. **Verdadero:** Comer azúcar tiene un impacto sustancial en las mismas partes del cerebro estimuladas por drogas adictivas como la cocaína y la heroína.[4] En estudios animales, las ratas se esfuerzan ocho veces más en conseguir azúcar que cocaína y, si ya son adictas a la cocaína, la cambian por azúcar como droga predilecta cuando se les da la oportunidad.[5]

5. **Falso:** Puedes obtener todo el azúcar que necesitas de frutas y otros alimentos integrales, y el cerebro puede obtener energía también de las grasas. De hecho, funciona mejor con grasas como el aceite MCT (proveniente del coco).

6. **Falso:** El jarabe de maíz alto en fructosa es un producto industrializado que se metaboliza de forma distinta al azúcar y que produce incluso más problemas que éste, incluyendo daños intestinales y hepáticos. También puede contener mercurio, el cual es un subproducto de su producción.

7. **Falso:** Los edulcorantes artificiales de los refrescos y otra comida chatarra te hacen comer más de lo que comerías si sólo consumieras azúcar. Además, pueden alterar la flora intestinal y promover la obesidad[6] y la diabetes tipo 2.[7] No bebas refresco, ni siquiera dietético ni de ningún otro tipo.

Recibe un dato alimenticio y una receta semanal directo de mi cocina. Inscríbete gratis en www.foodthebook.com (en inglés).

Si no fuera por el hecho de que lo consumimos en exceso, el azúcar ni siquiera merecería un capítulo propio en este libro. No es algo que necesitemos, así que dudo de siquiera llamarlo alimento. Si fuera un producto nuevo, el gobierno lo trataría como una sustancia peligrosa que requiere control y regulación, no algo que se les debe dar a los bebés y agregar a 74% de todos los alimentos empacados que se venden en supermercados.[8] De hecho, ni siquiera lo aprobarían como aditivo alimenticio porque es muy tóxico cuando se consume incluso en cantidades pequeñas. Si te fijas en el daño causado por el azúcar —obesidad, diabetes, cardiopatías,[9] cáncer, demencia, embolia, depresión—,[10] tendrías que preguntarte por qué lo sigues consumiendo en esas cantidades y, sobre todo, por qué se lo das a cucharadas a los bebés en forma de purés industrializados. En una ocasión, cuando trabajaba en emergencias en un centro de salud comunitario, llegó una mujer con su hijo de siete meses. El bebé estaba bebiendo un líquido café del biberón. Le pregunté a la madre qué era. "Coca-Cola", contestó. Le pregunté por qué le daba Coca-Cola al bebé, y su respuesta fue: "Porque le gusta". Claro que le gusta; el cerebro humano está programado para disfrutar el azúcar. Siempre es seguro comer cosas silvestres dulces, pues representan una fuente de energía inmediata que nos ayuda a almacenar grasas para temporadas de escasez. Sin embargo, el azúcar se ha vuelto una parte tan ubicua de nuestro panorama alimenticio que abusamos crónicamente de él. Casi 20% de nuestras calorías diarias proviene de bebidas azucaradas como refresco, bebidas energéticas, jugos, y cafés y tés endulzados.[11] Algunas encuestas del gobierno estadounidense estiman que el estadounidense promedio consume cada año 69 kilos de azúcar y alrededor de 60 kilos de harina (en comparación con los 66.5 kilos que se consumían en 1995).[12] En combinación, eso representa más de 350 gramos de azúcar y harina al año por cada hombre, mujer y niño en Estados Unidos. Es una dosis farmacológica que el cuerpo humano no está diseñado para procesar.[13]

Nuestra obsesión con el azúcar se deriva en parte del hecho de que, durante los últimos 50 años, nos han lavado el cerebro para creer que las grasas dietéticas causan infartos y obesidad, y que el azúcar no es más que calorías vacías e inofensivas. Los lineamientos nutricionales del gobierno federal nos convencieron de reemplazar los huevos revueltos y la mantequilla por yogurt de fresa bajo en grasas (el cual tiene la misma cantidad de azúcar que una lata de refresco) y jugo de naranja. Muchos seguimos esas recomendaciones al pie de la letra y cambiamos las grasas saturadas por azúcar. Pero, en vez de adelgazar y estar más sanos, engordamos y nos enfermamos más, lo cual se debe a que el azúcar es más que sólo calorías vacías: detona inflamación y acelera el aumento de peso[14] (sobre todo la acumulación de grasa visceral), lo que sienta las bases de infartos y embolias, y contribuye al desarrollo de cáncer y Alzheimer. El gobierno estaba muy equivocado. Es probable que sus consejos engañosos —que gobiernos de todo el mundo han acogido y reproducido— hayan cobrado millones y millones de vidas humanas. Un estudio publicado en la revista *Circulation* le atribuye 184 000 muertes al año al consumo de bebidas endulzadas con azúcar.[15] Imagina si extrapolamos eso a los dulces, las galletas, los pasteles, las tartas, los cereales de desayuno, la leche con chocolate, el yogurt de frutas y todos los otros alimentos industrializados comunes que están repletos de azúcar.

La Organización Mundial de la Salud, la Asociación Cardiaca Estadounidense y casi todas las otras grandes organizaciones especializadas en salud les advierten ahora a las personas que limiten su ingesta de azúcar añadido a no más de 10% de su consumo diario de calorías.[16] No obstante, la mayoría de la gente consume mucho más que eso. Un niño estadounidense promedio come el triple de eso,[17] y los estudios demuestran que muchos adultos no tienen idea de cuánta azúcar comen y, cuando se les pregunta, subestiman drásticamente la cantidad real.[18]

Eso se debe a que la industria alimentaria le agrega azúcar a prácticamente todo, no sólo a los productos obvios, como bebidas y refrigerios, sino también a alimentos como la sopa de pollo, la salsa para espagueti, las galletas multigrano, el tocino, el salmón ahumado y casi todos los aderezos de ensalada. ¿Por qué querríamos ponerle azúcar a la lechuga? Casi todos los edulcorantes añadidos que comemos provienen de alimentos procesados comprados en supermercados y de comida chatarra de restaurantes tradicionales y de comida rápida, y no de los alimentos que preparamos en casa desde cero.[19] No es el azúcar que le añades a tu comida, sino el azúcar que le añaden las corporaciones. Somos demasiados los que hemos permitido que la industria alimenticia secuestre nuestra cocina y, a cambio, ella nos ha envenenado para enriquecerse.

La clave para librarte de este problema está en conocer el daño que causa el azúcar, saber dónde encontrarlo y eliminarlo por completo durante unas cuantas semanas (prueba *La dieta détox en 10 días* de *La solución de la azúcar en la sangre*, o el plan détox de 10 días en la cuarta parte de este libro). Asimismo, sólo consume los endulzantes que tú le agregues a la comida. Cuando excluyas el azúcar de tu dieta, experimentarás menos antojos y menor tolerancia a los alimentos demasiado dulces. Lo mejor de todo, como verás a continuación, es que tu salud mejorará drásticamente.

¿Todavía se te antoja esa galleta?

La ciencia azucarada

Nuestros antojos de comida dulce tienen una explicación lógica. En la era preagrícola —es decir, durante casi todo el tiempo que los humanos llevamos en la Tierra—, el azúcar era una sustancia inusual, una forma concentrada de energía inmediata, presente sobre todo en la fruta silvestre y la miel. Los osos se atascan de salmón silvestre y no engordan, pero cuando se atascan de moras suben 230 kilos al final del verano, y entonces hibernan y pierden el peso, mientras que nosotros pasamos el invierno entero comiendo. Nuestro entorno alimenticio ha cambiado mucho desde la era de las cavernas, pero el centro de recompensa del cerebro todavía no se ha enterado; a él no deja de preocuparle la escasez de nutrientes. La evolución configuró el cerebro para que ansíe el acceso fácil a la energía que provee la glucosa. Nuestro cerebro será listo, pero sigue sin entender que tanta azúcar nos está matando.

Es fácil llegar a la conclusión de que el consumo excesivo de energía está causando la pandemia de diabetes: en 2014 la OMS estimaba que 422 millones de adultos tenía diabetes tipo 2, en comparación con los 108 millones en 1980; eso representa un incremento de 400%.[20] Como recordarás, 1980 marca el advenimiento de la recomendación de la alimentación baja en grasas y alta en carbohidratos. Aunque tenga menos de la mitad de las calorías de las grasas, el azúcar dispara la producción de insulina, la cual luego se desploma y genera más antojos de azúcar y almidones. En poco tiempo, las células dejan de responder a la insulina, y entonces empiezan los problemas: se desencadena la diabetes que causa estragos en el cuerpo. Pero eso no es todo: el azúcar también incrementa la tensión arterial, el colesterol, los niveles de triglicéridos y el riesgo de cardiopatías.[21] Promueve el desarrollo de cáncer y puede incrementar la recurrencia y los índices de mortalidad en pacientes con cáncer.[22] Acelera el envejecimiento de las células,[23] incluyendo las neuronas del cerebro, lo que incrementa el riesgo de demencia.[24] Asimismo, daña el hígado del mismo modo en el que lo hace el alcohol.[25] De hecho, el hígado graso causado por el consumo de azúcar se ha convertido en la principal causa de insuficiencia hepática. Si crees que la mejor alternativa al azúcar son los edulcorantes artificiales, recomiendo que reexamines tus creencias, ya que éstos pueden ser incluso peores para el cerebro y la salud metabólica.[26] En lugar de saciar los antojos, comer azúcar te impulsará a darte atracones de más azúcar y comida chatarra, lo que creará un círculo vicioso que derivará en obesidad y diabetes.

En lo que los expertos no se equivocan

Durante décadas ha habido evidencias de los peligros que plantean el azúcar y los carbohidratos procesados, sobre todo en personas con diabetes. La diabetes tipo 2 se conoce como "diabetes del azúcar" desde hace mucho porque los médicos buscaban en la orina de los pacientes la dulzura característica de la enfermedad. William Banting, un sepulturero británico, documentó el vínculo entre el azúcar y la obesidad en 1863, e instó al público a adoptar dietas bajas en carbohidratos.[27]

En lo que sí se equivocan

Los primeros lineamientos alimentarios federales, publicados en 1980, advirtieron a la población sobre los peligros de la grasa y el colesterol, pero prácticamente no mencionaron al azúcar. Existía la recomendación de comer menos azúcar para evitar las caries, pero los lineamientos declaraban que el azúcar no tenía nada que ver con la diabetes tipo 2 ni con las cardiopatías.[28] Se equivocaron.[29] Nos dijeron que era mejor comer azúcar que grasas porque el azúcar tenía menos calorías, pero ahora sabemos que no todas las calorías son iguales. Al culpar erróneamente a las grasas de la obesidad y los problemas relacionados con ella, el gobierno le dio a la industria alimenticia luz verde para verter cantidades ilimitadas de azúcar en la comida. Los estadounidenses renunciamos a las grasas y nos enganchamos con el azúcar... y ya sabemos cuál ha sido la consecuencia de ello.

Siete cosas que necesitas saber sobre el azúcar

1. El azúcar siempre fue el culpable

Hay un hombre al cual señalar como el responsable de la cruzada antigrasa que dio pie al auge de los alimentos azucarados en Estados Unidos. Ese hombre fue Ancel Keys, el fisiólogo de la Universidad de Minnesota cuya investigación, realizada en los años cincuenta y sesenta, dio forma a los lineamientos alimentarios estadounidenses que convencieron al mundo de desviar la mirada de la naturaleza tóxica del azúcar. Keys, un científico muy influyente, trabajó de cerca con el gobierno federal y la Asociación Cardiaca Estadounidense (AHA), e incluso figuró en la portada de la revista *Time* defendiendo las dietas bajas en grasas. Como vimos en el capítulo sobre carne roja, Keys convenció al mundo de que la grasa saturada era el peor de todos los villanos alimentarios, pero cometió un error crucial: a pesar de tener acceso a datos sobre grasa y cardiopatías de 22 países distintos, eligió a su conveniencia los seis países que le permitían defender su argumento e ignoró los otros 16 que lo refutaban.[30]

Cuando otros especialistas en nutrición incluyeron los datos de los 22 países, vieron que el panorama era distinto al dibujado por Keys. Un artículo publicado en 1957 que analizaba todos los países en conjunto concluyó que no había asociación alguna entre la ingesta de grasa y las cardiopatías.[31] Más o menos en esa misma época, John Yudkin, médico británico y profesor fundador del departamento de nutrición de Queen Elizabeth College, en Londres, argumentó que Keys y sus colegas pasaban por alto las evidencias que culpaban claramente al azúcar. Yudkin realizó múltiples estudios sobre los efectos fisiológicos del azúcar y observó que incrementaba los niveles de triglicéridos, insulina y hormonas de estrés, así como el peso corporal,[32] al tiempo que reducía el colesterol HDL y hacía que se espesara la sangre, una combinación mortal que aumenta la incidencia de infartos y la diabetes.[33] Yudkin publicó un libro aclamado, *Pure, White, and Deadly*, el cual encendió los focos rojos del azúcar e instó al público a adoptar dietas bajas en carbohidratos. Pero la visión de Keys ya se había arraigado, así que Yudkin fue humillado e ignorado.

"Si tan sólo una pequeña fracción de lo que sabemos sobre los efectos del azúcar se revelara en relación con cualquier otro material usado como aditivo alimenticio —escribió Yudkin—, lo prohibirían al instante."[34]

Keys no fue el único en usar la grasa como chivo expiatorio e ignorar el azúcar. En los años cincuenta y sesenta, la industria del azúcar se inquietó mucho con las investigaciones publicadas por Yudkin y otros críticos del azúcar. Un importante ejecutivo de la industria azucarera, llamado John Hickson, les escribió una carta a dos científicos de Harvard —Fred Stare y Mark Hegsted— en la que les pidió que escribieran un reporte que minimizara las investigaciones en torno al azúcar y concentrara la atención de la comunidad nutricional en la grasa saturada. Los dos científicos de Harvard accedieron. En 1967, en la prestigiosa revista *New England Journal of Medicine*, publicaron un repaso clínico que desestimaba el vínculo entre el azúcar y las cardiopatías, y culpaba de todo a las grasas saturadas. Por su trabajo, la industria azucarera les pagó a Hegsted y Stare el equivalente a 50 000 dólares actuales, detalle que ellos no mencionaron en su artículo. Fue sólo hasta 2016 que salió a la luz la relación entre Hegsted y Stare y los gigantes azucareros, después de que unos investigadores revelaran miles de documentos internos de la industria azucarera y publicaran una denuncia en *JAMA Internal Medicine*.[35] Hoy en día, ese artículo de 1967 jamás habría visto la luz gracias a la regla de los conflictos de interés, pero en ese entonces sentó las bases para casi media década de políticas nutricionales fallidas.

Ese repaso clínico de 1967 fue sumamente influyente. Básicamente afirmaba que el debate sobre el azúcar se había acabado y obligaba a otros investigadores a volcar su atención en las grasas saturadas. Luego, sus autores dieron forma a las recomendaciones y políticas nutricionales oficiales del gobierno federal. Hegsted se volvió jefe de nutrición del USDA, en donde en 1977 escribió el antecedente de los lineamientos nutricionales del gobierno que convencieron a varias generaciones de estadounidenses de adoptar dietas bajas en grasas. Su coautor, Stare, fue nombrado jefe del departamento de nutrición de Harvard, lo cual le dio mayor credibilidad a la aconsejada dieta baja en grasas.

En la actualidad, las industrias azucarera y de comida chatarra, así como sus aliados científicos, siguen engañando al público con respecto a los daños del azúcar. En 2015 se descubrió que el productor de bebidas azucaradas más grande del mundo (Coca-Cola) les pagaba a científicos millones de dólares para que restaran importancia al vínculo entre los refrescos y la obesidad.[36] Se ha dado a conocer que empresas productoras de dulces también les pagan a científicos para que publiquen artículos que sugieran que los niños que comen dulces pesan menos que los niños que no los comen.[37] Asimismo, en 2016 un grupo de científicos financiado por Coca-Cola, Pepsi, Kraft, Hershey's, Mars y otros productores transnacionales de comida chatarra publicó un artículo de alto perfil en *Annals of Internal Medicine* que tildaba las recomendaciones de bajarle al azúcar de "desconfiables" y seudocientíficas, una táctica que nos recuerda a las que usó en sus tiempos la industria tabacalera.[38]

Los gigantes de la industria azucarera quieren ocultar la verdad sobre sus productos, pero no te dejes engañar. Hay un consenso abrumador en la comunidad científica respecto a que el consumo de azúcar es el motor detrás de la epidemia de obesidad. Después de leer miles de artículos científicos y haber recibido a más de 10 000 pacientes durante tres décadas, estoy convencido de que la ciencia no podría hablar más claro: las calorías del azúcar son letales, y cualquiera que afirme lo contrario se equivoca o está mintiendo.

2. El azúcar es adictivo

A pesar de los intentos de la industria azucarera, ya no es ningún secreto que el azúcar es malo para la salud. No obstante, a pesar de su reputación letal, millones de estadounidenses tienen dificultades para renunciar a las galletas, el pastel, el helado y las bebidas azucaradas. ¿Por qué?

No es sólo porque nos encanten el azúcar y los sabores dulces; es porque estamos enganchados. La triste verdad es que el azúcar puede alterar de forma sustancial el metabolismo y la bioquímica cerebral, lo que provoca que tengamos antojos incontrolables. En un estudio publicado en el *American Journal of Clinical Nutrition*,[39] a hombres con obesidad se les dieron malteadas de leche que contenían igual cantidad de nutrientes y calorías; pero la mitad de ellos recibió jarabe de maíz con alto índice glicémico, el cual dispara los niveles de azúcar en la sangre, mientras que las malteadas del otro grupo contenían maicena con bajo índice glicémico, un carbohidrato que se digiere más despacio que el jarabe y que sólo causa un aumento gradual de glucosa en la sangre. Después de beber las malteadas, el grupo del jarabe de maíz reportaba sentirse mucho más hambriento que el otro grupo y terminaba comiendo mucho más después. A todos los sujetos se les realizaron escaneos cerebrales, los cuales demostraron que el grupo que había tomado jarabe de maíz tenía mayor flujo cerebral en el núcleo accumbens, la parte del cerebro que regula los antojos, las recompensas y los comportamientos adictivos; es la misma parte del cerebro que se activa cuando los alcohólicos beben un trago, cuando los ludópatas entran a un casino o cuando los drogadictos esnifan una línea de coca. Cuando este centro de recompensas se activa en respuesta a estímulos como el azúcar, se refuerza el deseo de dicho estímulo, lo cual, con el tiempo, da pie a los intensos antojos del comportamiento adictivo.

Un grupo de neurocientíficos publicó un estudio en *Neuroscience and Biobehavioral Reviews* que observó los efectos del azúcar en la bioquímica cerebral. Concluyeron que el azúcar produce un efecto similar al de los atracones y estimula el núcleo accumbens, "efecto clásico de la mayoría de las sustancias adictivas".[40] Esto tiene enormes implicaciones para nuestra concepción de la obesidad. Si mucho de lo que comen los estadounidenses es fisiológicamente adictivo, entonces los conceptos de fuerza de voluntad y responsabilidad personal son una ficción cuando se trata de perder peso. No es tu culpa estar gordo. Échale la culpa al comportamiento consciente de las grandes corporaciones que crean alimentos cada vez más adictivos. Michael Moss, reportero del *New York Times*, entrevistó a 300 ejecutivos, empleados y científicos, para luego escribir *Adictos a la comida basura*, una dolorosa mirada detrás de cámaras de cómo la industria alimenticia diseña deliberadamente alimentos adictivos.

3. Renunciar al azúcar mejora la salud en poco tiempo

El azúcar es ubicuo, y sus efectos en la química cerebral son tan potentes que librarnos de su yugo puede ser sumamente difícil. Pero he aquí algo de motivación: tan pronto renuncies al azúcar, tu salud mejorará en muy poco tiempo. De hecho, basta con 10 días sin azúcar para ver beneficios metabólicos y neurológicos sustanciales.

En un estudio publicado en la revista *Obesity* y financiado por los Institutos Nacionales de Salud, los científicos reclutaron a 43 adolescentes con sobrepeso que tenían al menos un indicio de síndrome metabólico, como niveles altos de azúcar, hipertensión o colesterol anormal.[41] En promedio, 27% de las calorías diarias que consumían esos jóvenes provenía del azúcar. Los investigadores hicieron una pequeña modificación a su alimentación: reemplazaron todos los alimentos dulces que comían —dulces, galletas, donas y pollo teriyaki (la salsa tiene mucho azúcar)— por almidones. No cambiaron la cantidad de calorías, de modo que los sujetos no bajaron de peso. El objetivo del estudio era ver si reemplazar el azúcar con carbohidratos de lento procesamiento podía mejorar la salud aunque no hubiera pérdida de peso.

Después de apenas 10 días, hubo cambios notables. En promedio, la tensión arterial diastólica de los sujetos disminuyó 5 puntos; el colesterol LDL, 10; y los niveles de triglicéridos, 33. Además, los niveles de glucosa e insulina en ayunas —que predicen la diabetes— mejoraron significativamente. En otro artículo, los investigadores profundizaron en los perfiles cardiovasculares de los sujetos.[42] Observaron que descansar del azúcar 10 días disminuyó sus niveles de APOC3 —una proteína asociada a cardiopatías— en 49%; también provocó que las partículas pequeñas y densas de colesterol LDL, las más aterogénicas (causantes de afecciones cardiacas), desaparecieran. Aunque puede ser problemático comer demasiados almidones, el estudio demostró que la fructosa —la cual se encuentra en el azúcar, pero no en los almidones— es uno de los principales motores del riesgo de cardiopatías por el impacto que tiene en los triglicéridos, el APOC3, el LDL pequeño y denso, y la tensión sanguínea.

A diferencia de la glucosa, la cual puede ser usada casi por cualquier célula del cuerpo, la fructosa se procesa casi exclusivamente en el hígado. Cuando consumes azúcar de mesa regular, el cuerpo la descompone en glucosa y fructosa, y manda esta última directo al hígado, en donde, por medio de un procedimiento conocido como lipogénesis, se convierte en grasas como triglicéridos y formas dañinas de colesterol. Esto desencadena una cascada de daño metabólico. La fructosa detona el desarrollo de hígado graso, que es un incremento de grasa e inflamación en el hígado;[43] además, crea grasa visceral, triglicéridos y partículas de LDL pequeñas y densas que causan cardiopatías y desatan estragos en el recubrimiento intestinal,[44] lo que deriva en permeabilidad intestinal e inflamación sistémica. La fructosa libre hace pequeños agujeros en el intestino, y luego las heces y las partículas de comida se filtran a la sangre, lo que activa el sistema inmune.

La fructosa, como puedes ver, es tóxica si se le consume sin la fibra que la acompaña en la fruta, y es especialmente tóxica en forma de jarabe de maíz alto en fructosa. Pero, por desgracia, la fructosa está en todas partes. Mientras que el azúcar de mesa es 50% fructosa y 50% glucosa, otros edulcorantes añadidos a los alimentos procesados suelen ser mucho peores. El jarabe de maíz alto en fructosa contiene entre 55 y 90% de fructosa; dado que es sumamente barato, las compañías productoras de alimentos lo adoran y suelen usarlo en lugar de azúcar normal en los alimentos procesados. En realidad, este jarabe representa más de 40% del total de edulcorantes calóricos que se añaden a los alimentos y las bebidas en la actualidad.[45]

La mejor forma de evitar el azúcar, el jarabe de maíz alto en fructosa y otros endulzantes es concentrarnos en comer alimentos reales, integrales y sin procesar. Sólo se requieren 10 días de détox del azúcar para ver mejorías sustanciales en los factores de riesgo de cardiopatías. Escribí *La dieta détox en 10 días* de *La solución de la azúcar en la sangre* como una guía para hacer un efectivo détox de azúcar durante 10 días. Los beneficios que trae a la salud han sido impresionantes. Un grupo que participó en nuestro programa no sólo bajó de peso y registró menores niveles de glucosa en la sangre y menor tensión arterial; también observo una disminución de 62% de todos los síntomas de enfermedad en apenas 10 días.

Si compras alimentos empacados, revisa la lista de ingredientes con detenimiento y cuídate de los múltiples eufemismos que los productores de alimentos usan para disfrazar los edulcorantes de sus alimentos. Hay más de 250 nombres para el azúcar, como "maltodextrina", que son casi imposibles de reconocer. Hasta los nutriólogos entrenados tenemos dificultades para identificar todos los azúcares que se esconden en las listas de ingredientes en la actualidad. Por eso, he aquí una pequeña guía...

4. Hay muchas formas de decir "azúcar"

Hay un viejo cliché que dice que los esquimales tienen 100 palabras para nombrar la nieve; entonces, tiene sentido que los estadounidenses tengamos tantas formas de decir "azúcar añadida". En general no encontrarás estos ingredientes en tu especiero, pues son ingredientes que se usan casi exclusivamente en alimentos procesados. El *New York Times* compiló una lista de 90 términos que puedes encontrar en las etiquetas, los cuales no son más que distintos tipos de azúcar añadida. He aquí algunas claves que te indicarán que algún ingrediente desconocido no es más que azúcar:

- Cualquier cosa con la palabra "agave".
- Cualquier cosa con la palabra "maíz" (a menos de que sea una mazorca), como jarabe de maíz alto en fructosa o endulzante de maíz.
- Cualquier derivado del arroz (a menos de que sea vinagre), como jarabe de arroz integral.
- Cualquier cosa que contenga la palabra "caña", como jugo de caña o jarabe de caña. Muchos productores de alimentos intentan disfrazar el azúcar en sus productos con términos como "jugo de caña evaporado", pero no te dejes engañar: siempre que veas un concentrado de fruta o jugo entre los ingredientes, no es más que azúcar disfrazado.
- Cualquier palabra con el sufijo "osa", como fructosa, dextrosa, maltosa, sacarosa o trehalosa.

- Cualquier cosa con derivados de la palabra "malta", como jarabe de malta o maltodextrina.
- Cualquier cosa que inicie con el prefijo "iso", como isoglucosa o isomaltulosa.
- Cualquier cosa con la palabra "jarabe", como jarabe de maple, jarabe de sorgo o jarabe de maíz. También toma en cuenta que hay una diferencia entre el jarabe de maple y el "jarabe para hot cakes", el cual suele ser pura fructosa.
- Por supuesto, cualquier cosa que sea dulce, como la melaza.
- Por último, como es de esperarse, cualquier cosa que contenga la palabra "azúcar", como azúcar de dátil, azúcar de coco, azúcar morena, azúcar de betabel o azúcar glas.

5. Los edulcorantes artificiales son malos para la salud

He aquí un ejemplo clásico de lo que ocurre cuando intentamos pasarnos de listos con la Madre Naturaleza. En lugar de aceptar el hecho de que comemos demasiada azúcar e intentar comer menos, buscamos el vacío legal mágico, una forma fácil de evitar hacer lo sensato. Lo vimos con las grasas trans y las margarinas, las cuales fueron creadas como reemplazos de la mantequilla, pero resultaron no ser seguras para consumo humano. Eso está ocurriendo de nuevo con los edulcorantes artificiales. Hay cinco con aprobación de la FDA: sacarina, acesulfamo, aspartame, sucralosa y neotame; este último sólo lo usan los productores de alimentos. Todos son malos para la salud. En un estudio sobre afecciones cardiacas, la gente que consumía bebidas dietéticas a diario tenía mayor riesgo de diabetes y síndrome metabólico.[46] En estudios animales, se ha demostrado que los edulcorantes artificiales son cancerígenos.[47] Además, causan estragos en la flora intestinal, pues destruyen las bacterias benéficas y causan intolerancia a la glucosa.[48] Asimismo, contienen sustancias llamadas excitotoxinas, las cuales pueden dañar las neuronas y parecen tener efectos secundarios neurológicos.[49]

Algo que sabe dulce y no tiene calorías parecería ser la cura perfecta para la adicción al azúcar, pero no lo es, y he aquí la explicación de por qué. Por lo regular, cuando comes o bebes algo dulce, va acompañado de muchas calorías. Pero esto no ocurre cuando consumes edulcorantes artificiales, y eso confunde al cerebro. El cerebro intuye que algo anda mal al percibir el sabor del azúcar sin las calorías acompañantes de la glucosa y la fructosa, e intenta corregir el desequilibrio causándote más apetito. En consecuencia, terminas comiendo *más* comida.[50] Los científicos han identificado que éste es el mecanismo responsable de que disminuir las calorías de forma errónea —por medio del consumo de edulcorantes artificiales— pueda engordarte en lugar de ayudarte a bajar de peso. También se ha observado que este desequilibrio causa hiperactividad, insomnio e intolerancia a la glucosa. Incluso se ha demostrado que comer yogurt endulzado con sacarina y aspartame causa aumento de peso, en lugar de pérdida, en comparación con comer yogurt endulzado con azúcar de mesa.[51] Los edulcorantes artificiales incrementaron el apetito, ralentizaron el metabolismo e incrementaron la grasa corporal en 14%, al tiempo que incrementaron el consumo de alimentos en apenas dos semanas. Parte importante del problema es que las sustancias químicas artificiales pueden ser miles de veces más dulces que el azúcar, lo que predispone al cerebro a esperar sabores cada vez más dulces.

Un grupo de científicos de Imperial College London analizó las investigaciones hechas sobre la relación entre bebidas endulzadas de forma artificial y la obesidad, y determinó que son tan problemáticas como las bebidas endulzadas con azúcar.[52] En un artículo que publicaron en 2017 en *PLOS Medicine*, llegaron a la conclusión de que no había evidencia sustancial de que las bebidas endulzadas de forma artificial promovieran la pérdida de peso, y que había inquietudes sustanciales en torno a sus efectos a largo plazo en la salud. También resaltaron que gran parte de los estudios (como 99%) que han observado beneficios derivados del consumo de edulcorantes artificiales fue financiada por la industria. Muchos de estos estudios son pequeños, mal estructurados y repletos de fallas, según observaron estos investigadores. Asimismo, ofrecieron una valoración brutal de las bebidas dietéticas y las denominaron un factor de riesgo para enfermedades crónicas: "No se les debe promover como parte de una alimentación saludable".

6. La amarga verdad sobre los alcoholes de azúcar

Los alcoholes de azúcar son endulzantes misteriosos con nombres indescifrables y orígenes turbios. Se derivan de plantas como frutas y verduras, y se usan sobre todo en la producción de alimentos industrializados, desde dulces y gomas de mascar, hasta caramelos para el dolor de garganta y vitaminas masticables. A diferencia de los edulcorantes artificiales, que pueden ser miles de veces más dulces que el azúcar, los alcoholes de azúcar suelen ser menos dulces; además, aunque menos que el azúcar, sí tienen calorías, las cuales el cuerpo no procesa muy bien que digamos. Estos alcoholes son fáciles de identificar en las listas de ingredientes; sus nombres terminan con el sufijo "ol", como manitol, sorbitol, xilitol y malitol.

Algunos expertos recomiendan consumirlos en lugar del azúcar o de los edulcorantes artificiales, pero yo sugiero limitar su consumo al mínimo. Los alcoholes de azúcar no se absorben del todo bien en los intestinos, lo que puede causar diarrea, distensión, flatulencias y otros malestares digestivos. También afectan la flora intestinal, causan sobrecrecimiento bacteriano y, sobre todo, te mantienen enganchado a la dulzura.

Sin embargo, de entre los alcoholes de azúcar, hay uno que quizá no sea tan malo como el resto: el eritritol, ya que casi no contiene calorías (0.2 calorías por gramo) y es casi 60% tan dulce como el azúcar. Es el único alcohol de azúcar que no causa malestares digestivos, pues los intestinos lo absorben en lugar de enviarlo al colon a que se fermente y cause problemas. No incrementa los niveles de glucosa ni insulina en la sangre, y, hasta donde sé, es el único alcohol de azúcar que se vende en tiendas para uso en el hogar. Sólo parece tener un problema: investigaciones recientes lo vinculan con aumento de peso porque se puede absorber y metabolizar.[53] Lo lamento, ningún alimento es gratuito, mucho menos las galletas.

7. Algunos endulzantes naturales son mejores que otros

Para recapitular, el azúcar es venenoso en ciertas dosis. No consumas más de cinco cucharaditas al día (aunque eso puede ser demasiado para algunas personas). La mayoría de los adultos consume un promedio de 22 cucharaditas al día, y los niños consumen hasta 35 cucharaditas. Los edulcorantes artificiales no son mejores, y los alcoholes de azúcar conllevan sus propios problemas. ¿Qué nos queda? Bueno, hay alternativas naturales al azúcar refinado, pero no son perfectas: tienen tantas calorías como el azúcar de mesa refinada y también refuerzan los antojos de cosas dulces. No obstante, algunos también aportan sustancias benéficas como antioxidantes. Los endulzantes naturales con menor nivel de antioxidantes son el agave, el jarabe de maíz y el jarabe de arroz integral; todos ellos proveen poco más que calorías. El néctar de agave, el cual sonaría como que debe ser bueno para la salud, es casi pura fructosa, que ya sabemos que enciende los focos rojos metabólicos. Hasta el azúcar de caña tiene más a su favor. Por otro lado, el azúcar de dátil y la melaza negra tiene prácticamente la misma cantidad de antioxidantes que una porción de arándanos azules,[54] lo cual no es ninguna sorpresa, ya que el azúcar de dátil no es más que dátiles enteros pulverizados. Casi igual de buenos son el jarabe de maple y la miel sin refinar. Cuando sea absolutamente indispensable endulzar algo, prueba con una de estas opciones. Recuerda que el mayor problema no es el azúcar que *tú* le agregas a la comida, sino el azúcar que las corporaciones le han inyectado a tus alimentos. Un refresco de 600 ml contiene 16 cucharaditas de azúcar; tú nunca le pondrías tanta azúcar al café.

La producción de azúcar es dañina para el medio ambiente

* **Azúcar:** Según la ong World Wide Fund for Nature (wwf), la producción de azúcar tiene consecuencias graves para el aire, la tierra, el agua y la vida silvestre. Una de las principales preocupaciones es que los molinos de azúcar contaminan los cuerpos de agua, lo que crea entornos tóxicos para la vida acuática. Un informe extenso de la wwf describe cómo los desperdicios y subproductos procesados que provienen de los molinos de azúcar "sofocan la biodiversidad en los cuerpos de agua dulce, sobre todo en ríos tropicales que de por sí tienen niveles bajos de oxígeno". En 1995, por ejemplo, la limpieza de molinos en Bolivia mató millones de peces en los ríos locales.[55] Por si fuera poco, la producción convencional de azúcar de caña y de betabel requiere cantidades brutales de pesticidas, incluyendo glifosfato, los cuales son dañinos para los empleados agrícolas, la vida silvestre y hasta los consumidores.
* **Jarabe de maíz alto en fructosa:** Recordarás que en el capítulo de los cereales te conté que el cultivo de maíz agota los nutrientes de la tierra. El procesamiento y la transformación química de ese maíz en jarabe de maíz alto en fructosa es un proceso que requiere muchísima energía. Lo peor de todo es que la producción

de maíz requiere más fertilizantes e insecticidas que la de otros cultivos. Los herbicidas y pesticidas que se usan para el cultivo de maíz contaminan los cuerpos de agua, lo que crea zonas muertas. Por si eso fuera poco, para refinar el jarabe de maíz alto en azúcar se usa Clorálcali, el cual contiene mercurio.

- **Splenda:** Según investigadores de la Universidad de Carolina del Norte, nuestro amor por el Splenda también es malo para los ríos y océanos. Cuando consumes un alimento o bebida con Splenda, el cuerpo sólo absorbe 10% de la sucralosa que contiene; el resto termina en el inodoro y, a la larga, llega a cuerpos de agua. La sucralosa no está regulada por la Agencia de Protección Ambiental de Estados Unidos (EPA), de modo que no sabemos qué consecuencias ha tenido la acumulación de décadas de sucralosa en peces y otros seres vivos de ríos, lagos y océanos. En la actualidad, la EPA considera la sucralosa un contaminante de inquietud emergente. Los investigadores que estudian este tema en la Universidad de Carolina del Norte han encontrado sucralosa en muestras de agua tomadas del río Cape Fear en Carolina del Norte, e incluso en muestras de agua recolectadas a 130 km de distancia de la costa de Carolina.[56]
- **Miel:** La apicultura comercial suele implicar prácticas como cortarles las alas a las abejas reina para impedir que abandonen la colonia. La apicultura industrial básicamente consiste en una crianza explotadora de insectos y conlleva el uso de fuertes pesticidas y la aparición de enfermedades misteriosas que surgen y arrasan con enormes cantidades de abejas y amenazan su población mundial. Se ha demostrado que una especie de pesticidas en particular, llamada neonicotinoides subletales, es especialmente dañina para ellas. Según las investigaciones, "al consumir directamente el néctar o el polen contaminado de plantas tratadas, las abejas se ven afectadas por los neonicotinoides, los cuales dañan su capacidad de recolección, aprendizaje y memoria".[57] Probablemente tampoco sean muy buenos que digamos para nosotros. Si las abejas están muriendo, eso representa grandes problemas para los humanos. Como seguramente sabes, las necesitamos para sobrevivir.

A continuación te comparto mis consejos para comprar azúcar de producción ética:

- Opta por azúcar de palma orgánica o jarabe de maple orgánico de comercio justo. Puedes encontrar buenas opciones en la página de Fair Trade USA: https://fairtradeusa.org/products-partners/sugar (en inglés).

- En cuanto a endulzantes naturales no calóricos, usa estevia, el cual se deriva de una planta y suele ser mejor para la salud y el medio ambiente que otras opciones. Busca productos con el sello de certificación de la Rainforest Alliance para asegurarte de que tu estevia haya sido cultivada y cosechada en campos con prácticas sustentables. Sin embargo, la estevia puede no tener efectos muy positivos en el metabolismo. De hecho, en términos comparativos con el azúcar y los edulcorantes artificiales o "naturales sin valor nutritivo", no hay diferencia en términos de ingesta total de calorías ni diferencia en los niveles de azúcar e insulina en la sangre entre el azúcar, la estevia y otros edulcorantes "sin valor nutritivo".[58] Por ende, no le des rienda suelta a su consumo. Para saber más sobre el sello de certificación, consulta www.steviaone.com/stevia-tomorrow-today-rainforest.php (en español).

- Si quieres miel, busca en tu región guías de consumo ético como la siguiente: www.ethicalconsumer.org/buyersguide/food/honey.aspx (en inglés).

En resumen

Sólo hay una solución a largo plazo al problema del azúcar: debemos desintoxicarnos del azúcar tanto como sea posible y dejar de consumirlo. Si seguimos comiendo cosas dulces, seguiremos ansiándolas. Aprender a vivir sin ellas puede tomarnos tiempo; requiere cultivar un aprecio por otros gustos que hacen la comida deliciosa: el salado, el ácido y hasta el amargo. Pero es posible. Dicho lo anterior, también hay que ser realistas: siempre nos gustará el sabor dulce. Hasta a los animales les encanta: pregúntale a cualquier oso que se atasca de miel o de arándanos silvestres antes del invierno. Por ende, necesitamos encontrar un camino saludable y razonable por el cual avanzar.

Si padeces resistencia a la insulina, diabetes, cáncer o una afección autoinmune, debes alejarte del azúcar y los endulzantes por completo. Pero el resto de la gente que cocine en casa recetas que requieran azúcar debe usar tan poco como sea posible y optar por las opciones más saludables.

Una de las cosas más importantes a recordar es la diferencia entre azúcar y azúcar añadida. Es esta última la que ha causado todos los problemas que discutimos aquí.

Endulzantes: ¿qué carajos debo comer?

- Jugos o purés de fruta fresca
- Melazas
- Azúcar de palma orgánica
- Azúcar de dátil
- Azúcar de coco
- Luo han guo
- Jarabe de maple orgánico
- Miel (usa las guías de consumo ético discutidas previamente)
- Estevia, de forma ocasional (sólo marcas con certificación de la Rainforest Alliance)
- Eritritol, también de forma ocasional, aunque investigaciones recientes sugieren que causa aumento de peso

Endulzantes: ¿qué carajos debo evitar?

- Edulcorantes artificiales de todo tipo
- Bebidas azucaradas
- Jarabe de maíz alto en fructosa o cualquier ingrediente con la palabra jarabe (salvo el jarabe de maple orgánico)
- Cualquier alimento con endulzantes que afirmen ser "100% naturales". Los principales infractores son el jarabe de agave, el jarabe de maíz, el azúcar de caña, el jugo de caña evaporado y el jarabe de arroz integral
- Alimentos empacados que contengan azúcar añadida u otros endulzantes innecesarios, como yogurt, salsa de tomate, pan, cátsup, dulces, sopas, cereales de desayuno, granola, aderezos de ensalada e incontables alimentos procesados. Si tiene una larga lista de ingredientes o aditivos con el sufijo "osa", suele ser señal de que esconden azúcares

- Azúcar blanca refinada
- Azúcar morena
- Aspartame
- Sucralosa (Splenda)
- Sacarina
- Acesulfamo-k

Bebidas

Test de coeficiente nutricional

¿Verdadero o falso?

1. El jugo de frutas es más saludable que el refresco porque contiene antioxidantes.
2. Después de hacer ejercicio, la mejor forma de restablecer los electrolitos es beber una bebida para deportistas.
3. Los postres son la principal fuente de azúcar añadida en la dieta estadounidense.
4. El café es la principal fuente de antioxidantes de muchas personas.
5. Las bebidas hechas con azúcar de caña son mejores que las hechas con jarabe de maíz alto en fructosa.
6. Beber una o dos copas de vino al día es bueno para la salud.
7. El agua embotellada es más segura que la del grifo.

Respuestas

1. **Falso:** El jugo contiene todo el azúcar de la fruta, sin la fibra que ralentiza su absorción en el cuerpo. No te comerías cinco manzanas de una sentada, pero las bebes con mucha facilidad. En efecto, el jugo contiene antioxidantes, pero puedes obtenerlos de otras fuentes: de moras o frutas enteras, por ejemplo. Los jugos "saludables" comerciales tienen más azúcar que una lata de Coca-Cola o Pepsi. De hecho, las compañías que hacen esos jugos suelen pertenecer a Coca-Cola o Pepsi. Evita darles a tus hijos jugos empacados.

2. **Falso:** La mayoría de la gente no necesita "restablecer" los electro-litos después de ejercitarse. A menos de que practiques deportes extremos en condiciones de mucho calor, no lo necesitas. Puedes comprar electrolitos líquidos y agregarlos al agua que bebes, lo cual es mucho mejor y te ahorra azúcares y colorantes. ¿Por qué querrías beber algo color azul neón que está repleto de azúcar?

3. **Falso:** Las bebidas endulzadas con azúcar son la principal fuente de azúcar añadido en la dieta estadounidense. Quienes consu-men bebidas endulzadas exhiben mayores índices de obesidad, cardiopatías, diabetes y cáncer.

4. **Aunque no lo parezca, es cierto:** No es que el café sea maravilloso, pero la mayoría de la gente lleva una dieta sumamente procesada y carente de antioxidantes, y el café es la principal fuente de la cual los obtienen.

5. **Falso:** Las bebidas hechas con azúcar de caña tienen casi el mis-mo efecto en los niveles de azúcar e insulina en la sangre que las bebidas hechas con jarabe de maíz alto en fructosa. No obstante, el jarabe de maíz también causa permeabilidad intestinal y puede contener mercurio, además de que la fructosa libre que contiene se vincula con el desarrollo de hígado graso.[1]

6. **Cierto:** Pero, si eres mujer, tomar una bebida alcohólica al día puede incrementar el riesgo de cáncer de mama hasta 40%.[2] El alcohol incrementa los niveles de estrógeno, razón por la cual a los hombres con panza cervecera les crecen los pechos y pierden el vello corporal.

7. **Depende:** A veces, el agua embotellada *proviene* del grifo, pero ninguna de las dos es tan saludable como el agua de filtro.

Recibe un dato alimenticio y una receta semanal directo de mi cocina. Inscríbete gratis en www.foodthebook.com (en inglés).

Este capítulo debería ser breve y sencillo, pues sólo hay una cosa que necesitas beber para mantenerte sano: agua potable. Sin embargo, el in-genio humano es incapaz de conformarse con eso. Tenemos una selec-ción casi infinita de bebidas novedosas e interesantes, pero la mayoría de ellas no es buena para la salud; de hecho, muchas fomentan la epidemia de diabetes y enfermedades crónicas que se está extendiendo por todo el planeta. Hablo de bebidas que contienen azúcar, edulcorantes artificiales, alcohol, aditivos químicos y otras cosas que no deberíamos ingerir, por no hablar de todos los contaminantes y otras porquerías en el agua que han convertido la única bebida que sí debemos beber en un riesgo para la salud. Hay buenas bebidas en el mercado que no son agua, pero tienes que ser un consumidor inteligente y leer las etiquetas con detenimiento. En este capítulo te enseñaré a evadir estos problemas si eliges tus bebidas de forma concienzuda.

La ciencia bebible

Como sabe bien cualquier niño que pone atención en la escuela, los seres humanos somos algo así como dos tercios de agua. El agua es parte de todos los tejidos, está presente dentro de todas las células y entre ellas. Constantemente la perdemos, ya sea a través de la exhalación, el sudor, las lágrimas, la orina u otras funciones fisiológicas, por lo que si no la reemplazamos sufrimos las consecuencias. Es biología elemental, pero las posibilidades para reemplazar dicha agua perdida se han convertido en fuente de muchas confusiones y controversias.

Éste es el punto de vista de un "especialista": "En una dieta bien balanceada, necesitamos beber dos litros de agua al día". Claro que no es fácil discutir con eso. Pero luego continúa: "Los refrescos pueden ser parte saludable de dicha ingesta. Rechazo cualquier argumento de que son dañinos".[3] Bueno, ¿qué otra cosa podríamos esperar del director de la Asociación Estadounidense de Productores de Bebidas, el grupo comercial de la industria refresquera, al hablar frente al Congreso estadounidense? A pesar de lo que afirma, es probable que esté al tanto de que las bebidas azucaradas causan alrededor de 184 000 muertes en el mundo cada año: 133 000 a causa de diabetes, 45 000 a causa de afecciones cardiovasculares y 6 450 a causa de cáncer.[4] Es como un aterrador episodio orwelliano donde el doble discurso oscurece la verdad.

Esto refleja el peor problema de las bebidas en la actualidad: les seguimos añadiendo azúcar. Es como si creyéramos que los líquidos no cuentan y que las cosas dañinas que contienen no nos afectan en realidad. Pero tienen el mismo efecto en la salud que las cosas que comemos. En todo caso, el daño es peor, ya que al menos la comida la masticamos y deglutimos, con lo cual saciamos el apetito. Las bebidas azucaradas, por el contrario, casi no tienen impacto alguno, razón por la cual es fácil tomar de golpe una botella de 600 ml de Coca-Cola —con sus 15 cucharaditas de azúcar— y acompañarla con una hamburguesa con queso y papas a la francesa. Es un montón de chatarra tóxica para una sola comida.

En lo que los expertos no se equivocan

¿Beber mucha agua? Es un consejo incontestable. ¿No beber demasiado alcohol? También es irrefutable. Pero, fuera de eso, lo demás es un tanto turbio.

En lo que sí se equivocan

En este caso, la lista es larga. Nos han dicho que el jugo de naranja es nutritivo, pero ahora sabemos que no es más que un vaso grande y refrescante de azúcar. Mientras tanto, el café ha sido considerado un peligro para la salud, lo cual no es del todo cierto. Nos han convencido de comprar "bebidas para deportistas" que no tienen nada que ver con deportismo saludable y "bebidas energéticas" que no tienen nada que ver con energía. Sin embargo, lo único que necesitas es agua, siempre y cuando no tenga plomo, contaminantes ni otras impurezas. Luego hay algunas bebidas que no son indispensables, pero que aportan una buena carga de componentes de origen vegetal. Ahondaremos en ellas más adelante.

Ocho cosas que necesitas saber sobre las bebidas

1. El refresco y las bebidas azucaradas son tan malas como crees

La venta de refrescos en Estados Unidos va en picada, está en su punto más bajo en 30 años, y las bebidas que menos se consumen son las dietéticas, lo que significa que la gente está empezando a reconocer los peligros de las variedades endulzadas artificialmente y sin calorías. No obstante, en Latinoamérica y el resto del mundo, el consumo de refresco ha incrementado 25%. Con esta información, ¿necesitamos dedicarle más espacio al argumento en contra de estas bebidas chatarra?

No lo creo. Las bebidas endulzadas con azúcar son el principal factor que contribuye a la obesidad,[5] y también se vinculan con diabetes tipo 2,[6] hígado graso,[7] insuficiencia renal,[8] tensión arterial alta,[9] cardiopatías[10] y demás. Fin de la historia, punto final: las bebidas azucaradas son letales.

2. El café no es veneno ni panacea

Hace no mucho tiempo, muchos estadounidenses conscientes de su salud se preguntaron si debían dejar de beber café. Ahora se preguntan si deberían empezar a tomarlo.[11] En años recientes, la reputación del café ha pasado de droga peligrosa para la salud a poción mágica que ofrece una larga lista de beneficios sorprendentes. Hay evidencias que sugieren que beber café de forma regular reduce el riesgo de cardiopatías, Alzheimer, cáncer de colon, cirrosis hepática, depresión y hasta muerte prematura.[12] El cambio de postura es radical.

Sin embargo, no está del todo claro por qué este amargo elixir ha sido relacionado con tantos beneficios a la salud. Lo que sí sabemos es que el café, tanto regular como descafeinado, contiene una buena cantidad de antioxidantes; de hecho, para mucha gente es la principal fuente de antioxidantes en su alimentación.[13] El café contiene vitamina C, magnesio, polifenoles, catequinas, flavonoides y ácidos clorogénicos, entre otros;[14] no obstante, los antioxidantes son su principal atractivo comercial. El café provee ¾ partes de la ingesta promedio de antioxidantes de la persona promedio, seguido en orden descendiente por fruta, té, vino, cereales y, por último, verduras.[15] Esto no significa que el café sea la bebida saludable por excelencia; más bien refleja el hecho de que la persona promedio no come suficiente brócoli, kale y arándanos azules.

No todas las noticias en torno al café son buenas. Puede incrementar la producción de insulina en personas que padecen diabetes tipo 2, y cualquiera con prediabetes debería abstenerse también.[16] Dado que el café es estimulante, también puede promover la producción de cortisol, la hormona del estrés, y la adrenalina, lo que puede causar agotamiento suprarrenal.[17] Pero la forma en que reaccionas al café tiene mucho que ver con tu genética; algunas personas pueden tomar una sola taza y tener batería para todo el día, y otras beben 10 tazas y aun así no pueden mantener los ojos abiertos. El café también puede causar taquicardia y, si bebes café con regularidad religiosa y te saltas una dosis, puedes experimentar síntomas de abstinencia como cefaleas, fatiga y ansiedad.

Si eres particularmente sensible a los efectos estimulantes del café, es señal de que debes beber menos. Puedes cambiarlo por fuentes alternativas de cafeína más gentiles, como el té verde o el té negro.

Por último, es importante considerar cómo definimos el "café" en la actualidad. La definición de antaño —es decir, una bebida hecha con agua y semillas de café tostadas— ha dado paso a una cantidad infinita de "bebidas a base de café". Starbucks y muchos de sus competidores venden malteadas disfrazadas como café: sus bebidas no son más que grandes tazas de leche, azúcar, sabores artificiales y crema batida con algo de café para darle un toque de cafeína. Un Mocha Chocolate Blanco de Starbucks tiene 470 calorías; casi todas son de azúcar. Estas cadenas son dispensarios de azúcar disfrazados de cafeterías. En última instancia, el café nunca implicará un riesgo para la mayoría de la gente, pero ten en cuenta que nunca será una buena fuente de nutrientes ni un reemplazo de los alimentos integrales con buena densidad de nutrientes que sí deberías comer.

3. La mejor agua no viene embotellada

El problema con el agua es que es esencial para la vida, pero casi todo lo que hacemos como sociedad tiene un impacto negativo en las fuentes de agua potable, desde las industrias hasta las prácticas agrícolas y los sistemas de transporte. Incluso los hábitos cotidianos más mundanos —lavar la ropa, conducir al trabajo, lavar los platos— puede contaminar las fuentes de agua. Según el Grupo de Trabajo Ambiental, la EPA ha establecido regulaciones para restringir más de 90 contaminantes del agua. No obstante, seguimos bebiendo arsénico, plomo, mercurio y cromo hexavalente, la famosa toxina que Erin Brockovich sacó a la luz (y que sigue contaminando hasta la fecha).[18] Quizá creas que puedes escapar del problema si bebes agua embotellada, pero no hay garantía alguna: un análisis del Grupo de Trabajo Ambiental encontró al menos 38 contaminantes en 10 marcas populares de agua embotellada. A pesar de sus despampanantes nombres y las imágenes de manantiales y montañas majestuosas en sus etiquetas, muchas de las compañías de agua embotellada obtienen esa agua de los suministros municipales, no de manantiales prístinos y montañas cubiertas de nieve. Un estudio de cuatro años realizado por el Consejo de la Defensa de los Recursos Naturales (NRDC) concluyó que no hay garantía de que el agua embotellada esté más limpia que el agua del grifo. Un estimado de 25% de las marcas que probó el NRDC contenía agua del grifo, "a veces tratada, a veces no".[19] Además, el agua embotellada es un gran problema ambiental —aun si reciclas las botellas—, pues el plástico está destruyendo los océanos; de hecho, las botellas de plástico contienen ftalatos y otros plásticos dañinos, como BPA.

Si quieres agua potable limpia y no contaminada, la única solución a prueba de balas es comprar un filtro de agua de ósmosis inversa, el cual somete al agua a tres fases de filtrado distintas, incluyendo una con carbón. Hay que pagar un par de cientos de dólares por un filtro que se instala debajo del grifo, o menos de 1 000 dólares por un sistema para toda la casa, el cual garantizará que el agua con la que te bañes y uses para lavarte los dientes tampoco contenga sustancias venenosas. Suena costoso, pero, si puedes costearlo, es una inversión relativamente pequeña que te traerá muchos beneficios a lo largo de tu vida.

4. La leche de soya ya no es lo que era

La leche de soya ha sido esencial en la cocina de Asia oriental durante miles de años. En su forma más sencilla, se prepara remojando los frijoles de soya durante la noche y luego moliéndolos con agua. Se introdujo comercialmente a Estados Unidos en los años setenta, y al poco tiempo ganó fama como alternativa para los millones de estadounidenses que no toleraban los lácteos. La popularidad de la leche de soya no tardó en abrir las puertas a menjurjes similares hechos de nueces, semillas, legumbres y arroz. Estas bebidas, si se preparan en casa, son relativamente nutritivas, pero la historia es otra cuando compras un cartón de leche de almendra o soya en el supermercado local y lees la etiqueta.

En muchos casos, las versiones industrializadas de esas bebidas contienen azúcar y saborizantes artificiales. Hasta las versiones orgánicas y sin endulzar contienen aditivos extraños que hacen que el agua de nuez o arroz sepa más parecida a la leche de vaca. Entre estos aditivos están los carragenanos, un agente espesante que se usa en los helados, el yogurt, el queso cottage y otros productos lácteos. Es un derivado de algas marinas, pero no es una inocente verdura marina, sino un irritante que causa cáncer en ratas de laboratorio.[20] En humanos, los carragenanos se asocian con úlceras, permeabilidad intestinal e inflamación.[21] Carecen de valor nutricional, pero aun así la FDA ha aprobado su uso en la fórmula para bebés. En realidad debes evitarlos siempre que sea posible y alejarte de cualquier bebida que contenga espesantes como gomas —goma xantana, guar guar, goma de algarrobo— y cualquier cosa que suene a que fue creada en un laboratorio.

No te pierdes de mucho al evitar estas bebidas industrializadas. De hecho, muchas alternativas de la leche carecen tanto de nutrientes que las empresas necesitan enriquecerlas con vitaminas y minerales añadidos para que al menos parezcan ser benéficas. Sólo la leche de soya contiene una cantidad significativa de proteína. Sin embargo, también trae sus propios problemas, entre ellos una cantidad considerable de fitoestrógenos, los cuales imitan los efectos del estrógeno en el cuerpo humano. Lo peor es que muchas variedades de leche de soya están hechas con proteína aislada de soya potente e hiperprocesada, y no con los frijoles enteros. Si ansías los nutrientes de las almendras, los frijoles de soya, las avellanas, el cáñamo o las nueces de la India, es mejor comer la versión íntegra.

Si de verdad necesitas algo más que agua para reemplazar los lácteos, te recomiendo algunas opciones. Para empezar, preparar tus propios sustitutos de leche en casa es fácil: remoja una bolsa de almendras, avellanas o nueces de la India en un tazón durante la noche para que se suavicen, y luego lícualas con agua y un poco de extracto de vainilla. Remojarlas ayuda a liberar sus nutrientes, lo que hace que sea más fácil absorberlos. Pero prepara tandas pequeñas, pues la leche vegetal se hace rancia si la dejas mucho tiempo en el refrigerador. Si quieres recetas detalladas de leches de almendra y otras nueces, puedes encontrarlas en mi libro *Come grasa y adelgaza*.

Otra excelente opción es la leche de coco. Es tersa y cremosa, y está llena de triglicéridos de cadena media (MCT), un tipo de grasa especial propia de los cocos. Los MCT son supergrasas que aceleran el metabolismo y los mecanismos de quema de grasas.[22] Hay estudios que demuestran que ayudan a perder peso porque el cuerpo las aprovecha de forma más eficiente que otras grasas.[23]

Uno de mis momentos favoritos para usar la leche de coco es el desayuno. Mezclo un puñado de nueces de Castilla, nueces pecanas, semillas de calabaza, semillas de chía y semillas de cáñamo en la licuadora, junto con algunas moras, mantequilla de almendra y leche de coco, y lo lícuo todo. Lo llamo batido graso. Está lleno de grasas de alta calidad, proteínas, fibra y antioxidantes, y me mantiene lleno de energía toda la mañana. Puedes comprar leche de coco en el supermercado o en tu tienda de productos saludables local; sólo asegúrate de que no contenga agentes espesantes o aditivos extraños. También puedes preparar tu propia leche de coco en casa: basta con hacer puré unas cuantas hojuelas de coco orgánico en la licuadora con agua caliente, y luego filtrar la mezcla con un paño de algodón para extraer la leche. La bebida resultante es espesa, cremosa, exquisita... y mucho más nutritiva que cualquier leche que puedas encontrar en un supermercado.

5. Los jugos pueden ser benéficos... dependiendo de los ingredientes

Últimamente se ha disparado el interés en los jugos, desde bares de jugos hasta limpias y jugos prensados en frío de venta en los supermercados. La industria de estas bebidas genera 2000 millones de dólares al año, y por buenas razones. A mí me encantan los jugos verdes hechos sin azúcar, fruta u otras sustancias que no sean de origen vegetal. Muchos "jugos verdes" con fruta añadida contienen más azúcar que una lata de refresco. Si son jugos verdes de verdad (con limón y jengibre añadidos está bien), son una excelente forma de incluir muchas vitaminas, minerales, nutrientes desintoxicantes y componentes anticancerígenos. Pero hay que ser cuidadosos, ya que los jugos de fruta pueden ser problemáticos: a fin de cuentas, el azúcar sigue siendo azúcar, sin importar si viene de un jugo de naranja o de un refresco de naranja. Para obtener un vaso de 250 ml de jugo de naranja hay que exprimir de cuatro a cinco naranjas, lo que representa alrededor de 21 gramos de azúcar. ¡Es casi tanto como lo que contiene la misma cantidad de Coca-Cola! Hacer jugos de fruta los priva de la fibra, lo cual, como vimos en el capítulo sobre fruta, tiene un efecto negativo en la forma en la que el cuerpo digiere y absorbe sus azúcares.

Pero, si en vez de eso haces jugos de verduras, obtendrás una dosis potente de fitoquímicos y compuestos protectores sin la desventaja del azúcar. Recomiendo hacer jugos de verduras orgánicas como kale, espinaca, brócoli, acelga y apio. También viene bien agregarles rábano, pepino, betabel y zanahoria, aunque de estas dos últimas sólo en cantidades prudentes, pues se convierten en azúcar al hacerlas jugo. Para darle un toque electrizante al jugo, agrégale limón y un montón de especias y plantas que de otro modo no comerías, como cilantro, perejil y jengibre. Usa versiones orgánicas siempre que sea posible. Además, si vas a agregarle frutas, que sean frutas bajas en azúcar: arándanos azules, frambuesas y fresas. Evita las frutas con más azúcar, como las uvas y la piña. Un poco de manzana tampoco viene mal.

Es cierto que hacer jugo las verduras les quita toda la fibra de las plantas, pero toma en cuenta que la fibra no es la única parte benéfica de las verduras, también los fitonutrientes son importantes. No digo que debas reemplazar todas las comidas por jugos verdes pero, si puedes obtener una taza de fitonutrientes sin azúcar, es algo positivo. Además, no necesariamente debes deshacerte de la pulpa sobrante; puedes usarla para hacer panqués, paletas heladas, quiches o hasta guisados. Hacer jugos es una buena forma de variar la preparación de las verduras. Si tienes un montón de verduras que quizá se desperdicien si no las consumes pronto, dales buen uso echándolas al extractor. Entre más plantas y verduras consumas, mejor. Una de mis combinaciones de jugo favoritas es kale, manzana, pepino, apio, limón, perejil, jengibre y rábano daikon; es delicioso, refrescante y lleno de fitoquímicos que promueven la recuperación, la reparación y el rejuvenecimiento. Si lo prefieres, puedes licuarlas para hacer batidos, de modo que no te quedes sin la fibra.

6. La verdad sobre el vino

Las investigaciones sobre el alcohol y sus beneficios a la salud empiezan a parecer sólidas, aunque aún no sean incontestables. Hay múltiples estudios longitudinales que demuestran que la gente que consume pequeñas dosis de alcohol, sobre todo vino, es menos propensa a desarrollar enfermedades. También tienen mayor expectativa de vida que los abstemios (quizá es sólo porque se divierten más). Un metaanálisis longitudinal publicado en *Archives of Internal Medicine* combinó 34 estudios prospectivos hechos con hombres y mujeres de todo el mundo, y observó que quienes consumían alrededor de una o dos bebidas al día eran un poco más longevos que quienes no bebían en lo absoluto.[24] No obstante, son estudios de correlación, lo que significa que no prueban que haya una relación causa-efecto. A medida que aumenta el número de bebidas diarias, también incrementa el riesgo de mortalidad. La gente que bebe mucho tiene menor esperanza de vida que quienes se abstienen; dicho de otro modo, un poco de alcohol es mejor que nada, pero fuera de eso no tiene mayores beneficios, sólo desventajas.

Lo mismo ocurre con el alcohol y las enfermedades crónicas. Un metaanálisis longitudinal publicado en *Journal of the American College of Cardiology* observó que un consumo "bajo a moderado" de alcohol tiene cualidades cardioprotectoras.[25] Otro estudio publicado en *Annals of Oncology* descubrió que beber poco disminuye el riesgo de algunas formas de cáncer en hombres.[26] Sin embargo, tanto el riesgo de cardiopatías como el de cáncer se incrementa entre quienes consumen más de un trago al día.

Estos estudios conllevan los problemas habituales de los estudios epidemiológicos longitudinales: no pueden demostrar una relación causaefecto. Puede haber otros factores en juego que protejan a la gente que ocasionalmente bebe. Es posible que lleven dietas más nutritivas o se ejerciten con más frecuencia. No obstante, hay evidencias de estudios más rigurosos que sugieren que estos hallazgos no son mera casualidad. En un ensayo aleatorio controlado publicado en *Annals of Internal Medicine*, los investigadores reclutaron a 224 adultos abstemios con diabetes tipo 2,[27] a quienes les asignaron tomar una de tres bebidas todas las noches con la cena durante dos años: vino tinto, vino blanco o agua mineral. El estudio descubrió que las personas en los dos grupos consumidores de vino tenían mejor control de los niveles de glucosa en la sangre, mientras que el grupo que sólo bebió agua no exhibió mejoría alguna. Pero al grupo que bebió vino tinto le fue mejor: experimentaron reducciones de factores de riesgo cardiovascular, sus niveles de colesterol HDL incrementaron, y su colesterol total y perfil de lípidos mejoraron.

En conjunto, la investigación sugiere que pequeñas cantidades de alcohol pueden ser benéficas, sobre todo si se trata de vino tinto, el cual contiene antioxidantes y flavonoides como resveratrol y quercetina, lo cual mejora la salud arterial, disminuye la inflamación y protege las mitocondrias, que son las fábricas de las células que convierten los alimentos que consumimos y el oxígeno que respiramos en energía.[28] No obstante, los estudios que demuestran los beneficios del resveratrol observaron que las ratas tenían que consumir una cantidad equivalente a la que se encuentra en 1 500 botellas de vino tinto para beneficiarse. Es posible obtener dosis terapéuticas en forma de pastilla, pues el vino en realidad no es una fuente confiable de resveratrol. La clave —y no me cansaré de subrayarlo— está en la moderación: limítate a no más de una copa de vino por las noches o 30 ml de algún licor. Un estudio publicado en *American Journal of Clinical Nutrition* observó que gente que consumía apenas dos bebidas alcohólicas en una sentada dejaba de quemar grasas igual de rápido apenas dos horas después.[29] Aunque está bien tomar pequeñas cantidades de vino y licores, la cerveza está fuera de la ecuación, pues tiene muchísimos carbohidratos (una lata de cerveza tiene la misma cantidad de carbohidratos que una rebanada de pan blanco) y gluten. Los cocteles dulces también están prohibidos, y las alternativas a la cerveza, como sidra, no son mucho mejores.[30]

7. Tira las bebidas deportivas y energéticas a la basura

Estas bebidas son menjurjes modernos inútiles, así que deshagámonos de ellas de una buena vez. Las bebidas "deportivas", como Gatorade y sus imitaciones, se inventaron para reponer el sodio y el potasio perdidos bajo el sol caliente. Aunque es verdad que el ejercicio intenso bajo el sol puede hacernos perder esos minerales, los atletas definitivamente no necesitan consumir los niveles descabellados de azúcar contenidos en una botella de bebida deportiva. La mayoría de la gente no necesita beber otra cosa que no sea agua cuando nos ejercitamos; pero si te ejercitas de forma tan intensa que necesitas reponer fluidos, puedes comprar electrolitos en polvo o en forma líquida y añadírselos al agua potable para obtener los mismos resultados sin tantas calorías. También puedes beber agua de coco o de sandía para hidratarte mejor y de forma más saludable.

Las bebidas "energéticas", como Red Bull, contienen cantidades excesivas de cafeína, azúcar, saborizantes artificiales, colorantes, estimulantes y otras sustancias químicas indeseables. Pueden provocar hipertensión arterial, arritmias y hasta la muerte.[31] La infame marca Monster, líder de esta industria, vende ahora una bebida de 600 ml llamada Mutant, la cual contiene 72 gramos de azúcar (casi el doble que una lata de Coca-Cola) y 115 miligramos de cafeína (más que el café) en una gran lata asesina. Es un infarto enlatado. Evítalo como si fuera una plaga.

8. El té verde ayuda a quemar grasa sin sudar

Por último, llegamos a la bebida que sí tiene un halo bien merecido: un halo verde. El té verde contiene catequinas como EGCG (galato de epigalocatequina) y flavonoides, que son fitonutrientes anticancerígenos y desintoxicantes.[32] Ayuda a protegerte de cardiopatías, hipertensión arterial, disfunción hepática, colesterol elevado e inflamación, además de que fortalece el sistema inmune.[33] Beber té verde también es una de las formas más sencillas de quemar grasa, ya que contiene muchas catequinas que incrementan la termogénesis (quema de calorías) y previenen los efectos dañinos de los radicales libres en el metabolismo. Un estudio publicado en el *American Journal of Clinical Nutrition* descubrió que gente que consumió 690 mg de catequinas de té verde a diario durante tres meses perdió más peso y grasa corporal que el grupo control, y eso sin cambiar su alimentación ni disminuir las porciones.[34] El té verde es más benéfico en forma de matcha: hojas de té verde pulverizadas que se pueden mezclar con agua o añadir a batidos, que es una de mis formas favoritas de consumirlo.

Otra excelente opción es la flor de Jamaica, la cual se usa en la medicina tradicional china desde hace siglos para tratar la hipertensión y la inflamación. No obstante, a fin de cuentas, es difícil equivocarse con cualquier té orgánico comercial: verde, blanco o negro. Sólo ten cuidado con el té de regaliz; un poco hace bien, pero mucho causa hipertensión. Según el Instituto Nacional de Cáncer de Estados Unidos, los tés herbales contienen polifenoles protectores que cuidan al cuerpo de los radicales libres y hasta pueden prevenir el cáncer.[35]

El impacto ambiental de nuestras bebidas favoritas

- **Café:** A cambio de hacer un trabajo muy extenuante y demandante, los productores de café reciben apenas 10% del precio comercial de su producto. La alta demanda de café también ha provocado la destrucción de selvas tropicales y hábitats animales. Según el World Wildlife Fund, ha desaparecido casi un millón de hectáreas de selva en Centroamérica para hacer espacio para el cultivo de café. Además, el cultivo industrializado de café requiere inmensas cantidades de sustancias químicas y fertilizantes que contaminan el medio ambiente.
- **Té:** La mayor parte del té se siembra en campos de monocultivo, lo que disminuye sustancialmente la biodiversidad por la destrucción del entorno. Según la guía sobre el té de Ethical Consu-

mer: "Los monocultivos crean el ambiente ideal para las plagas, lo que deriva en un mayor uso de pesticidas tóxicos. Éstos tienen un efecto duradero en la calidad del suelo, así como un impacto devastador en la vida silvestre local y en los empleados que los rocían". Las cantidades de sustancias químicas que se usan en las plantaciones de té destruyen la vida silvestre local, incluyendo los elefantes que pastorean en campos tratados con pesticidas.

- **Jugo de naranja:** PepsiCo, el conglomerado dueño del jugo Tropicana, decidió hacer investigaciones sobre la huella de carbono de su jugo de naranja producido convencionalmente. La compañía descubrió que 60% de las emisiones de carbono del jugo Tropicana es causado por el cultivo de la fruta: irrigación, fertilizantes y pesticidas, además del mantenimiento del huerto y el procesamiento de la fruta para hacer el jugo.[36] El otro 40% de las emisiones proviene del transporte, empacado y otros aspectos del proceso de comercialización. Esto se asemeja a lo que hemos descubierto sobre *cualquier otro* producto producido de forma convencional e industrializado: requiere muchísimos recursos naturales y una cantidad masiva de pesticidas tóxicos. Los jugos orgánicos siempre serán una mejor opción, pero recomiendo evitar los jugos comerciales por completo. Si la ocasión lo exige, prepara tu propio jugo.

- **Refrescos:** ¿En serio necesitamos más razones para dejar de beber refresco? Bueno, he aquí unas cuantas más. Los desechos de la producción de azúcar llegan a los océanos y otros cuerpos de agua, y matan la vida acuática. También contaminan el agua potable. Se requieren aproximadamente 500 litros de agua para producir dos litros de refresco. En 2009 una planta de Coca-Cola en la India fue acusada de extraer demasiada agua del subsuelo, dejar a los agricultores locales sin acceso a agua de riego y causar que mucha gente alzara la voz en protesta.[37] Lo triste es que, en cualquier lugar donde los refrescos se vuelven parte de la dieta, lo que sigue es obesidad y destrucción ambiental.

Todas las bebidas conllevan costos sociales y ambientales potenciales. Entonces, ¿cómo podemos beber de forma responsable?

Tratándose de té, café y jugos, recomiendo elegir siempre opciones orgánicas. Para el café y el té, busca cafés con certificaciones de comercio justo que garanticen que los agricultores obtienen un precio justo por sus productos. También puedes buscar el logotipo de la Rainforest Alliance, el cual asegura que los campos de café provean hábitats para aves y protejan a sus trabajadores.

He aquí algunos lineamientos que también pueden ser útiles:

* La guía de Fair Trade USA para comprar café y té, lo cual puede ayudarte a elegir una de las 500 marcas certificadas en Estados Unidos: https://fairtradeusa.org/shopping-guide (en inglés).
* La guía de Ethical Consumer para comprar los tés más responsables con el ambiente: www.ethicalconsumer.org/buyersguides/drink/tea.aspx (en inglés).
* La guía de Mother Jones sobre cuáles bebidas alcohólicas son mejores para el planeta: www.motherjones.com/environment/2010/11/carbon-foot-print-beer-whiskey-tequila (en inglés).
* El aclamado libro de Alissa Hamliton, *Squeezed*, el cual ofrece una mirada a los aspectos más sórdidos de la industria de los jugos.
* Mi sitio web, www.foodthebook.com, ofrece una lista de recetas de mis cinco batidos favoritos (en inglés).

Bebidas: ¿qué carajos debo beber?

Lo único que de verdad necesitas beber para estar sano es agua simple. Sin embargo, también puedes ingerir otras bebidas si no están repletas de azúcar, estimulantes, agentes espesantes y otros ingredientes artificiales o dañinos.

* Agua, tan pura como sea posible; idealmente, de filtro
* Té, sobre todo té verde, infusionado en casa
* Café, siempre y cuando no abuses de él
* Vino, con moderación (una copa al día de 150 ml)
* Licores, con moderación (una copa al día de 30 ml)
* Jugos verdes, licuados y batidos caseros, siempre y cuando no incluyan frutas con mucho azúcar
* Agua de coco y agua de sandía, las cuales son buenas opciones bajas en azúcar para hidratarte después de hacer ejercicio

Bebidas: ¿qué carajos debo evitar?

- Agua embotellada (también por el daño que causa el plástico al medio ambiente)
- Agua vitaminada o cualquier otra bebida "optimizada"
- Aguas con saborizantes, colorantes o endulzantes
- Cualquier jugo de fruta que no hayas exprimido en casa (e incluso los jugos caseros debes beberlos con moderación)
- Cualquier licuado o batido de frutas o verduras que no hayas hecho en casa (porque probablemente tienen endulzantes y otras porquerías)
- Bebidas de café azucaradas o con edulcorantes artificiales
- Tés helados endulzados o saborizados
- Leche
- Cerveza (gluten con un montón de calorías)
- ¿Ya mencioné que los refrescos y bebidas azucaradas son malas para la salud?

TERCERA PARTE

Qué más debes saber sobre comida

Ahora que hemos repasado los principales grupos de alimentos, debes estar bien equipado para comer y beber adecuadamente y llevar una vida larga y saludable, ¿cierto? Así debería ser, pero comer no es tan sencillo. Muchas de las cosas que comemos tienen el poder de dañarnos, sobre todo las sustancias —desde pesticidas hasta ingredientes artificiales— que están presentes en nuestros alimentos sin que lo sepamos. Hasta los contenedores de las cosas que comemos pueden ser malos para nosotros. Además, está la cuestión de los alimentos procesados; contrario a la sabiduría convencional, no *todos* son tóxicos, pero sí la mayoría, y necesitamos distinguir los buenos de los malos. Por el lado positivo, hay muchos detalles que podemos agregar a nuestras comidas para hacerlas más deliciosas y emocionantes. El impulso de mejorar los alimentos saludables para hacerlos más apetecibles puede ser benéfico y sanador, siempre y cuando elijamos especias, condimentos, aderezos y sazonadores con prudencia. En esta sección abordaremos esos y otros temas, así como estrategias para purgar tu cocina de todo lo que no sea benéfico y reemplazarlo de tal forma que favorezca la buena alimentación y la buena salud.

Cosas que no debe haber en tu plato

La lista de sustancias potencialmente peligrosas es larga, pero hay algunas que son fáciles de evitar cuando sabemos bien qué estamos buscando.

Alimentos procesados poco saludables

La gente lleva procesando los alimentos prácticamente desde el principio de los tiempos. Hasta antes de la invención de los refrigeradores, era la única forma de preservar los perecederos para comerlos después. De hecho, cocinar es una forma de procesamiento. Lo mismo es curar, deshidratar, ahumar, fermentar, entre otras cosas. *No* necesitamos evitar los alimentos procesados con métodos e ingredientes tradicionales, ya que algunos procesos mejoran la comida al potenciar los nutrientes o hacerlos más biodisponibles. Simplemente necesitamos aprender a discernir qué alimentos procesados podemos comer de forma segura —los repasaremos más adelante— y cuáles *sí* debemos evitar, como los siguientes:

- Cualquier cosa con ingredientes que sean difíciles de pronunciar. Son los productos que contienen sustancias que deben estar en un laboratorio de química, no en el cuerpo humano.
- Cualquier cosa que no existiera en tiempos de tus abuelos, o incluso en tiempos de tus bisabuelos, dependiendo de tu edad.
- Cualquier cosa que contenga aceite de soya.
- Cualquier cosa que contenga jarabe de maíz alto en fructosa.
- Cualquier cosa que contenga la palabra "hidrogenado/a".

- Cualquier cosa anunciada en televisión. ¿Acaso has visto comerciales de brócoli o sardinas durante el Super Bowl? Los peores alimentos son los que más tiempo pasan en pantalla.
- Cualquier cosa con un nombre simpático. El cereal Froot Loops no es una buena fuente de fruta.
- Cualquier cosa que puedas comprar en un *drive-thru*.
- Cualquier cosa con glutamato monosódico (MSG), aunque la FDA diga que es seguro. Es una excitotoxina; es decir, un neurotransmisor que se sabe que mata neuronas.[1] Lo asociamos con la comida china, pero las empresas de comida lo usan en muchos productos sin que lo sepamos. Incluso intentan ocultar su presencia con nombres como "proteína vegetal hidrolizada", "proteína vegetal", "saborizantes naturales" o simplemente "especias". ¿Especias? Es engañoso, ¿verdad? Y lo peor de todo es que induce el apetito y los antojos de azúcar, lo que te hará comer más. ¡Es lo que les dan a ratas de laboratorio en los experimentos para engordarlas!
- Cualquier alimento en una lata de aerosol.
- Cualquier cosa llamada "alimento tipo queso" (que no es ni *queso* ni *alimento*).
- Cualquier cosa con edulcorantes artificiales.
- Cualquier cosa con aditivos, conservadores o colorantes (de los cuales comemos alrededor de un kilo por persona al año).
- Cualquier alimento con más de cinco ingredientes en la etiqueta, salvo que todos sean cosas que reconozcas, como tomate, agua, albahaca, orégano y sal.

Pesticidas y herbicidas

A las frutas y verduras de cultivo tradicional las tratan con químicos tóxicos diseñados para matar insectos y otras plagas. ¿Debería entonces sorprendernos saber que estas sustancias quizá no son del todo inofensivas para la salud? No hay duda de que en las frutas y verduras que comemos quedan residuos de estas sustancias químicas, las cuales llegan a nuestro organismo por la boca. Una vez adentro, se les ha relacionado con cánceres, Parkinson, autismo y muchas otras afecciones. También nos dañan de forma indirecta al contaminar la tierra y el agua. Incluso los fertilizantes químicos a base de nitrógeno dañan el medio ambiente.

Existe ya una zona muerta del tamaño de Nueva Jersey en el Golfo de México porque el exceso de fertilizante ha causado un sobrecrecimiento de algas que monopoliza el suministro de oxígeno disuelto en el agua.[2]

La agricultura orgánica ofrece una alternativa más segura, pero no siempre está al alcance de todo el mundo. Si tu única opción es comer frutas y verduras no orgánicas, es mejor que no comerlas en lo absoluto, pero creo que podemos lograr algo mejor. Para empezar, casi todos podemos cultivar al menos parte de nuestra comida; es una práctica saludable, segura y económica. En segundo lugar, podemos elegir frutas y verduras que sabemos que tienen menos residuos de pesticidas. En realidad, no hay necesidad de comprar *todo* orgánico. Si compramos frutas y verduras de temporada en mercados de productores locales, probablemente también estaremos comiendo más sano. Por último, podemos aprovechar las investigaciones del Grupo de Trabajo Ambiental y usarlas como referencia. A continuación, encontrarás su lista de 49 alimentos, ordenados según el riesgo de contener residuos de pesticidas, siendo el primero el más tóxico. Concéntrate en los últimos 30 si no puedes comprar alimentos orgánicos. Si quieres comer cualquiera de los primeros 20 alimentos, opta por versiones orgánicas.

1. Fresas
2. Manzanas
3. Nectarinas
4. Duraznos
5. Apio
6. Uvas
7. Cerezas
8. Espinaca
9. Tomates
10. Pimientos
11. Tomates cherry
12. Pepino
13. Chícharos nacionales
14. Arándanos azules importados
15. Papas
16. Chiles
17. Lechuga
18. Kale/col rizada
19. Arándanos azules nacionales
20. Ciruelas
21. Peras
22. Frambuesas
23. Zanahorias
24. Calabazas de invierno
25. Mandarinas
26. Calabazas de verano
27. Chícharos importados
28. Cebolletas
29. Plátanos
30. Naranjas
31. Sandía
32. Brócoli
33. Camote/batata
34. Champiñones
35. Coliflor
36. Melón

37. Toronja	44. Cebollas
38. Melón verde	45. Chícharos congelados
39. Berenjena	46. Col
40. Kiwi	47. Piña
41. Papaya	48. Maíz dulce
42. Mango	49. Aguacate
43. Espárragos	

Aditivos

¿Cuánto de lo que comemos en realidad no califica como comida? Más de lo que deberíamos. El niño estadounidense promedio ha consumido tres kilos de sustancias químicas artificiales para cuando llega a los cinco años de edad. Hay más de 15 000 sustancias químicas en nuestros alimentos, muchas de las cuales no necesitan aparecer en las listas de ingredientes de las etiquetas, o no han sido probadas para garantizar que sean seguras.

Es un pensamiento aterrador: para cuando alcanzamos la adultez, miles de sustancias no alimentarias se han infiltrado en nuestro organismo. Son kilos y kilos de cosas que los humanos no consumían antes; fórmulas químicas con respaldo científico dudoso y sustancias inventadas hace poco que hacen que la comida sea más fácil de procesar, o que se mantenga fresca por más tiempo, o que tenga un color, sabor o consistencia que el productor cree que deseamos. ¿Quién sabe cuáles serán sus efectos a largo plazo?

El trabajo de la Administración de Alimentos y Medicamentos de Estados Unidos (FDA) es protegernos, pero no siempre lo hace muy bien. Los científicos empezaron a cuestionar la inocuidad de las grasas trans casi 50 años antes de que la FDA declarara que no eran seguras para consumo humano. Durante medio siglo estas grasas dañaron la vida de personas que no tenían idea de que las estaban comiendo. Hasta los contenedores de los alimentos representan un peligro porque contienen ftalatos y bisfenol A (BPA), el cual apenas hace poco descubrimos que es peligroso.

Entonces, ¿cuál es la solución? Consumir comida, no sustancias seudoalimentarias. Quizá no siempre sea posible, pero necesitas asegurarte de evitar las peores. La lista de aditivos de comida que el gobierno autoriza es *muy larga*, como una guía telefónica.[3] Es desconcertante y casi imposible de navegar, pero nos obliga a reflexionar. Por fortuna, hay instituciones que sí piensan en la salud de los consumidores.

El Grupo de Trabajo Ambiental (EWG) ha compilado un informe detallado sobre aditivos alimenticios, incluyendo la lista de la Docena Sucia que incluye los alimentos que representan un mayor peligro para la salud:[4]

1. **Nitratos y nitritos** (los cuales se transforman en nitrosaminas cancerígenas cuando se les calienta a altas temperaturas): Se usan como colorantes, conservadores y saborizantes en carnes procesadas, como el tocino, las salchichas y el salami. Según la OMS, son un "probable" carcinógeno.

2. **Bromato de potasio:** Se encuentra en panes y otros alimentos horneados; se le vincula con varios tipos de cáncer, y está prohibido su uso en alimentos en Canadá, el Reino Unido y la Unión Europea.

3. **Propilparabeno:** Se usa en alimentos horneados; se cree que actúa como interruptor endócrino, y también puede ser cancerígeno.

4. **Butilhidroxitolueno (BHT):** Se usa como conservador en cereales y otros alimentos; ha causado cáncer en estudios con animales.

5. **Butilhidroxianisol (BHA):** Es similar al BHT; en California se le ha etiquetado como carcinógeno.

6. **Galato de propilo:** Se usa en alimentos con grasas de origen animal, como manteca de cerdo y salchichas; puede ser cancerígeno.

7. **Teobromina:** Se usa en el chocolate, el pan y las bebidas deportivas; en pruebas hechas con animales, parece haber tenido efectos en la reproducción y el desarrollo.

8. **Saborizantes naturales o artificiales:** Aunque la etiqueta diga que son "naturales", pueden haber sido extraídos con sustancias químicas no mencionadas en la lista de ingredientes. Siempre que veas palabras como "sabores" o "especias", preocúpate. El sabor natural a vainilla proviene de las glándulas anales de los castores. Búscalo en internet si no me crees.

9. **Colorantes artificiales:** Se asocian con toda clase de problemas, desde cáncer hasta hiperactividad en niños.

10. **Diacetil:** Es un saborizante similar al sabor a "mantequilla" de las palomitas de microondas; ha sido considerado peligroso para los empleados de las fábricas donde se usa.

11. **Fosfatos:** Están presentes en miles de alimentos; se vinculan con riesgo de cardiopatías y osteoporosis.

12. **Propanoato de calcio:** Es un conservador que se usa en harinas y que afecta la flora intestinal y produce neurotoxinas que causan TDAH y autismo.

Otra organización que vela por los intereses de los consumidores, el Centro de Ciencias por el Interés Público (CSPI), también compila una lista de aditivos, a los cuales divide en categorías como "seguros", "reducir consumo", "precaución", "ciertas personas deben evitarlos" o "evitar".[5] Si deseas consultar la lista completa, visita https://cspinet.org/eating-healty/chemical-cuisine (en inglés). Para simplificar, he aquí la lista de qué *evitar*:

- Bromato de calcio
- Colorantes artificiales
- Aspartame
- Azodicarbonamida (un ingrediente de los tapetes de yoga que se usa en el pan de sándwiches de Subway)
- Aceite vegetal bromado (BVO)
- Butilhidroxianisol (BHA)
- Colorante caramelo
- Micoproteína (un sustituto de carne hecho de hongos, el cual se ha reportado que causa intensas reacciones alérgicas en algunas personas)
- Quorn (marca de alimentos que usa micoproteína)
- Olestra (Olean)
- Yodato de potasio
- Galato de propilo
- Sacarina
- Nitrato de sodio
- Nitrito de sodio
- Sacarosa
- Butilhidroquinona terciaria (TBHQ)
- Edulcorantes artificiales

Hay muchos otros compuestos preocupantes. Por ejemplo, casi todas las marcas comerciales de pan contienen un aditivo llamado propanoato de calcio, el cual se ha demostrado que causa comportamiento autista en ratas y en niños.[6] Eso es suficiente como para que nos preguntemos si hay una conexión entre los 60 k de harina que consume cada esta-

COSAS QUE NO DEBE HABER EN TU PLATO

dounidense al año y la tasa creciente de trastornos neurológicos como TDAH, autismo, depresión, entre otros.

Ahora bien, no todos los aditivos son igual de dañinos. Hay una larga lista de aditivos clasificados por la FDA como "generalmente reconocidos como seguros": www.fda.gov/food/ingredientspackaginglabeling/gras. Pero hay que prestar atención al margen de error que implica ese término: no afirma de forma categórica que sean sustancias inofensivas; sólo implica que, por el momento, el consenso es que no son un problema. No obstante, eso siempre puede cambiar, así que ¿para qué tomar riesgos innecesarios? Si hay algo que no sabes si debes comer, probablemente sea porque no debes hacerlo.

Organismos modificados genéticamente

Las evidencias al respecto son mixtas. Algunos científicos dicen que los OMG son seguros y necesarios si queremos alimentar a todos los habitantes del mundo y proteger el medio ambiente. Sin embargo, es posible que este argumento sea pura propaganda.

Cuando se inventaron, los OMG parecían prometedores: las cosechas serían más vastas y resistentes a insectos, lo que disminuiría la dependencia de pesticidas tóxicos. Pero no ha funcionado así. Hace 20 años Europa prohibió los OMG, mientras que Estados Unidos siguió explotándolos, sobre todo en cultivos de soya y maíz. ¿Cuál fue el resultado? Las cosechas de los OMG no eran mejores, y Estados Unidos incrementó 21% el uso de sustancias químicas y pesticidas, mientras que en Europa hubo una disminución de 65%.[7] Dejando de lado el tema de seguridad, el cultivo de OMG no ha cumplido sus promesas.

Hubo presión en todo el país para obligar a los productores a etiquetar todos los alimentos que contienen OMG. Monsanto, el principal productor de semillas del mundo, y otras empresas alimenticias han combatido dicha presión, lo cual sólo refuerza la sospecha de que tienen algo que ocultar. Aun así, los consumidores persistieron tanto que el gobierno ahora exige a las empresas que señalen en las etiquetas qué alimentos han sido modificados genéticamente. No obstante, como con casi todas las regulaciones del gobierno, hay muchas áreas grises. Como hemos visto, la industria alimenticia sabe bien cómo zafarse de sus obligaciones legales, por lo que es mejor evitar la comida industrializada y optar por comida orgánica siempre que sea posible; es mejor para la salud y resuelve el problema de la modificación genética.

En general, ¿debemos comer OMG? En Europa siguen prohibidos. Es improbable que algún día los prohíban en Estados Unidos. Pero, en mi opinión, hasta que la ciencia llegue a una conclusión más definitiva, debemos evitar los alimentos modificados genéticamente siempre que sea posible.

Antibióticos

Se reporta que se usan 12 000 toneladas de antibióticos al año en Estados Unidos, sobre todo en granjas de animales de engorda, en parte para prevenir infecciones, pero en especial para engordar al ganado y a las aves más rápido. Una estimación dice que 70% de los antibióticos que se les administran a animales sirve únicamente para estimular el crecimiento. Ahora sabemos cuáles son los efectos del uso excesivo de antibióticos: altera el microbioma de personas y animales, causa inflamación, provoca aumento de peso y deriva en otras enfermedades.[8]

Los antibióticos también promueven la proliferación de superbichos, que son microbios peligrosos y resistentes a medicamentos; nos enferman y hasta pueden matarnos porque no tenemos con qué combatirlos. Son resistentes a todos los antibióticos existentes y encuentran la forma de filtrarse a nuestros alimentos cuando se usa estiércol de vaca como fertilizante.

Debería prohibirse el uso no médico de los antibióticos, pero los grupos de presión de las grandes empresas agrícolas impiden que ocurra. La FDA meramente "recomienda" que se limite su uso como factor de crecimiento, lo que deja la decisión de usarlos en manos de las granjas ganaderas.

Hasta el momento, la industria alimenticia no se vigila a sí misma. Por ende, debemos tomar las riendas del asunto y comprar carne sólo de animales que no hayan recibido estos medicamentos. Opta por carne orgánica y de pastoreo que garantice que la carne esté libre de antibióticos, aunque algunos productores de carne no orgánica tampoco usan antibióticos y lo declaran en sus etiquetas.

Hormonas

Cuando a las vacas y ovejas se les trata con estrógenos y otras hormonas de crecimiento, engordan más rápido, lo que implica más ganancias para el productor. Por eso está tan generalizado el uso de estas sustancias, tanto naturales como sintéticas. Pero ¿tienen alguna desventaja? Claro que sí.

Hay ciertas evidencias de que consumir la carne de animales tratados con hormonas se asocia con niveles elevados de IGF-1, un factor de crecimiento en humanos que se vincula con mayor riesgo de desarrollar cáncer.[9] A los novillos criados en granjas de engorda les ponen implantes de dietilestilbestrol (DES) en las orejas para engordarlos. Es la misma hormona que causó muchas deformidades de nacimiento y cánceres en mujeres embarazadas a las que les fue prescrita en los años sesenta.[10]

A las vacas lecheras las tratan con algo llamado hormona recombinante de crecimiento bovino (rBGH), la cual se asocia con pubertad precoz en niñas, así como niveles elevados de IGF-1. La FDA actualmente permite seis hormonas en la alimentación del ganado, incluyendo estradiol, estriol, testosterona y progesterona: las hormonas sexuales que pueden acelerar el inicio de la pubertad. Otras sustancias que contribuyen a la pubertad precoz incluyen la dieta alta en azúcares, la cafeína, los edulcorantes artificiales y los "xenoestrógenos", que son componentes similares al estrógeno que están presentes en plásticos y contaminantes petroquímicos, incluyendo BPA (bisfenol A).

¿Qué hacemos entonces? Al igual que con los antibióticos, inyectarles hormonas a los animales no nos hace bien, así que ¿para qué arriesgarnos? Es mejor comer y beber alimentos orgánicos, y consumir cosas sin hormonas ni antibióticos. A la larga, es lo mejor para la salud.

Emulsionantes y gomas

Los emulsionantes y espesantes se usan para "mejorar" la textura y consistencia de una amplia gama de alimentos procesados. Evita los siguientes:

- El **carragenano** es un aditivo que suele encontrarse en largas listas de ingredientes. Es un derivado de algas marinas, lo cual lo hace parecer saludable, pero no lo es. Se le ha relacionado con colitis y otras afecciones del tracto digestivo.[11]
- La **goma xantana** también se extrae de plantas y se usa con frecuencia para espesar alimentos y bebidas industrializados.

Asimismo, se asocia con problemas digestivos y puede causar reacciones alérgicas intensas y enfermedades autoinmunes.[12]

Estos dos aditivos están aprobados por la FDA y se consideran seguros. Hay otros espesantes que también pueden ser problemáticos. Un ejemplo es la transglutaminasa microbiana, la cual es una forma de gluten oculto hecho de bacterias e incorporado a los alimentos procesados para que se aglutinen, y no necesita aparecer en las etiquetas. Así que, como verás, es mejor (una vez más) alejarse lo más posible de los alimentos procesados y optar por alimentos reales siempre que sea posible.

Sustancias químicas de los contenedores

BPA o Bisfenol A

El BPA se usa en contenedores de plástico y para recubrir las latas metálicas, en teoría con el propósito de protegernos del aluminio que de otro modo se filtraría a los alimentos. Según la FDA, el BPA es seguro... o al menos nadie ha demostrado lo contrario.[13] Sin embargo, hay evidencias que sugieren que actúa de forma similar al estrógeno, lo que lo convertiría en un interruptor del sistema endócrino y lo vincularía con casos de infertilidad y abortos espontáneos. El BPA también puede incrementar la producción de insulina, la hormona que almacena la grasa corporal y promueve la obesidad y la diabetes.[14] Su uso en biberones está prohibido en Europa, pero en Estados Unidos se sigue usando en botellas de agua y otros contenedores.

Ftalatos

También se usan para endurecer los contenedores de plástico. Las investigaciones demuestran que afectan el sistema reproductivo,[15] el cerebro,[16] entre otros órganos. Aun así, no están prohibidos. Pero ¿recuerdas las grasas trans? La FDA tardó como cinco décadas en prestar atención a los científicos y prohibir su uso. Entonces, para evitar los ftalatos, mejor elige alimentos empacados en contenedores de cristal, o, de preferencia, evita los alimentos empacados en general.

Grasas sospechosas y mantequillas falsas

Ya hablamos de esto a lo largo del libro, así que no entraré en detalles. En 2013 la FDA por fin reconoció que las grasas trans hidrogenadas y parcialmente hidrogenadas no son seguras par consumo humano, y ordenó que fueran retiradas de los alimentos para 2018.[17] Gracias, FDA. Y, aunque no puedas creer que no es mantequilla, confía en mí: tu cuerpo sí lo cree.

Aceites refinados altos en ácidos grasos omega-6

Los aceites refinados son engañosos porque provienen de fuentes vegetales legítimas, como maíz, frijoles de soya, colza (la fuente del aceite de canola), semillas de girasol y semillas de cártamo. Aun así, no son nada benéficos. Pero no es sólo que no son inherentemente saludables, sino que es un problema que tiene dos caras.

En primer lugar, estos aceites han sido altamente procesados y refinados a altas temperaturas, con procesos que usan solventes, desodorantes y otras sustancias químicas que el gobierno no les exige a las empresas que incluya en la lista de ingredientes.

En segundo lugar, tienen una alta cantidad de ácidos grasos omega-6. Como discutimos en el capítulo sobre grasas y aceites, la dieta estadounidense estándar, rica en alimentos procesados, también contiene esos omega-6 en abundancia, lo que puede causar inflamación crónica y todas las afecciones asociadas a ella. De preferencia, obtén tus omega-6 de alimentos reales, como nueces y semillas.

Cosas que puedes agregar a tu dieta

Hay múltiples toques que podemos darle a la comida para hacerla más exquisita y, si elegimos bien, también más nutritiva.

Hierbas, especias y otros condimentos: el potencial medicinal de nuestros alimentos

Las hierbas y especias, que han sido preciadas por siglos y han inspirado rutas comerciales desde el año 3000 a.C., son valiosas no sólo por su sabor, sino también por sus cualidades medicinales. Algunas, como la cúrcuma y el jengibre, son antiinflamatorias. Otras, como el orégano, tienen cualidades antibacteriales y antimicóticas. Estas y muchas otras se consumían a diario antes de la invención de los fármacos, y varias siguen siendo veneradas y usadas con regularidad en lugares donde los medicamentos costosos están fuera del alcance de la gente. De hecho, muchos medicamentos se derivan directamente de algunas especias y hierbas.

Deshidratadas, su potencia suele aumentar. Si las infusionas en aceite y las usas para cocinar, conservan sus poderes. Es fácil cultivarlas en casa en espacios pequeños y, aunque las comamos en porciones pequeñas, las hierbas y especias contienen una gran carga nutrimental. Por desgracia, la mayoría de la gente no las consume lo suficiente.

Como a mí me encanta usar hierbas y especias para cocinar, siempre tengo mis favoritas en la alacena. He aquí una lista parcial de aquellas que es útil tener a la mano en la cocina:

- **Albahaca:** buena para el corazón, antioxidante, antibacterial.
- **Canela:** mejora la circulación, antimicrobiana.

- **Cilantro:** disminuye la tensión arterial, bueno para la desintoxicación.
- **Clavo:** protege de toxinas ambientales, propiedades anticancerígenas.
- **Comino:** ayuda al sistema inmune, anticancerígeno.
- **Cúrcuma:** buena para el corazón, antiinflamatoria, anticancerígena.
- **Jengibre:** ayuda a la digestión, antiinflamatorio.
- **Orégano:** antimicrobiano, antioxidante.
- **Perejil:** promueve el buen aliento, contiene antioxidantes y agentes antitumorales.
- **Pimienta de Cayena y chiles triturados:** propulsan el metabolismo, incrementan la circulación.
- **Pimienta negra:** ayuda a absorber los nutrientes.
- **Romero:** estimula el sistema inmune, mejora la digestión.
- **Salvia:** buena para el cerebro, antiinflamatoria, antioxidante.
- **Tomillo:** bueno para la función pulmonar, antioxidante, antibacteriana.

Sal

La sal es una parte extremadamente importante de la historia humana. Ocupa un lugar prominente en la Biblia. Es la raíz de la palabra "salario" y el origen de aquel dicho de que algo "no vale su peso en sal". En otros tiempos era una sustancia preciada y poco común, pero hoy en día es ubicua, lo cual es la raíz del problema.

La sal, o sodio, como todos la conocemos, se vincula con la hipertensión, la cual antecede la muerte por cardiopatías y embolias; aunque esto sólo ocurre en un grupo pequeño de personas con una sensibilidad genética a la sal. El sodio es importante para la salud en general, pero nuestros niveles de sodio deben estar balanceados con otros niveles de minerales importantes, en especial los de potasio, ya que, cuando la proporción de sodio a potasio se sale de control, se desencadena la hipertensión; por ende, necesitamos cantidades óptimas de ambos para mantenernos sanos. La mejor fuente de potasio proviene de alimentos integrales de origen vegetal, como espinaca cocida, brócoli, calabaza, aguacate, papaya y plátano (aunque no debes abusar de los últimos dos).

Si te diagnostican hipertensión, te dirán que elimines el sodio de la dieta tanto como sea posible, pero ése no es el mejor consejo. De hecho, los pacientes con insuficiencia cardiaca que llevan una dieta con restricción de sal tienen 85% más probabilidades de morir o terminar en el hospital que pacientes que no limitan su ingesta de sal.[18] Hay algunas personas con hipertensión que *son* sensibles a la sal, pero, incluso en ese caso, las investigaciones no sugieren que restringir su consumo traiga consigo muchos beneficios. La clave, como hemos visto una y otra vez, es evitar las sales refinadas presentes en los alimentos procesados. Hablaremos de ellas en unos minutos, pero primero hablemos del sodio en general.

El sodio está presente de forma natural en los alimentos integrales, y, como con cualquier otro alimento o mineral, es mejor en su forma más pura. Busca estos alimentos que son ricos en sodio natural para obtener la dosis diaria recomendada, que es de 2 300 miligramos:

* Carne
* Betabel
* Zanahoria
* Apio
* Acelga
* Algas marinas
* Legumbres

Para sazonar, asegúrate de elegir variedades no refinadas de sal. Prefiero la sal rosa del Himalaya, la cual es tan hermosa como su nombre, así como sal kosher y sal de mar con moderación. Es seguro sazonar nuestros alimentos con ellas, siempre y cuando llevemos una dieta rica en potasio. He aquí un consejo: si usas todas las maravillosas y potentes especias y hierbas que acabamos de discutir, en realidad no necesitarás agregarle mucha sal a la comida para que sepa bien. Además, si les añades sal a los platillos una vez que ya estén cocinados, en términos de sabor ganarás más por tu dinero.

Ahora bien, esto no significa que puedas comer toda la comida salada que se te antoje. Sin duda, el exceso de sal *puede* ser dañino. Aunque injustamente vemos la sal con malos ojos, investigaciones recientes han desestimado el mantra de que "la sal es mala para la salud". La sal altamente refinada que los productores de comida agregan a los alimentos procesados y empacados nos está matando. Al igual que con el azúcar, no es la sal que les añadimos a los alimentos, sino la sal que les añaden las empresas productoras de comida. La sal refinada no contiene trazas de minerales benéficos (presentes en la sal de mar o en otros tipos de sal, como la sal del Himalaya), y sirve únicamente para enmascarar los sabores desagradables de los alimentos procesados y sus ingredientes indeseables. No obstante, también debes cuidarte de la sal refinada que ha sido "yodada", o enriquecida con yodo; ésta fue introducida al mercado a mediados de los años veinte para complementar dietas bajas en yodo que estaban provocando bocio. Sin embargo, en la actualidad, si comes suficientes alimentos reales que sean ricos en yodo —como pescado, mariscos y algas marinas—, en realidad no necesitas obtener yodo de la sal. La falta de yodo puede causar disfunción tiroidea, pero también el exceso de yodo. Por lo tanto, recomiendo que te alejes de la sal yodada siempre que sea posible. Además, algunas marcas también contienen azúcar en forma de dextrosa.

Entonces, como ya te imaginarás, lo primero que debemos hacer es dejar de comer tanta comida procesada alta en sodio. Ve al supermercado y revisa las etiquetas: está en todas partes, incluyendo muchos lugares donde no tendría que estar. Asimismo, usa la sal en su forma más natural. Es así de sencillo. Si quieres aprender más sobre cómo hemos satanizado la sal y sobre sus beneficios a la salud, sugiero que leas *The Salt Fix*, de James DiNicolantonio.

Condimentos, aderezos, vinagres y salsas

Literalmente hay miles de artículos que entran dentro en esta categoría y, si lees las listas de ingredientes, descubrirás que casi todas las marcas contienen ingredientes que deberíamos evitar: aceites poco saludables, azúcares añadidos, aditivos, conservadores y sustancias químicas extrañas con nombres impronunciables que se agregan para dar sabor y color y para espesar. Sin embargo, los condimentos deberían estar hechos para mejorar nuestros alimentos favoritos, y deberíamos poder usarlos con absoluta libertad… siempre y cuando sean los adecuados.

- **Aderezo de ensalada:** Es una locura, por no decir un desperdicio, comprar aderezos prefabricados cuando puedes preparar aderezos mucho más deliciosos en casa. La mayoría de los aderezos industrializados, incluso los que se anuncian como "saludables", está llena de jarabe de maíz alto en fructosa, espesantes a base de maíz y aceites refinados. Intenta hacer esto: vierte el mejor y más delicioso aceite de oliva que puedas conseguir (de preferencia orgánico) en un frasco. (Sé que el buen aceite de oliva es costoso, pero tú lo vales, ¿cierto?) Incorpora aceite de otra fuente saludable, como nuez de Castilla o aguacate, si te gusta su sabor. Añade algún tipo de vinagre: balsámico, si quieres, o de vino, de arroz (para darle un toque asiático) o de sidra de manzana. A continuación, agrega un poco de mantequilla, algunas hierbas y especias deshidratadas, y un poco de sal y pimienta. Agítalo y listo; ahora tienes un aderezo delicioso para verduras y ensaladas. No le temas al aceite, pues te ayudará a absorber las vitaminas liposolubles de los alimentos. Si quieres que sea incluso más saludable, añádele un poco de ajo crudo (½ o 1 diente de ajo) y lícualo. Algunas personas también añaden tahini, la pasta hecha de ajonjolí molido, para obtener un aderezo más cremoso.

- **Cátsup:** Cómpralo orgánico, con tan poca azúcar como sea posible, y que no contenga jarabe de maíz alto en fructosa.
- **Mostaza:** Es saludable, siempre y cuando sólo contenga semillas de mostaza, agua, vinagre y especias; evita las que contengan aceite de soya y aditivos.
- **Mayonesa:** Está bien, siempre y cuando esté hecha de forma tradicional, con huevos y aceite, e idealmente que no sea aceite no orgánico de canola o soya. Es posible hallar mayonesa hecha con aceite de oliva o de aguacate, mi favorita.
- **Vinagres:** Elige tu favorito —de sidra de manzana, de vino, balsámico, de arroz—; todos son deliciosos y le dan un placentero toque ácido al platillo.
- **Salsa de pescado:** De nuevo, siempre y cuando puedas pronunciar todos los ingredientes de la lista, es una gran adición al inventario de condimentos para cocina asiática.
- Salsa de soya y tamari: Busca marcas hechas de forma tradicional, sin sulfitos, colorantes, endulzantes ni gluten.
- **Salsa inglesa (Worcestershire):** Por lo regular contiene algo de azúcar, vinagre, anchoas y otros ingredientes que le dan sabor. Cualquier otro ingrediente ajeno no debe estar ahí.
- **Salsas picantes:** De nueva cuenta, asegúrate de que no tengan sustancias químicas añadidas, como sulfitos, los cuales causan reacciones alérgicas y pueden hacerte sentir mal. Por lo demás, son un excelente complemento a tu colección de salsas caseras.
- **Miso:** Come cuanto quieras. Es un alimento fermentado saludable que puedes usar en sopas o aderezos de ensalada. Además, hay muchas opciones libres de gluten.

- **Tahini:** Puedes prepararlo en casa o comprarlo, siempre y cuando no contenga ingredientes adicionales; sólo semillas de ajonjolí molidas. Es sano y delicioso, y puedes mezclarlo con miso, vinagre de vino de arroz, tamari y un poco de agua para hacer un delicioso aderezo para salmón o verduras.
- **Salsa barbecue:** Hacerla en casa es económico y fácil, así como la única forma de evitar el exceso de azúcar y aditivos que contienen las variedades comerciales.
- **Salsa para coctel de camarones:** Lo mismo; si tienes cátsup, jugo de limón y rábano picante, tendrás una deliciosa salsa para tus camarones.

Puedes encontrar excelentes versiones de todos estos condimentos en la página de Thrive Market (www.thrivemarket.com/foodbook), por lo regular con algún descuento (de 25 a 50%) en comparación con los precios de otras tiendas.

Alimentos procesados saludables

Como ya mencioné, hay muchos alimentos procesados poco saludables en el mercado, pero también hay algunos cuantos hechos con alimentos íntegros y métodos tradicionales. Disfruta los siguientes alimentos procesados con tranquilidad:

- **Tofu**, siempre y cuando sea orgánico y, de ser posible, de frijoles de soya germinados. Ten cuidado con el tofu ahumado, horneado o procesado de otra forma. Hay algunas marcas con demasiado sodio y saborizantes añadidos.
- **Tempeh**, siempre y cuando sea orgánico.
- **Yogurt**, siempre y cuando no tenga azúcar, fruta o saborizantes añadidos. Puedes añadirle otros ingredientes en casa de ser necesario. Asegúrate de que sea de leche de pastoreo entera y orgánica, o, de preferencia, de leche de cabra u oveja si tienes dificultades para digerir la leche de vaca. Además, son opciones más saludables.
- **Kéfir**, siempre y cuando siga las mismas reglas que el yogurt.
- **El queso**, el cual hemos comido desde el principio de la historia, está hecho de leche, bacterias, cuajos y sal. En ocasiones puede

llevar hierbas, especias y hasta frutas, pero eso es todo; evita cualquier variedad con algún ingrediente que no tenga nombre de alimento. El queso americano legalmente no puede llamarse queso, pues es más bien un "producto tipo queso" que en realidad contiene muy poco queso; por eso se le suele llamar "rebanadas" americanas. Sugiero que optes por quesos orgánicos de cabra y oveja.

- **Chocolate**, siempre y cuando sea orgánico, amargo (sin leche), y al menos 70% cacao. Consúmelo con moderación, naturalmente.
- **Kimchi**, un condimento coreano de col picante, el cual es una excelente fuente de probióticos de fermentación natural.
- **Chucrut**, siempre y cuando haya sido fermentado de forma natural; es decir, que no contenga vinagre.
- **Carne seca de res, aves o pescado**, siempre y cuando no contenga azúcares ni otros ingredientes o conservadores extraños e innecesario. Cuida que no tenga gluten ni glutamato monosódico.
- El **humus** es un excelente alimento si es orgánico y está libre de sustancias químicas ajenas. Es fácil hacerlo en casa con un procesador de alimentos si mezclas garbanzos, tahini, comino, aceite de oliva, ajo y limón.
- **Mantequillas de nueces**, siempre y cuando no tengan azúcar ni aceite de palma añadidos. Las nueces contienen mucha grasa, así que no hay necesidad de agregarles más. La mayoría de las mantequillas de nueces comerciales contiene jarabe de maíz alto en fructosa y emulsionantes. Lee las listas de ingredientes, no la información nutricional.

La buena salud comienza en la cocina

No es coincidencia que, a medida que disminuye el porcentaje de estadounidenses que preparan sus alimentos en casa, se disparan los índices de obesidad y diabetes tipo 2. En 1900, 2% de las comidas se realizaba fuera de casa; en la actualidad, es 50%. Pero podemos darle un giro de 180 grados a nuestra vida como consumidores si hacemos una purga y un reabastecimiento de la cocina. Cocinar es lo mejor que podemos hacer por nuestra salud y nuestro bolsillo, ¡además de que es divertido! Todo empieza con una bolsa grande de basura (o, de preferencia, un contenedor de reciclaje). Pasaremos la primera media hora identificando y desechando todas las cosas dañinas. Luego iremos al supermercado para reemplazarlas con alimentos que restablezcan nuestra buena salud.

Deshazte de lo siguiente

- Azúcar en todas sus formas (salvo un poco de miel o jarabe de maple)
- Edulcorantes artificiales
- Harina blanca refinada
- Cualquier alimento empacado hecho con jarabe de maíz alto en fructosa
- Cualquier cosa que tenga azúcar entre los primeros cinco ingredientes de la lista (los ingredientes suelen aparecer en orden de prominencia en el alimento)
- Cualquier cosa con ingredientes que no suenen a comida (como maltodextrina, por ejemplo)

- Cualquier cosa hecha con harina blanca refinada, incluyendo pasta, pan, bagels, pretzels, panqués, etcétera
- Cualquier cosa hecha con aceite de soya, aceite vegetal o aceites hidrogenados
- Refrescos o cualquier bebida azucarada, incluyendo bebidas deportivas, bebidas energéticas, tés y cafés endulzados, etcétera
- Cualquier cosa hecha con cereales refinados, como cereal caliente (aunque no esté endulzado), avena instantánea o de microondas, o cualquier otra cosa no hecha con cereales integrales
- Polvos azucarados para hacer bebidas
- Cereales de desayuno, endulzados o no
- Cualquier alimento con glutamato monosódico
- Cualquier alimento con proteína de soya
- Cualquier cosa frita, como papas fritas o cualquier otra fritura (cámbialas por hojuelas de verdura al horno)
- Cualquier cosa que tenga conservadores, saborizantes, colorantes o espesantes
- Cualquier sustituto de mantequilla o grasa
- Cualquier yogurt que contenga azúcares o edulcorantes artificiales
- Cualquier platillo congelado que contenga ingredientes no alimenticios (consulta la lista en la página 271)
- Cualquier cosa blanca: arroz, pan, papas (excepto cebollas, coliflor, rábano daikon o pescado blanco)
- Leche descremada o lácteos que no sean de leche orgánica y de pastoreo

Conserva o compra lo siguiente

- Salmón silvestre, caballa, sardinas y anchoas enlatadas
- Frutos secos (almendras, nueces de Brasil, nueces de Castilla, nueces pecanas, nueces de Macadamia, nueces de la India, piñones, avellanas) crudos y sin sal
- Mantequillas de nueces (sin azúcar, sal o aceites añadidos)
- Aceite de oliva extra virgen
- Aceite de coco virgen orgánico
- Semillas (calabaza, linaza molida, cáñamo y chía)
- Vinagre (balsámico, de sidra de manzana, de vino, de arroz)

- Melaza sin clarificar o miel no refinada
- Cereales integrales (quinoa, mijo, teff, amaranto, arroz negro, arroz integral)
- Legumbres (legumbres pequeñas como lenteja, frijol adzuki y judías blancas)
- Té verde o de flor de jamaica
- Hierbas y especias
- Condimentos saludables (consulta la lista de la página 285)

Perecederos

- Verduras no amiláceas frescas, orgánicas y de temporada
- Verduras amiláceas frescas, como camote y calabaza de invierno
- Frutas con bajo índice glicémico frescas, orgánicas y de temporada
- Moras silvestres u orgánicas, frescas o congeladas
- Res o cordero de pastoreo
- Cerdo y aves de pastoreo
- Huevos de gallina de pastoreo
- Salmón silvestre, caballa y otros de la lista de pescados con bajo contenido de mercurio, contenida en el capítulo de "Pescado y mariscos"
- Cualquier tipo de marisco (limita al mínimo el consumo de langosta por sus altos contenidos de mercurio)
- Mantequilla o ghee de vacas de pastoreo
- Yogurt o kéfir orgánico, sin endulzar, de leche entera y orgánica, idealmente de cabra u oveja
- Queso de leche entera de animales de pastoreo, sin conservadores ni sustancias químicas adicionadas

¿La comida basta o necesitamos algo más?

¿De verdad necesitamos tomar complementos nutricionales? No realmente, siempre y cuando llevemos un estilo de vida similar al de nuestros ancestros cazadores-recolectores, comamos plantas silvestres, animales de cacería y pescado; vivamos en lugares donde el aire, el agua y la tierra sean puros y no estén contaminados; nos ejercitemos mucho y tomemos el sol; durmamos nueve horas seguidas por noche; y no nos dejemos afectar por el estrés y la ansiedad de la vida moderna. Si así es tu vida, no leas la siguiente sección.

Hasta 90% de los estadounidenses no recibe suficientes nutrientes esenciales para el funcionamiento saludable del cuerpo.[19] Tenemos deficiencias funcionales de vitaminas, minerales, micronutrientes y ácidos grasos. No padecemos a corto plazo de escorbuto o raquitismo, pero estas insuficiencias nos dañan décadas después. Obtenemos muy poco ácido fólico hoy y desarrollamos cáncer mañana, u obtenemos muy poca vitamina D en la juventud y terminamos desarrollando osteoporosis en algún momento. A estas afecciones les llamamos enfermedades por deficiencias de larga latencia. No te dará raquitismo, pero puedes desarrollar cáncer y morir de forma prematura; asimismo serás más susceptible a infecciones, depresión, fatiga y debilidad muscular si pasas mucho tiempo con insuficiencia de vitamina D.[20]

Las verduras y frutas que comemos pueden parecer saludables, pero también pueden estar afectadas. Por culpa de las prácticas agrícolas modernas, el suelo en el que crecen carece de nutrientes, de modo que para cultivarlas se usan fuertes pesticidas químicos en vez de alternativas naturales. Los pesticidas y herbicidas le pasan factura a todo el ecosistema, incluyéndonos. Además, para que la cosecha esté lista para consumo humano, hay que recolectar las frutas y verduras de forma prematura, antes de que los nutrientes hayan tenido oportunidad de desarrollarse por completo. Luego, las verduras y frutas viajan largas distancias y aguardan en almacenes, lo que reduce aún más sus beneficios. Por ejemplo, la manzana promedio que adquieres en el supermercado lleva alrededor de un año almacenada. La fruta y verdura orgánica es mejor porque no tiene agroquímicos, tiene mayor densidad nutricional y contiene más fitonutrientes. Sin embargo, hasta las frutas y verduras orgánicas suelen ser cosechadas antes de tiempo, viajan largas distancias y pasan tiempo almacenadas. Prueba el brócoli orgánico de la tienda, luego cultiva el propio y cómelo directo del jardín; notarás la diferencia de inmediato. Por lo tanto, si no puedes obtener todos los nutrientes que necesitas de tus frutas y verduras, ¿de dónde puedes sacarlos?

Esto nos lleva a hablar de la importancia de los complementos. La mayoría de la gente con la que hablo no sabe mucho de complementos y se siente confundida. Ni siquiera los médicos, los nutriólogos y otros especialistas en salud saben cómo aconsejar a sus pacientes. ¿Por qué? Pues porque hay mucha información contradictoria en los medios: un día nos dicen que es necesario tomar vitamina E, y al día siguiente nos dicen que ésta causa cáncer; nos dicen que el folato es saludable y, al poco tiempo, nos dicen que es dañino; nos dicen que necesitamos multivitamínicos y después que hay que alejarnos de ellos a toda costa. Primero nos dicen que los complementos son parte importante de un estilo de vida saludable; luego leemos que desperdiciamos el dinero en chatarra sin valor alguno que quizá ni siquiera contiene lo que dice en la etiqueta, o si no los médicos nos dicen que las vitaminas simplemente las excretamos, así que lo único que obtenemos de los complementos es orina costosa. El cuerpo usa lo que necesita y deshecha el resto (salvo por vitaminas liposolubles, como A, D, E y K).

Empecemos con algo de contexto. Cada una de las centenas de miles de reacciones químicas que ocurren dentro del cuerpo cada minuto son posibles gracias a la labor de enzimas y coenzimas. Casi todas las coenzimas son vitaminas y minerales. El magnesio y el zinc, por ejemplo, son responsables de activar más de 200 enzimas. Igualmente, el ácido fólico es esencial para crear neurotransmisores, regular el ADN y determinar la activación y desactivación de los genes; eso desempeña un papel crucial en la prevención (o fomento) del cáncer, las cardiopatías y la demencia. La mayoría de la gente no come suficientes hortalizas de hoja verde ni otras verduras para mantener niveles adecuados de esos nutrientes. Por eso necesitamos los complementos.

Dado que muchas personas trabajamos en interiores todo el día, más de 80% de la población estadounidense tiene niveles insuficientes de vitamina D, que el cuerpo sintetiza al exponerse a la luz del sol. Ésa es otra razón para tomar complementos. Los ácidos grasos omega-3 son indispensables para favorecer la función cerebral y el estado de ánimo, regular el metabolismo y prevenir la diabetes y la inflamación. La dieta moderna, rica en aceites y grasas procesadas, no incluye suficientes omega-3 de fuentes saludables, como pescados y nueces. La mayoría de las personas necesitamos más de lo que la comida nos aporta.

Un último consejo: sé muy quisquilloso con las marcas de complementos que elijas. El gobierno federal no los evalúa ni regula como lo hace con los medicamentos o los alimentos, a pesar de que muchos complementos son tan potentes como algunas medicinas. En consecuencia, la industria de complementos nutricionales es una tierra sin ley. Las cápsulas pueden estar llenas de aditivos, colorantes, saborizantes y alérgenos. La formulación de los complementos puede no ser óptima para ser absorbida por el cuerpo. Ha habido ocasiones en las que las cápsulas casi no contienen nada de lo publicitado en la etiqueta. Entonces, ¿cómo puedes asegurarte de obtener complementos puros y producidos de forma adecuada? Investiga un poco las marcas antes de adquirirlas, y sigue los consejos de especialistas en los que confíes.

En mi consultorio, los complementos son una piedra angular de la curación, por lo que he investigado a los productores, visitado las fábricas y estudiado análisis independientes de sus productos. Sé que hay unas cuantas compañías que son confiables. Puedes saber más al respecto en nuestra sección electrónica de recursos www.foodthebook.com/resources (en inglés).

Ahora pondremos en práctica todo lo aprendido. En la cuarta parte te hablaré de cómo usar una combinación de complementos y alimentos como medicina para sanar el cuerpo y alcanzar un bienestar generalizado.

CUARTA PARTE

La dieta pegana
y cómo comer de por vida

Hasta ahora hemos hablado básicamente de todo lo que hay de comer y de beber, así que es momento de poner todo ese conocimiento en práctica. Quizá quieras empezar cuanto antes con un plan nutricional saludable, pero es probable que tu anterior dieta te haya causado daños que debes reparar primero; todos esos años, o incluso décadas, de no comer saludablemente tienen consecuencias. Si desarrollaste una adicción al azúcar, tendrás que quitarte ese problema de encima, y lo mismo si tu adicción era a carbohidratos provenientes de cereales, pues éstos sólo son azúcares disfrazadas. Si has comido cosas que causan inflamación, necesitas darle un descanso a tu cuerpo y permitirle reiniciarse. Todas las personas son diferentes, por lo que cada uno de nosotros, como individuos, debe descubrir qué puede tolerar y qué no. Ésa es la primera parte del plan: la desintoxicación o détox. Después de ella viene el régimen que puedes adoptar por el resto de tu vida, aquel al que llamo la dieta pegana: una forma de comer sensata e inclusiva que integra toda la ciencia actual, al mismo tiempo que parodia los extremos de las dietas vegana y paleo. Después de que explique los detalles, te proporcionaré planes de alimentación y recetas: todo lo que necesitarás para que tú y tu familia tengan una salud ideal.

Antes de la dieta, la desintoxicación

Hasta el siglo XXI, los males que nos atormentan hoy en día —el cáncer, las cardiopatías, la diabetes, el Alzheimer, las enfermedades autoinmunes, las alergias, y los problemas digestivos— no eran comunes. Aunque las toxinas atmosféricas, la falta de actividad física y el estrés crónico han influido en el surgimiento de dichos males, el factor más importante es la dieta. Esto lo sabemos muchas personas, pero aún así seguimos comiendo alimentos procesados y refinados que contienen azúcares, carbohidratos almidonados, grasas dañinas y aditivos químicos. La verdad es que la comida es medicina: lo que pones en tu plato es más poderoso que lo que encontrarías en una receta médica; además, funciona más rápido, es más barato y sólo tiene efectos secundarios buenos, entre ellos la exquisitez. La mayoría de las personas sabe que comer saludablemente le hace bien, pero muchas no entienden el alcance del poder medicinal de la comida cuando se trata de prevenir, tratar e incluso curar enfermedades.

Comer alimentos altamente procesados y bajos en nutrientes terminará por perjudicarte de una u otra manera. Puede causarte letargo, mareos, síndrome del intestino irritable, acné, trastornos autoinmunes o cosas peores. Es entonces cuando las dietas terapéuticas pueden ser de ayuda.

En 2014 publiqué *La solución de la azúcar en la sangre: La dieta détox en 10 días*, un libro sobre la epidemia de la adicción al azúcar, sobre la obesidad y la diabetes en Estados Unidos y en el mundo. La meta del détox de 10 días es solucionar las adicciones a los alimentos procesados y al azúcar; éstas son consecuencia de años de ingerir alimentos industrializados y adictivos que engatusan a nuestras papilas gustativas con cada mordida, secuestran nuestra química cerebral y nuestro metabolismo, y dan origen a todo: desde cardiopatías hasta cáncer, demencia, diabetes, depresión y mucho más. Aunque concebí el détox de 10 días con la intención de ayudar a personas con sobrepeso, adicción al azúcar, diabetes o enfermedades autoinmunes o crónicas, resultó ser un gran plan para cualquiera que quisiera reiniciar su cuerpo y sentirse bien. En nuestro estudio del programa, los participantes exhibieron una reducción de 62% de todos los síntomas de sus enfermedades, ¡en sólo 10 días! No hay medicina en el mundo que logre eso.

A todos nos viene bien un reinicio de cuando en cuando. Yo regreso al détox de 10 días después de viajar por largas temporadas, o incluso cuando he tenido unos meses de trabajo particularmente agotadores. Las dietas terapéuticas como ésta son el fundamento de una salud ideal. Aunque la idea del détox puede sonar extrema o moderna, la desintoxicación, cuando se hace correctamente, puede ser una forma eficiente de equilibrar las hormonas y los niveles de glucosa en la sangre, así como de prevenir picos de insulina causados por una dieta llena de azúcares y carbohidratos procesados. Por desgracia, muchos de estos alimentos —pan, arroz, papa, pasta— se han vuelto básicos y cotidianos en la dieta estadounidense. De nuevo, no es tu culpa que se te dificulte alejarte de esos alimentos: no eres débil, es que son biológicamente adictivos; además, depender sólo de la voluntad para bajar de peso y volver a sentirte bien rara vez funciona. La buena noticia es que hay algo que sí funciona: la dieta détox de 10 días: un programa que funciona como una buena herramienta para recuperar la salud y librarte de los antojos de esos alimentos tan adictivos y perjudiciales.

No tienes que quedarte en este programa para siempre; más bien está diseñado para reiniciar el cuerpo y permitirte desarrollar buenos hábitos alimenticios de por vida. No todos necesitan hacer una dieta terapéutica; no obstante, si padeces letargo, adicción al azúcar, problemas de memoria y de concentración, problemas en la piel, enfermedades crónicas o el síndrome MST (es decir, el síndrome Me Siento Terrible), es importante que reinicies tu cuerpo.

Si este programa parece un cambio demasiado grande en comparación con tu dieta normal, te recomiendo hacer una transición lenta, pues así le das tiempo al cuerpo de ajustarse a esta nueva forma de alimentación. Si quieres saber más sobre cómo adaptar a tu cuerpo a la dieta del détox en 10 días, visita www.foodthebook.com/resources (en inglés).

Vamos a dividir la dieta del détox de 10 días en tres simples pasos que cualquier persona puede iniciar hoy mismo.

1. Elimina el azúcar, los alimentos procesados y la comida potencialmente inflamatoria o tóxica

El primer paso es simple: elimina la chatarra. Primero, deja de comer alimentos inflamatorios y adictivos durante 10 días, y luego, al terminar esos días, tendrás la oportunidad de volver a comerlos y ver cómo responde tu cuerpo. Hablaré de cómo reintroducir ciertos alimentos a la dieta en el capítulo titulado "La dieta pegana", pero, antes de eso, debes dejar de comer lo siguiente durante 10 días.

Evita estos alimentos

Carbohidratos	Gluten y todos los cereales
	Legumbres y frijoles
	Toda la fruta (excepto: moras, kiwis, limones, limas, granadas y sandía)
Alimentos / proteínas animales	Carnes procesadas y embutidos: tocino, carne enlatada, salchicha, salami, etcétera
	Pescado alto en mercurio: caballa, atún, pez espada, robalo chileno, halibut, langosta, marlín, tiburón, blanquillo y reloj anaranjado (evitarlos a largo plazo)
Grasas	Productos lácteos (excepto: mantequilla clarificada u orgánica, pues no tiene proteínas lácteas)
	Todos los aceites vegetales refinados: canola, maíz, cártamo, soya, semilla de girasol, etcétera
Condimentos	Aditivos, conservadores, colorantes artificiales, glutamato monosódico (evitarlos a largo plazo)
	Endulzantes artificiales: *Splenda*, *Equal*, aspartame, sorbitol, xilitol y todo alcohol azucarado (evitarlos a

Condimentos	largo plazo). Puedes tomar un poco de stevia, aunque aún no está del todo libre de culpas; los científicos siguen estudiándola Edulcorantes naturales: miel, jarabe de maple, azúcar morena, etcétera (evitarlos a corto plazo)
Bebidas	Refrescos, refrescos dietéticos, leche, jugos de fruta, bebidas deportivas, bebidas energéticas, alcohol, bebidas con cafeína

2. Enfócate en comer alimentos reales y orgánicos

Eliminar alimentos inflamatorios y tóxicos es sólo una parte del détox; la otra parte consiste en añadir lo bueno: alimentos reales y orgánicos que nutran tu cuerpo con cada mordida. Como dije antes, todos sabemos que la comida nos puede perjudicar, pero también nos puede beneficiar y hay que aprovecharnos de ello. Durante 10 días, concéntrate en comer lo siguiente.

Consume estos alimentos

Carbohidratos (crudos, hervidos, asados o salteados; aproximadamente de 50 a 75% de tu plato debe consistir de verduras sin almidón) (de ½ a 1 taza de verduras con almidón, no más de cuatro veces a la semana en la cena: betabel, apio nabo, pastinaca, camote, calabazas de invierno [nuez blanca, calabaza kabocha, bellota, etcétera]) (120 gramos al día de fruta con bajo índice glucémico: zarzamoras, arándanos azules, frambuesas)	Alcachofa, arúgula, espárragos, aguacate, germen de soya (no de alfalfa, pues contiene agentes cancerígenos naturales), betabel, pimentón, brócoli, colecitas de Bruselas, zanahoria (que no suelte jugo, eso la hace pura azúcar), coliflor, apio, cebolleta, berza, hojas de diente de león, berenjena, endivia, hinojo, hierbas frescas, ajo, jengibre, ejotes, palmitos, jalapeños, kale, lechuga, champiñones, hojas de mostaza, cebolla, achicoria roja, rábano, algas [wakame, arame, kombu, etcétera], chalote, chícharos amarillos, chícharos verdes, espinaca, calabacín, acelga, hojas de nabo, berros, verdolagas

300

Alimentos / proteínas animales (intenta consumir de 120 a 180 gramos de proteína por comida)	• Bisonte, res, ciervo, cordero, avestruz, venado • Huevo orgánico, pollo, pato, pavo • Manteca de cerdo, sebo, grasa de pato o ganso (de pastoreo y orgánica) • Tempeh y tofu no modificado genéticamente • Pescado graso fresco o enlatado: bacalao negro, arenque, caballa, perca, sardina, vieira, salmón silvestre, anchoas • Mariscos: almeja, cangrejo, mejillón, ostra, callo de hacha, camarón • Opta por proteína orgánica siempre que se pueda
Grasas (intenta consumir de tres a cinco porciones de grasas benéficas al día)	• Nueces: avellana, nuez de Macadamia, nuez pecana, nuez blanca, almendra, nuez de la India (excepto: cacahuate y semilla de girasol, pues pueden contener toxinas de moho); semillas: chía, linaza, ajonjolí, ajonjolí negro, semilla de cáñamo, semilla de calabaza; y mantequilla de frutos secos • Harinas de nueces: harina de almendra y de coco • Leche de nueces y semillas: nuez de Macadamia, almendra, nuez brasileña, nuez de la India, coco, cáñamo (evita las que tengan carragenano y goma xantana) • Aguacate, aceituna, mantequilla clarificada, manteca de coco • Aceites (extra vírgenes y obtenidos por presión en frío): aguacate, coco, nuez de Macadamia, triglicéridos de cadena media (MCT), oliva, nuez blanca, ajonjolí

Condimentos	Vinagre de sidra de manzana, arrurruz, vinagre balsámico, grano de pimienta negra, harina de coco, mostaza Dijon, fideos de alga marina, kimchi, miso, levadura de cerveza nutricional, pollos y vegetales orgánicos, sal de mar, espirulina, tahini, vinagre de ciruela ume, polvo no endulzado de vainilla y chocolate (cacao), salsa tamari sin gluten, hierbas secas o frescas (tales como la albahaca), pimienta de cayena, chile en polvo, canela, cilantro, cardamomo, jengibre, comino, cebolla en polvo, orégano, paprika, perejil, romero, salvia, tomillo, cúrcuma
Bebidas	Agua, agua de limón tibia, agua mineral con limón o lima, té verde, jugo verde casero (sin frutas), té de hierbas, caldo de hueso

3. Toma complementos para mantener la buena salud

Los complementos pueden ser una manera eficiente de darle a tu cuerpo los nutrimientos que necesita. Tómalos durante el détox de 10 días para ayudar al cuerpo a pasar por este significativo reinicio. Para aprender más al respecto, visita www.foodthebook.com/resources (en inglés).

Toma los siguientes complementos

Complemento	Beneficios	Dosis (diaria)
Multivitaminas de alta calidad	Las multivitaminas adecuadas contendrán todas las vitaminas y todos los minerales necesarios	Tomar como se indique en la etiqueta

Complemento	Beneficios	Dosis (diaria)
Aceite de pescado purificado (EPA/ DHA)	Las grasas omega-3 son imprescindibles para tener un sistema cardiovascular, un sistema nervioso y una función inmunológica saludables	De 1 a 2 gramos
Vitamina D_3	Conocida por su papel en la función inmunológica y el sistema óseo, la vitamina D_3 también ayuda a mantener un metabolismo saludable, ya que influye en muchos genes involucrados en el equilibrio de la glucosa en la sangre y en la resistencia a la insulina	De 1 000 a 2 000 UI Hay quienes necesitarán más. Necesitas 1 000 UI para incrementar tus niveles de vitamina D a 10 ng/dl. Idealmente. tus niveles mínimos deberían ser de 50 a 60 ng/dl
Glicinato de magnesio	El magnesio es famoso por ayudar a la salud de diversas formas, pues influye en la función de más de 300 enzimas. Además, mejora la función metabólica, los niveles de glucosa en la sangre y la resistencia a la insulina. También ayuda con el insomnio y el estreñimiento	De 200 a 300 miligramos
Cromo*	El cromo ayuda al metabolismo de lípidos y glucosa, así como al de grasas, a la activación de enzimas y a los niveles de glucosa. Promueve un uso saludable de lípidos y carbohidratos	De 500 a 1 000 microgramos

Complemento	Beneficios	Dosis (diaria)
Ácido alfa-lipoico*	El ácido alfa-lipoico puede ser útil para promover el buen funcionamiento del sistema nervioso de las personas con diabetes y prediabetes. Asimismo, es un poderoso antioxidante y potenciador de mitocondrias	De 300 a 600 miligramos
Canela*	La canela ayuda a controlar la glucosa en la sangre y la resistencia a la insulina	De 500 a 1 000 miligramos
Catequinas de té verde*	Las catequinas ayudan con la resistencia a la insulina, con la quema de grasa y con el metabolismo	De 100 a 200 miligramos
Zinc*	El zinc es esencial para la inmunidad y la absorción de vitamina B, entre otros beneficios	De 15 a 30 miligramos

* El cromo, el ácido alfa-lipoico, la canela y las catequinas de té verde usualmente se encuentran combinadas en complementos especiales, diseñados para equilibrar la glucosa en la sangre. Acude a tu tienda de comida saludable más cercana o visita www.foodthebook.com/resources (en inglés) para adquirir el kit del détox de 10 días.

Listo, ahora sigue estos tres pasos durante 10 días. Después de eso, puedes continuar con la dieta del détox de 10 días si quieres bajar más de peso, regular tus niveles de colesterol, reducir la tensión arterial o tratar la prediabetes o la diabetes tipo 2. Si no, puedes hacer la transición a la dieta pegana.

En el siguiente capítulo, hablaremos de cómo reintroducir alimentos después del *détox* de 10 días y de cómo hacer la transición a la dieta pegana. Para saber más sobre mis recomendaciones respecto al détox y la transición, te sugiero leer *La dieta détox en 10 días* de *La solución del azúcar en la sangre*. Para obtener para mis mejores recomendaciones de estilo de vida que complementan la dieta del détox de 10 días, visita www.foodthebook.com/resources (en inglés).

Luego de reiniciar tu cuerpo, puedes idear una forma saludable y permanente de comer, o puedes empezar la dieta pegana.

Mejorar tu experiencia de desintoxicación

Un plan de desintoxicación bien diseñado empieza con la comida, pero ésta no es el único mecanismo para mejorar dicho plan. Dormir bien, relajarse y realizar actividad física también son excelentes maneras de contribuir al proceso y mejorar tu salud.

Hay varias herramientas para la desintoxicación, pero las más importantes que debes usar durante el programa son éstas:

- **Relájate voluntariamente.** No, no me refiero a quedarte en el sillón viendo Netflix, sino a meditar, respirar profundo, hacer yoga, escribir un diario o pasar tiempo de calidad con tus familiares y amigos.
- **Mueve el cuerpo.** Hacer ejercicio trae consigo muchos beneficios, por lo que te recomiendo realizar actividad física todos los días. No tienes que ir al gimnasio necesariamente; sólo encuentra algo que te funcione: andar en bicicleta, salir a caminar, bailar o realizar deportes.
- **Dale prioridad al descanso.** Dormir mal, especialmente durante la desintoxicación, puede sabotear tus esfuerzos por tener una mejor salud, así que organiza tu horario y duerme al menos ocho horas cada noche. Mi mejor consejo para dormir mejor es evitar usar el teléfono celular y ver la televisión una hora antes de ir a la cama. Estirarse, meditar, escribir o conversar con un ser querido son formas de relajarse voluntariamente y también de dormir bien en la noche.

A veces mis pacientes requieren un plan de dieta especial, y puede que tú también. He escrito varios libros electrónicos para quienes tienen necesidades dietéticas particulares; algunos de ellos son sobre embarazos, problemas tiroideos, afecciones autoinmunes, intestino irritable o permeabilidad intestinal, entre otros temas. Los puedes encontrar en www.foodthebook.com/resources (en inglés).

La dieta pegana

Hoy en día la variedad de filosofías nutricionales es interminable: están la vegana, la vegetariana, la cetogénica, la paleo, la flexitariana, la pescetariana, la mediterránea, la alta en grasas y baja en carbohidratos, la crudivegana y miles más. Intentar encontrar la que más te convenga puede ser abrumador. He estudiado nutrición durante muchos años y, a pesar de ello, a veces sigo teniendo problemas debido a las opiniones científicas contradictorias. En todo ese tiempo he probado diferentes dietas: fui vegetariano, luego intenté la dieta paleo y finalmente me harté. Parece que el mundo de la nutrición está dividido en campamentos militares, cada uno de los cuales se cree superior y recrimina las deficiencias de los otros, pero lo que es un hecho es que todas tienen sus virtudes y sus defectos.

La dieta vegana, por ejemplo, idealmente incorpora diversos alimentos orgánicos y de origen vegetal. Por ende, los veganos consumen vitaminas, minerales, antioxidantes, fibra y grasas benéficas en abundancia; llevan una dieta de los problemas que conlleva la carne de animales de engorda. Asimismo, los veganos reducen su impacto ambiental y hacen del mundo un lugar mejor para las criaturas que son maltratadas en las granjas industriales. Sin embargo, ni siquiera la dieta vegana perfecta ofrecería suficiente DHA y EPA, los cuales son ácidos grasos omega-3 muy importantes; tampoco proveería suficiente hierro, zinc, cobre o vitamina D. Los veganos tampoco tienen muchas opciones para consumir las proteínas y los aminoácidos esenciales que necesitan, sobre todo a medida que envejecen; quizá los puedan obtener en cantidades suficientes de algunos productos que no sean de origen animal, pero es bastante difícil, y definitivamente no pueden obtener vitamina B_{12} porque ésta se obtiene únicamente de productos de origen animal. Además, es probable que muchos veganos lleven una mala alimentación, llena de azúcares, cereales y harinas refinados; aceites altamente procesados; sustitutos de proteína de soya y alimentos saturados de sustancias químicas artificiales y aditivos. Es posible sobrevivir a base de galletas Oreo, frituras y bebidas carbonatadas, y aún así considerarte estrictamente vegano. Incluso si evitaras comer trigo y gluten, los cuales suelen ser básicos en las dietas veganas, en la industria alimenticia hay un auge de comida supuestamente libre de gluten cuyas etiquetas contienen información engañosa. Si un alimento no tiene gluten, eso no quiere decir que sea saludable; por lo regular es lo contrario, porque, si te comes un bizcocho hecho de harina refinada libre de gluten, pero con mucha azúcar, de todas formas estás desestabilizando tus niveles de glucosa en la sangre y tu peso.

En los últimos seis años la dieta paleo ha adquirido gran popularidad entre los defensores de la salud y el bienestar. Como ya todos sabemos, este régimen se basa en la idea de que nuestro cuerpo funciona mejor al consumir sólo los alimentos que existían en la era paleolítica, antes del advenimiento de la agricultura hace aproximadamente 10 000 años. Esto significa que la dieta paleo prohíbe los azúcares (a excepción de las que están en la miel y en las frutas), cereales, productos lácteos y legumbres; además, sólo permite carne no procesada, pescado, verduras orgánicas sin almidón, algunas raíces amiláceas, calabazas, fruta (pero no mucha), nueces, semillas y nada más. Parece una dieta extrema, pero puede ser saludable y tener bajo impacto glucémico, lo que es particularmente benéfico en la actualidad, cuando abundan los problemas de salud causados por el consumo de alimentos a base en cereales y azúcares, hechos con grasas y aceites muy procesados. De hecho, investigaciones recientes recomiendan esta dieta y la cetogénica —una dieta muy baja en carbohidratos y muy alta en grasas— para ayudar a quienes padecen diabetes tipo 2 (www.viralhealth.com).[1]

No obstante, algunas personas utilizan la filosofía paleo como excusa para consumir demasiada carne y muy pocos productos de origen vegetal. Según algunos críticos, había muchos tipos de dietas en la era paleolítica, dependiendo de la parte del mundo. En aquel entonces los humanos recolectaban su comida, que en su mayoría eran plantas, y comían animales sólo cuando lograban encontrarlos, atraparlos y matarlos; en otras palabras, la carne no era tan abundante como lo es ahora. Nuestros ancestros prehistóricos llevaban dietas con mucha fibra vegetal: de 100 a 150 gramos al día, lo que es muy diferente a los ocho o

15 gramos que consumimos en la actualidad; nuestro consumo de este tipo de fibra es insignificante en comparación.

He hecho ambas dietas, la vegana y la paleo, así como varias otras, pero siempre termino regresando a un feliz punto intermedio. Hace unos años me encontraba en un comité con otros dos doctores: uno defendía la dieta paleo y el otro era un cardiólogo estrictamente vegano. Yo estaba sentado en medio de ellos y, para aligerar la atmósfera, bromeé: "Bueno, si tú eres paleo y tú eres vegano, entonces yo soy pegano".

Fuera de broma, las mejores versiones de ambas dietas se fundamentan en la misma regla: comer alimentos reales y orgánicos. La dieta vegana y la paleo se enfocan en comida que no incrementa los niveles de glucosa en la sangre, en comer muchas frutas y verduras, así como proteínas y grasas benéficas: nada de chatarra. Combiné los mejores aspectos de ambas e integré los principios antiinflamatorios y desintoxicantes de la medicina funcional, con lo que creé un plan dietético balanceado e inclusivo que cambió mi vida y también la vida de mis pacientes. Ahora, miles de personas alrededor del mundo siguen la dieta pegana.

Ésta no es una solución rápida: no es una dieta que sigues por 10 o 30 días y luego abandonas. Después de que reinicies tu cuerpo, te recomiendo que sigas esta dieta todos los días. Es inclusiva, no exclusiva, y está basada en ciencia nutricional sólida y en experimentos con pacientes realizados durante más de 30 años.

Veamos los 13 pilares de la dieta pegana:

1. **Aléjate del azúcar.** Esto significa evitar alimentos que aumenten tu producción de insulina: el azúcar, la harina y los carbohidratos refinados. Considera cualquier alimento dulce como un premio ocasional; es decir, como algo que comes de cuando en cuando y en cantidades pequeñas. Le digo a la gente que es como una droga recreativa: la consumes en ocasiones por diversión, mas no es elemental para la vida.

2. **Come plantas más que cualquier otra cosa.** Como expliqué anteriormente, más de la mitad de tu plato debe consistir en verduras que, entre más oscuras y variadas sean, mejor. Prioriza las verduras sin almidón; las calabazas de invierno y los camotes están bien en cantidades moderadas (media taza al día) y ¡evita comer muchas papas! Las papas fritas no cuentan como verdura, aunque sean la verdura más consumida en Estados Unidos.

3. **Cuidado con las frutas.** Aquí es donde puede haber un poco de confusión. Muchos seguidores de la dieta paleo recomiendan comer sobre todo frutas bajas en azúcar, como las moras, mientras que los veganos no discriminan entre frutas. He descubierto que la mayoría de mis pacientes se siente mejor cuando sólo come frutas bajas en azúcar y come otras frutas sólo como premio ocasional. Entonces, quédate con las moras, los kiwis y las sandías; ten cuidado con las uvas, los melones, etcétera, y considera las frutas deshidratadas como si fueran dulces: consúmelas en cantidades mínimas.

4. **Evita los pesticidas, los antibióticos, las hormonas y los alimentos genéticamente modificados.** También evita las sustancias químicas artificiales, los aditivos, los conservadores, los colorantes y los edulcorantes artificiales, entre otros ingredientes dañinos. Si no tienes cierto ingrediente en tu cocina como para preparar comida con él, entonces no deberías consumirlo: el polisorbato 60, el colorante artificial 40 y el estearoil lactilato de sodio (también conocidos como los ingredientes del Twinkie), por ejemplo.

5. **Consume alimentos con grasas benéficas.** Me refiero a los ácidos grasos omega-3 y a otras grasas benéficas que encontramos en las nueces, las semillas, el aceite de oliva y los aguacates. Y sí, incluso podemos comer las grasas saturadas del pescado, el huevo orgánico y la carne, la manteca y la mantequilla clarificada de animales orgánicos de crianza ética, así como de aceite orgánico virgen o mantequilla de coco.

6. **Aléjate de la mayoría de los aceites vegetales, de nuez o de semilla,** tales como los aceites de canola, de semilla de girasol, de maíz, de semilla de uva y, sobre todo, de soya, el cual ocupa alrededor de 10% de las calorías diarias que consumimos. Está bien usar pequeñas cantidades de aceites de nueces y semillas obtenidas por extracción a presión o presión en frío —tales como el aceite de ajonjolí, de nuez de Macadamia y de nuez de Castilla— para condimentar o sazonar. El aceite de aguacate es excelente para cocinar a altas temperaturas.

7. **Evita o limita el consumo de lácteos.** Como aprendimos en capítulos anteriores, los lácteos no son para todos, por lo que recomiendo evitarlos, a excepción del ocasional yogur, kéfir, mantequilla orgánica, la mantequilla clarificada e incluso el queso si no te causa problemas. Prueba los productos de cabra o de oveja, sustituye los de vaca y siempre elige los orgánicos y de pastoreo.

8. **Considera la carne y los productos animales sólo como condimentos**, no como plato principal; por eso me gusta llamarles carnimentos. Las verduras deberían ser las protagonistas, y la carne debería ser un plato secundario cuyas porciones sean de 120 a 180 gramos. Yo por lo regular preparo tres o cuatro guarniciones de verduras.

9. **Consume pescado de crianza ética o que sea bajo en mercurio.** Sólo consume variedades de pescado de piscifactoría ética y con pocas toxinas: la sardina, el arenque, la anchoa y el salmón silvestre; todos ellos tienen mucho omega-3 y poco mercurio. Además, cuida que tu pescado sea de crianza sustentable. Para saber más al respecto, visita www.cleanfish.com y www.foodthebook.com (en inglés).

10. **Deja el gluten.** Casi todo el gluten proviene del trigo genéticamente modificado, así que busca variedades buenas de trigo, tales como el de escaña cultivada. No lo consumas si el gluten te hace daño, pero, incluso si no es así, consúmelo sólo en ocasiones, ya que estudios realizados por el doctor Alessio Fasano de Harvard, el mayor especialista en gluten del mundo, demuestran que el gluten también les causa daño intestinal a quienes consideran que el gluten no les afecta.

11. **Come pocos cereales integrales libres de gluten.** Éstos también aumentan los niveles de glucosa en la sangre y pueden desencadenar autoinmunidad. En realidad, todos los cereales afectan los niveles de glucosa en la sangre, por lo que es mejor consumirlos en porciones pequeñas y optar por los que hacen menos daño, tales como el arroz negro, la quinoa, el teff, el trigo sarraceno o el amaranto. Para quienes padecen diabetes tipo 2, enfermedades autoinmunes y problemas digestivos, una dieta libre de cereales y legumbres puede ser de gran beneficio. Las mejores dietas para los diabéticos son la del détox en 10 días y la cetogénica.

12. **Come legumbres sólo de cuando en cuando.** Las mejores son las lentejas, y las peores son los frijoles con mucho almidón. Por un lado, aunque los frijoles son fuente de fibra, proteína y minerales, pueden causarles problemas digestivos a algunas personas. Asimismo, las lentejas, debido al ácido fítico que contienen, pueden alterar la absorción de minerales. Para los diabéticos, comer muchas legumbres puede incrementar los niveles de insulina, pero para el resto de la gente está bien comerlas en porciones moderadas (no más de una taza al día).

13. **Hazte estudios para personalizar tu dieta.** Lo que les funciona a ciertas personas puede no funcionarles a otras; esto se llama bioindividualidad. Es por ello que siempre recomiendo acudir con un buen nutriólogo que te mande a hacer estudios y te personalice la dieta. Si te interesa hacerte estudios y quieres ayuda de uno de mis nutriólogos, visita www.foodthebook.com/diet para más información (en inglés).

Los dos pasos para la transición a la dieta pegana

1. Sigue la dieta détox de 10 días, la cual expliqué en el capítulo "Antes de la dieta, la desintoxicación". Al mismo tiempo, ve agregando un grupo alimenticio a tu dieta cada tres días: cereales sin gluten, legumbres o cualquier otro alimento con el que quieras experimentar, como queso de cabra o de oveja, o algún antojo ocasional. Te recomiendo enfocarte en un solo grupo alimenticio a la vez. Por ejemplo: después de la desintoxicación, intenta comer gluten (como pasta o pan) en los días 11, 12 y 13, y presta atención a cómo responde tu cuerpo; en el día 14 tómate un descanso y come únicamente lo permitido en el détox de 10 días; luego, en los días 15, 16 y 17, intenta comer productos lácteos y, otra vez, fíjate en la reacción de tu cuerpo; por último, regresa a lo permitido en el détox y repite este método. Aunque pueda parecer tedioso, creo que es la mejor opción para saber qué te funciona bien y qué no. Quizá descubras que ciertos alimentos no te hacen bien, pero no pasa nada. Si algo te provoca dolor de estómago, te hace sentir cansado, te causa dolor o te congestiona, es probable que seas intolerante, sensible o alérgico a ello, y ahora ya sabes que debes evitarlo. Consume diversos alimentos de origen vegetal, así como grasas benéficas y proteínas de calidad; usa esta combinación tripartita como la base de tus platillos. Entonces, cuando llegue la ocasión, podrás incorporar a tu dieta tus comidas placenteras favoritas... siempre y cuando no sean Coca-Cola y Twinkies, pues deben ser fieles a los principios peganos.
2. Utiliza los suplementos de la dieta pegana para desintoxicarte a diario, disminuir la inflamación y favorecer el funcionamiento de las mitocondrias y la salud cardiovascular. Entre estos suplementos están la coenzima Q10, el resveratrol, el cardo mariano,

la curcumina, el glutatión, el ácido lipoico, el magnesio y una versión especial de ácido fólico.

Suplementos diarios para la dieta pegana

Suplemento	Beneficios	Dosis (diaria)
Multivitaminas de alta calidad	Ofrece las vitaminas y los minerales necesarios	Como se indique en la etiqueta
Aceite de pescado purificado (EPA/DHA)	Ayuda al sistema cardiovascular y el nervioso, así como a la función inmunológica. Además, aumenta la resistencia a la insulina y balancea la glucosa en la sangre	2 gramos
Vitamina D$_3$	Buena para el sistema inmune	De 1 000 a 2 000 UI (en total)
Glicinato de magnesio	Contribuye al metabolismo, los niveles de azúcar en la sangre y la resistencia a la insulina	De 100 a 200 miligramos
Cromo	Metabolismo saludable	De 200 a 500 microgramos
Ácido alfa-lipoico*	Poderoso intensificador de mitocondrias y de producción de energía celular	De 300 a 600 miligramos
Coenzima Q10	Ofrece energía para la salud cardiovascular y la producción de energía celular	De 25 a 50 miligramos
Resveratrol	Brinda apoyo antioxidante y cardiovascular	De 50 a 100 miligramos
Cardo mariano	Bueno para el hígado	De 50 a 100 miligramos
Curcumina	Ayuda al hígado, el colon, el aparato locomotor y la función celular. Además, es un poderoso antiinflamatorio	De 100 a 200 miligramos

Suplemento	Beneficios	Dosis (diaria)
Glutatión	Protege y optimiza la función celular y la desintoxicación	De 25 a 50 miligramos
Ácido fólico o levomefólico	Ayuda a la síntesis y reparación del ADN y a la salud del corazón y del cerebro	De 400 a 800 microgramos

Muchos de estos complementos los puedes encontrar en combinaciones especiales. Acude a tu tienda de productos saludables más cercana o visita www.foodthebook.com/resources para adquirir mi kit de mantenimiento, el cual incluye todos estos suplementos diarios.

La dieta pegana: una forma de vida

Muchos pensamos que las dietas son algo que hacemos a corto plazo y sin disfrutarlo. Sin embargo, diseñé la dieta pegana para que no fuera algo intermitente: como mencioné en la introducción, no es una dieta, sino una forma de vida. Recuerda que la meta no es la perfección, sino adquirir principios fáciles que nos guíen para mantenernos sanos por muchos años más. La dieta pegana es una filosofía y un acercamiento a la salud; se trata de hacer tu mejor esfuerzo y de dejar atrás el estrés y la ansiedad respecto a la comida.

Tengo la esperanza de que este libro y los principios que contiene te den paz y confianza cuando se trate de tu alimentación, tu salud y tu bienestar general. No olvides que la verdadera salud no es perder unos cuantos kilos o curarte de enfermedades crónicas: es sentirte bien, estar presente y darle lo mejor de ti al mundo.

Plan de comidas y recetas

Espero que para cuando estés a punto de iniciar la dieta pegana ya tengas en tu cocina muchos alimentos integrales e ingredientes sanos. Sin embargo, no quiero que te quedes sin saber cómo preparar todos aquellos exquisitos alimentos, por lo que, con ayuda del chef Frank Giglio, he creado un plan alimenticio pegano de siete días que se basa en mis platillos favoritos. No tienes que seguir el plan al pie de la letra; puedes duplicar recetas y guardar sobras para el día siguiente, o también intercambiar cualquier desayuno, almuerzo o cena de un día por el de otro. La clave es explorar, experimentar y disfrutar. Comer bien no se trata de pasar horas en la cocina; yo, en lo personal, algunas veces me como una simple ensalada, pero otras veces me encanta pasar tiempo preparando recetas deliciosas y complicadas. Te aconsejo jugar en la cocina y encontrar lo mejor para ti.

Algunas recetas están señaladas como *10D*, lo que se refiere a que son compatibles tanto con el détox de 10 días como con la dieta pegana; el resto de las recetas está diseñado únicamente para la segunda.

Si necesitas más apoyo para diseñar el plan alimenticio personalizado perfecto, considera trabajar con alguno de mis expertos en medicina nutricional. Conoce más al respecto en www.foodthebook.com/diet (en inglés).

Un plan alimenticio pegano de siete días

Día 1

Desayuno: Huevos revueltos con tomate, hierbas y queso de cabra p. 317

Almuerzo Ensalada de kale con vinagreta de "tocino" *10D* p. 324

Cena: Curry de res *10D* p. 332

Postre: Rebanadas calientes de manzana especiada p. 349

Día 2

Desayuno: Atole de trigo sarraceno al gusto p. 318

Almuerzo: Mejillones mediterráneos hervidos *10D* p. 325

Cena: Pollo estofado con hinojo y endivia *10D* p. 333

Postre: Helado suave de mora azul p. 350

Día 3

Desayuno: Guiso de acelga y calabacín suizo con huevos fritos *10D* p. 319

Almuerzo: Ensalada de camarones a la parrilla *10D* p. 326

Cena: Tempeh horneado en salsa piri piri con espárragos *10D* p. 334

Postre: Trufas de mantequilla de almendra p. 351

Día 4

Desayuno: Frittata de pesto *10D* p. 320

Almuerzo: Ensalada de huevo ahumado p. 327

Cena: Callo de hacha a las brasas con coliflor al curry *10D* p. 336

Postre: Bizcochos de algarrobo acaramelado p. 352

Día 5

Desayuno: Tortitas de res de pastoreo *10D* p. 321

Almuerzo: Chile con carne de res de pastoreo *10D* p. 328

Cena: Tofu frito con brócoli y pimientos *10D* p. 337

Postre: Paletas de hielo de frambuesa y limón p. 353

Día 6

Desayuno: Batido de mora azul rico y cremoso p. 322
Almuerzo: Ensalada arcoíris con grasas benéficas *10D* p. 329
Cena: Pechugas de pollo marinadas con hierbas *10D* p. 338
Postre: Galletas de mantequilla de nuez sin harina p. 354

Día 7

Desayuno: Atole de chía tropical con kiwi y coco p. 322
Almuerzo: Tazón de tempeh, quinoa y verduras *10D* p. 330
Cena: Salmón a la parrilla con mantequilla de perejil y nuez de Castilla *10D* p. 339
Postre: Masa untable de galleta con chispas de chocolate p. 355

Guarniciones y refrigerios (puedes combinarlos con cualquier comida)

Guacamole southwestern *10D* p. 341
Arroz de coliflor con coco *10D* p. 342
Paté de hígado de pollo *10D* p. 343
Tomates asados a fuego lento *10D* p. 344
Falafel de espinacas p. 345
Dip de camote p. 346
Champiñones al horno con hierbas *10D* p. 347

DESAYUNO

HUEVOS REVUELTOS CON TOMATE, HIERBAS Y QUESO DE CABRA

Éste es un buen desayuno o almuerzo rápido que es más rico cuando los tomates están frescos y en temporada. Es increíblemente versátil, tiene muchas proteínas y no le hace daño a tu sistema digestivo. Además, ¡siempre les gusta a los niños!

Porciones: 4 • Tiempo de preparación: 5 minutos • Tiempo de cocción: 5 minutos

8 huevos grandes
½ cucharadita de sal de mar
¼ de cucharadita de pimienta negra recién molida
2 cucharadas de agua potable
1 cucharada de mantequilla clarificada
1 tomate pequeño picado
60 gramos de queso de cabra suave
¼ de taza de hierbas frescas (cebolleta, tomillo, perejil, eneldo, orégano) picadas

En un tazón grande, mezcla los huevos, la sal, la pimienta y el agua.

Luego, en una sartén grande y antiadherente, calienta la mantequilla a fuego medio hasta que se ponga brillante. Vierte la mezcla de huevo y revuélvela con una cuchara de madera durante unos 3 minutos, hasta que los huevos cuajen.

Añade el tomate, retira la sartén de la estufa y, con cuidado, espolvoréale encima el queso de cabra y las hierbas. Por último, divide la mezcla en cuatro platos y sirve inmediatamente.

Análisis nutricional por porción: 250 calorías, 10 gramos de grasa, 15 gramos de grasa saturada, 359 gramos de colesterol, 0.3 gramos de fibra, 16 gramos de proteína, 2 gramos de carbohidratos, 480 gramos de sodio

ATOLE DE TRIGO SARRACENO AL GUSTO

Este atole es una deliciosa alternativa para reemplazar la avena. Tiene un exquisito sabor a nuez con una textura ligeramente crujiente y lo puedes hacer más dulce si le agregas un poco miel o jarabe de maple. ¡Definitivamente querrás probarlo!

Porciones: 4 • Tiempo de preparación: 5 minutos, más una noche de remojo • Tiempo de cocción: 15 minutos

¾ de taza de trigo sarraceno desgranado
1 cucharada de vinagre de sidra de manzana
2½ tazas de caldo de hueso o de agua potable
¼ de taza de mantequilla de pastoreo sin sal
½ cucharadita de sal de mar
¼ de cucharadita de pimienta negra recién molida
1 ramo de perejil, sin tallo, picado (aproximadamente 1 cucharadita)

Para preparar el trigo sarraceno desgranado, combínalo en un tazón con el agua y el vinagre de sidra de manzana. Cubre el tazón y déjalo reposar a temperatura ambiente de 8 a 12 horas (o toda la noche); luego, escúrrelo y enjuágalo bien.

Coloca el trigo sarraceno mojado en una cacerola con capacidad de 2 litros y agrégale el caldo de hueso. Cubre la olla y cuece a fuego medio-alto. Deja que el líquido hierva, luego baja la temperatura a fuego medio, sigue cocinando de 10 a 12 minutos y revuelve ocasionalmente hasta que el trigo sarraceno se ablande.

Una vez que el trigo sarraceno esté blando, añádele la mantequilla, la sal, el pimiento y el perejil. Reparte la mezcla en dos tazones y disfruta. Si quieres, puedes agregarle a cada porción un huevo frito.

Las sobras del atole se conservan bien de 2 a 3 días en el refrigerador. Puedes hacer tortitas con ellas y sofreírlas con ghee o aceite de coco hasta que se calienten y doren bien.

Análisis nutricional por porción: 276 calorías, 13 gramos de grasa, 8 gramos de grasa saturada, 30 miligramos de colesterol, 4 gramos de fibra, 11 gramos de proteína, 32 gramos de carbohidratos, 430 miligramos de sodio

GUISO DE ACELGA Y CALABACÍN SUIZO CON HUEVOS FRITOS

10D

Los guisos son rápidos y fáciles de hacer, así como adaptables a todo. Este platillo no lleva papa, pero sigue siendo exquisito. ¡Es de lo mejor que puedes hacer con productos naturales!

Porciones: 2 • Tiempo de preparación: 15 minutos •
Tiempo de cocción: 20 minutos

- 2 cucharadas de aceite de oliva extra virgen
- 1 cebolla pequeña, picada
- 1 cebollín grande, cortado en trozos de 1 centímetro
- 1 pimiento rojo grande, sin tallo y desvenado, cortado en cubitos
- 3-4 hojas grandes de acelga, sin tallos, trozadas
- 2 cucharadas de agua potable
- ½ cucharadita de sal de mar
- ¼ cucharadita de pimienta negra recién molida
- 4 huevos grandes

En una sartén grande, calienta 1 cucharada del aceite de oliva a fuego medio-alto. Cuando el aceite brille, agrega la cebolla y el cebollín; revuelve con delicadeza. Después de 5 minutos, agrega el pimiento rojo; revuelve y deja cocer otros 3 o 4 minutos.

Agrega la acelga y el agua. Tapa la sartén de inmediato y deja que los ingredientes se cuezan al vapor durante 1 o 2 minutos. Apaga la estufa, destapa la sartén y sazona con sal y pimienta.

Mientras el guiso reposa, calienta la otra cucharada de aceite de oliva a fuego medio en una sartén de 8 pulgadas (20 centímetros). Con cuidado, rompe los huevos, échalos a la sartén y cocínalos 3 o 4 minutos hasta que las claras cuajen, pero las yemas sigan líquidas. (Para huevos muy blandos, usa una espátula para voltearlos y cocínalos 1 minuto extra.)

Divide el guisado en dos platos y agrégales dos huevos a cada plato. Sirve en el momento.

Análisis nutricional por porción: 160 calorías, 12 gramos de grasa, 2 gramos de grasa saturada, 146 miligramos de colesterol, 2 gramos de fibra, 8 gramos de proteína, 8 gramos de carbohidratos, 382 miligramos de sodio

FRITTATA DE PESTO

10D

Ni vas a extrañar el queso con esta versión sin lácteos del pesto tradicional. Los huevos y el pesto son un dueto excelente que puedes disfrutar en este platillo, tanto caliente como frío. Asimismo, puedes ajustar la cantidad de ajo y de levadura a tu gusto.

Porciones: 4 • Tiempo de preparación: 15 minutos • Tiempo de cocción: 30 minutos

1 taza de hojas albahaca empaquetadas
¼ de taza de piñones
2 dientes de ajo
2 cucharadas de levadura de cerveza nutricional
1 cucharadita de sal de mar
¼ de taza y 1 cucharadita de aceite de oliva extra virgen
¼ de cucharadita de pimienta negra recién molida
6 huevos grandes
½ taza de leche de almendra sin azúcar

Precalienta el horno a 180 °C.

Mezcla la albahaca, los piñones y el ajo en un procesador de alimentos. Presiona 4 o 5 veces hasta que la mezcla quede finamente picada. Desprende los ingredientes de las paredes del contenedor y agrégales la levadura, la pimienta y la ½ cucharadita de sal de mar; luego vuelve a encender el procesador. Lentamente, durante unos 30 segundos, vierte el ¼ de taza de aceite de oliva hasta que la mezcla quede bien incorporada.

En un tazón mediano, bate los huevos, la leche de almendra y la ½ cucharadita de sal restante. Añade el pesto, pero reserva 2 cucharadas del mismo para aderezar después, y revuelve de nuevo. Con la cucharadita de aceite de oliva restante, aceita una sartén de hierro fundido de 20 centímetros de diámetro. Luego, añade la mezcla de huevo y pesto, y métela al horno.

Hornea durante 20 minutos, hasta que la mezcla esté seca. Con cuidado, saca la sartén del horno y unta en la superficie del platillo el pesto que reservaste. Por último, corta en porciones triangulares y sirve.

Puedes refrigerar las sobras en un contenedor hermético durante 3 o 4 días.

Análisis nutricional por porción: 273 calorías, 26 gramos de grasa, 4 gramos de grasa saturada, 246 miligramos de colesterol, 1 gramo de fibra, 11 gramos de proteína, 3 gramos de carbohidratos, 583 miligramos de sodio

TORTITAS DE RES DE PASTOREO

10D

Estas tortitas son sabrosas y ricas en hierro, un mineral del que carecemos con mucha frecuencia. Es un platillo perfecto para empezar el día, y muy fácil de preparar a cualquier hora. Además, las sobras las puedes comer en tacos o en una frittata.

Porciones: 4 • Tiempo de preparación: 10 minutos • Tiempo de cocción: 5 minutos

1 libra (½ kilo) de carne de res de pastoreo
2 cucharaditas de cebolla en polvo
2 cucharaditas de salvia seca
1 cucharadita de semilla de hinojo molida
1 cucharadita de ajo en polvo
Un pizca de sal de mar
½ cucharadita de pimienta negra recién molida
1 cucharada de aceite de oliva extra virgen

Coloca la carne de res en un tazón y agrégale los condimentos. Mezcla bien, separa en 8 partes iguales y aplánalas hasta formar tortitas delgadas.

Calienta el aceite de oliva en una sartén mediana a fuego medio-alto. Coloca las tortitas y cocínalas durante 2 o 3 minutos. Con delicadeza, voltea las tortitas y cocínalas 1 o 2 minutos más. Sírvelas con huevos fritos, cocidos o revueltos.

Guarda la carne, cocida o no, en un contenedor hermético; puedes refrigerarla y usarla en los siguientes 3 o 4 días.

Análisis nutricional por porción: 186 calorías, 9.5 gramos de grasa, 3.5 gramos de grasa saturada, 70 miligramos de colesterol, 0.1 gramos de fibra, 24 gramos de proteína, 1.5 gramos de carbohidratos, 365 miligramos de sodio

BATIDO DE MORA AZUL RICO Y CREMOSO

Este batido, apto para adultos y niños, es una deliciosa manera de consumir los nutrientes que necesitas en la vida diaria, disfrazada de un postre exquisito. No le tengas miedo a la grasa saturada de la leche de coco: es el mejor alimento para tu cuerpo, especialmente si lo combinas con la proteína de la mantequilla de almendra.

Porciones: 2 • Tiempo de preparación: 5 minutos

1 lata (350 gramos) de leche entera de coco sin azúcar
    (puede ser leche de coco preparada en casa)
½ taza de moras azules congeladas
Opcional: 2 dátiles Medjool sin hueso
1 cucharada copeteada de mantequilla de almendra
½ cucharadita de extracto de vainilla puro, sin alcohol ni gluten
2 tazas de hojas de espinaca tiernas
2 cubos de hielo grandes

Coloca todos los ingredientes en la licuadora y lícualos a alta velocidad durante unos 45 segundos, hasta que la mezcla quede uniforme y cremosa. Bebe al momento.

Análisis nutricional por porción (con dátiles): 421 calorías, 36 gramos de grasa, 27 gramos de grasa saturada, 0 miligramos de colesterol, 4 gramos de fibra, 6 gramos de proteína, 21 gramos de carbohidratos, 81 miligramos de sodio

ATOLE DE CHÍA TROPICAL CON KIWI Y COCO

Este platillo te ayudará a iniciar bien el día. La proteína y la grasa saturada te permitirán estar concentrado, tener altos niveles de energía y mantener los niveles de glucosa en la sangre estables. ¡No más cansancio gracias a este desayuno de campeones!

Porciones: 2 • Tiempo de preparación: 10 minutos, más de 30 minutos a 12 horas de enfriamiento

2½ tazas de leche de almendra sin azúcar

½ taza de semillas de chía

Opcional: 2 cucharadas de jarabe de maple

1 cucharadita de extracto de vainilla puro sin alcohol ni gluten

½ cucharada de cardamomo molido

3 kiwis maduros, pelados y cortados en cuadritos

1 cucharada de hojuelas de coco grandes y sin azúcar

2 cucharadas de leche entera de coco sin azúcar

Mezcla la leche de almendra, las semillas de chía, el jarabe de maple (si quieres), la vainilla y el cardamomo en un frasco con capacidad de 2 litros. Tapa y revuelve bien para que todos los ingredientes se combinen.

Pon el frasco en el refrigerador de 30 minutos a 12 horas; esto permite que las semillas de chía se esponjen y que la mezcla se espese.

Cuando esté lista, vierte la mezcla en dos tazones, y agrega el kiwi y las hojuelas de coco. Vierte 1 cucharada de la leche de coco en cada tazón y sirve.

Las sobras pueden guardarse en el refrigerador en un contenedor hermético hasta por 3 días.

Análisis nutricional por porción: 254 calorías, 12 gramos de grasa, 5 gramos de grasa saturada, 0 gramos de colesterol, 0.3 gramos de fibra, 5 gramos de proteína, 37 gramos de carbohidratos, 233 miligramos de sodio

ALMUERZO

ENSALADA DE KALE CON VINAGRETA DE "TOCINO"

10D

Esta combinación rica en antioxidantes es simultáneamente crujiente, salada y un poquito dulce, de manera que se equilibra a la perfección con las verduras frescas. La prepararás una y otra vez, y disfrutarás volverla parte de tu rutina semanal.

Porciones: 4 • Tiempo de preparación 15 minutos •
Tiempo de cocción: 20 minutos

2 cucharadas y 2 cucharaditas de aceite de oliva extra virgen
4 tiras de tocino regular o de pavo
2 cucharadas de vinagre de sidra de manzana
2 cucharaditas de mostaza Dijon
¼ de cucharadita de pimienta negra recién molida
2 champiñones portobello, sin tallos y cortados en rebanadas delgadas
3 puñados de kale, sin tallos, trozado
½ cucharadita de sal de mar
1 aguacate maduro grande, sin hueso y cortado en trozos pequeños

En una sartén grande, calienta 2 cucharaditas de aceite de oliva a fuego medio. Fríe el pavo o tocino durante 4 o 5 minutos, hasta que quede crujiente, y luego déjalo secar en una servilleta. Vierte la grasa resultante en un tazón pequeño; añade el vinagre, la mostaza y la pimienta, y revuelve.

Limpia la sartén y ponla de nuevo en la estufa, ahora a fuego medioalto. Agrega las otras 2 cucharadas de aceite de oliva y, cuando esté brillante, echa los champiñones. Cocínalos de 5 a 6 minutos, revolviendo constantemente, hasta que se ablanden.

Mientras tanto, coloca el kale en un tazón grande y espolvoréale sal de mar. Con las manos, masajea el kale unos 2 minutos, hasta que se suavice.

Una vez que los champiñones estén bien cocidos, agrega la col y el aderezo de grasa, vinagre, mostaza y pimienta. Revuelve bien y échale encima el tocino y finalmente el aguacate.

Las sobras pueden refrigerarse en un contenedor hermético durante 1 día.

Análisis nutricional por porción: 276 calorías, 24 gramos de grasa, 18 gramos de grasa saturada, 45 miligramos de colesterol, 4 gramos de fibra, 12 gramos de proteína, 8 gramos de carbohidratos, 542 miligramos de sodio

MEJILLONES MEDITERRÁNEOS HERVIDOS

10D

Los mejillones son de los alimentos marinos más deliciosos; esta combinación de sabores salado y picante sólo enfatiza su exquisitez. Este platillo rico en proteína funciona como un aperitivo perfecto o una comida completa.

Porciones: 2 • Tiempo de preparación: 10 minutos • Tiempo de cocción: 10 minutos

4 dientes de ajo grandes
2 cucharadas de alcaparras
4 anchoas
1 chile seco pequeño
½ cucharadita de sal de mar
1 cucharada de aceite de oliva extra virgen
2 tazas de caldo de pollo bajo en sodio
1.2 kilos de mejillones bien lavados, sin bisos
¼ de taza de hojas de perejil picadas
cáscara de 1 limón

Pon el ajo, las alcaparras, las anchoas, el chile y la sal en una tabla, y pícalos hasta formar una especie de engrudo. También puedes usar mortero y mano.

En una olla de hierro de 5 o 6 litros, calienta el aceite de oliva a fuego medio-alto. Agrega el engrudo preparado y cuécelo unos 2 minutos, revolviendo con frecuencia. Vierte el caldo de pollo y sube el fuego, luego agrega con cuidado los mejillones.

Tapa la olla y hierve los mejillones unos 4 o 5 minutos, hasta que todos se hayan abierto. Repártelos en dos tazones, vierte ¾ de la taza del caldo sobre los mejillones, añade el perejil y la cáscara de limón, y revuelve ligeramente. Sirve al momento.

Análisis nutricional por porción: 370 calorías, 13 gramos de grasa, 2 gramos de grasa saturada, 112 miligramos de colesterol, 0.2 gramos de fibra, 47 gramos de proteína, 14 gramos de carbohidratos, 1 298 miligramos de sodio

ENSALADA DE CAMARONES A LA PARRILLA

10D

Esta ensalada ligera y elegante es facilísima de preparar una vez que la parrilla está caliente. Funciona como un aperitivo maravilloso para cualquier comida veraniega; además, es muy baja en calorías.

Porciones: 4 • Tiempo de preparación: 20 minutos •
Tiempo de cocción: 15 minutos

¼ de taza y 1 cucharada de aceite de oliva extra virgen
450 gramos de camarones grandes, pelados y desvenados
2 cucharaditas de sal de mar
1 tomate grande, picado
2 cucharadas de rábano picante finamente picado
3 cucharadas de jugo de limón
2 cucharadas de agua potable
2 corazones de lechuga romana, cada uno dividido verticalmente
    en cuatro partes
1 cebolla morada pequeña, rebanada en anillos delgados

En una parrilla, ya sea de estufa o de asador de gas, vierte la cucharada de aceite de oliva. Sazona los camarones con una cucharadita de sal de mar y colócalos en la parrilla caliente. Ásalos, de 2 a 3 minutos por lado, hasta que estén bien cocidos.

Para preparar la vinagreta, pon el tomate, el rábano picante, el jugo de limón, la cucharadita de sal sobrante, el agua y el otro ¼ de aceite de oliva en una licuadora. Licua a alta velocidad hasta que se forme un suave puré.

Para servir, coloca 2 partes de lechuga romana en cada plato, añade la cebolla morada y luego reparte 4 o 5 camarones en cada plato. Por último, rocía la vinagreta sobre la ensalada y listo.

Análisis nutricional por porción: 220 calorías, 13 gramos de grasa, 2 gramos de grasa saturada, 162 miligramos de colesterol, 1 gramo de fibra, 22 gramos de proteína, 7 gramos de carbohidratos, 169 miligramos de sodio

ENSALADA DE HUEVO AHUMADO

El chipotle le da un increíble sabor ahumado a este platillo tan versátil. Es perfecto por sí solo, pero también como relleno de sándwich o como guarnición para galletas saladas y verduras. ¡A los niños les encanta! Puedes ajustar el nivel de picante a tu gusto.

Porciones: 4 • Tiempo de preparación: 15 minutos •
Tiempo de cocción: 15 minutos (más tiempo de enfriamiento)

6 huevos
1 tallo de apio cortado en cubitos
1 zanahoria grande, pelada y cortada en cubitos
1 cebolla pequeña picada
1 taza de mayonesa
1 cucharada de jugo de limón
1 cucharadita de paprika
½ cucharadita de chipotle en polvo
½ cucharadita de sal de mar
¼ de cucharadita de pimienta negra recién molida
180 gramos de arúgula tierna

Coloca los huevos en una cacerola grande con 2.5 centímetros de agua potable. Hierve a fuego alto durante 1 minuto, luego saca la cacerola del fuego, tápala y déjala reposar durante 5 minutos. Mientras tanto, llena un tazón grande de agua fría.

Saca el agua de la cacerola y, con cuidado, pasa los huevos al tazón de agua fría y déjalos reposar. Cuando estén bien fríos, sácalos del tazón, sécalos, rómpelos y quítales las cáscaras, luego sécalos nuevamente. Con un tenedor, trózalos. Añade el apio, la zanahoria y la cebolla.

En un tazón pequeño, mezcla la mayonesa, el jugo de limón y los condimentos. Revuélvelos bien y agrégalos a la mezcla de huevos y verduras.

Para servir, divide la arúgula en cuatro platos y a cada uno ponle ¼ de la ensalada de huevo.

Puedes conservar la ensalada refrigerada en un contenedor hermético durante 3 o 4 días.

Análisis nutricional por porción: 339 calorías, 26 gramos de grasa, 5 gramos de grasa saturada, 261 miligramos de colesterol, 1 gramo de fibra, 9 gramos de proteína, 18 gramos de carbohidratos, 527 miligramos de sodio

CHILE CON CARNE DE RES DE PASTOREO

10D

¡Qué rico! ¿A quién no le gusta el chile con carne? Esta versión rica en proteína tiene un sabor único que tal vez jamás hayas probado antes. Con aderezo de garbanzo y cilantro, es aún más delicioso. ¡Definitivamente querrás prepararlo una y otra vez!

Porciones: 4 • Tiempo de preparación: 20 minutos • Tiempo de cocción: 1½ horas

2 cucharadas de aceite de oliva extra virgen
450 gramos de carne de res de pastoreo molida
1 cebolla amarilla grande picada
2 pimientos morrones verdes, sin tallos ni semillas, picados
3 cucharadas de chile en polvo
1 cucharada de paprika
2 cucharaditas de comino molido
2 cucharaditas de orégano seco
2 cucharaditas de tomillo seco
1 cucharadita de mostaza molida
½ cucharadita de chipotle en polvo
2 dientes de ajo picados

1 lata (425 gramos) de garbanzos, lavados y secados
1 lata (800 gramos) de tomates machacados
4 tazas de agua potable
2 cucharaditas de sal de mar
1 taza de hojas de cilantro empacadas y picadas

Calienta una olla de hierro de 6 litros a fuego medio-alto, vierte el aceite de oliva y, una vez que brille, añade la carne. Usa una cuchara de madera para desintegrar la carne en pedacitos, durante unos 3 minutos; déjala que se cueza y se torne café.

Ya que la carne esté casi cocida (a término tres cuartos), agrega la cebolla y los pimientos, y revuelve bien. Cocina de 4 a 5 minutos, hasta que las verduras se ablanden, y luego incorpora los condimentos, los garbanzos, los tomates y el agua, y deja hervir.

Tapa la olla, baja la temperatura a fuego medio y cuece durante 1 hora, hasta que el agua se rebaje y el platillo se espese. Por último, sazona con la sal y el cilantro.

El chile con carne es delicioso por sí solo, pero también puede servirse con arroz, con coliflor asada o con una ensalada grande. Las porciones pequeñas se pueden congelar hasta 3 meses o refrigerarse en un contenedor hermético durante 4 o 5 días.

Análisis nutricional por porción: 946 calorías, 44 gramos de grasa, 14 gramos de grasa saturada, 105 gramos de colesterol, 27 gramos de proteína, 89 gramos de carbohidratos, 510 miligramos de sodio

ENSALADA ARCOÍRIS CON GRASAS BENÉFICAS

10D

Este platillo delicioso y bajo en calorías tiene muchos sabores asombrosos, texturas crujientes y muchísimas grasas benéficas que te darán energía y felicidad.

Porciones: 4 • Tiempo de preparación: 15 minutos

¼ de taza de aceite de oliva extra virgen
2 cucharadas de jugo de limón

1 pizca de sal de mar

¼ de cucharadita de pimienta negra recién molida

8 tazas de verduras diversas

2 tallos de apio recortados y rebanados en piezas delgadas

12 tomates cereza cortados a la mitad

½ taza de aceitunas kalamata sin semillas y cortadas a la mitad

1 aguacate maduro grande, pelado y cortado en cubitos

2 cucharadas de semillas de calabaza

Revuelve el aceite de oliva, el jugo de limón, la sal y la pimienta; ésta es la vinagreta.

Reparte las verduras, el apio y los tomates en cuatro platos; añade las aceitunas, el aguacate y las semillas de calabaza.

Salpica la vinagreta sobre la ensalada y sirve al momento.

Análisis nutricional por porción: 323 calorías, 27 gramos de grasa, 5 gramos de grasa saturada, 0 miligramos de colesterol, 0.3 gramos de fibra, 6 gramos de proteína, 21 gramos de carbohidratos, 75 miligramos de sodio

TAZÓN DE TEMPEH, QUINOA Y VERDURAS

10D

A todos nos encanta el sabor nogaloso de la quinoa y sus abundantes proteínas. Sin embargo, la col fermentada agria y las aceitunas le dan un toque único y exquisito que complementa el sabor terroso y la textura satisfactoria del tempeh.

Porciones: 4 • Tiempo de preparación: 15 minutos • Tiempo de cocción: 15 minutos, más enfriamiento

1 taza de quinoa

2 tazas de agua potable

1 bloque (240 gramos) de tempeh orgánico, no modificado genéticamente

1 cucharada de sal de mar

2 cucharadas de aceite de coco

1 taza de col fermentada

12 aceitunas verdes grandes, sin semillas
2 cucharadas de aceite de oliva extra virgen
1 limón cortado en cuatro partes iguales

Pon la quinoa en una cacerola con agua. Tapa la cacerola y ponla a hervir a fuego medio-alto, de 10 a 12 minutos, o hasta que la quinoa absorba el agua casi por completo. Quita la cacerola de la estufa y, sin destaparla, déjala reposar 10 minutos. Luego transfiere la quinoa a un tazón y déjala enfriar a temperatura de ambiente.

Mientras tanto, corta el tempeh a la mitad de forma horizontal; después corta cada mitad a la mitad, de forma diagonal, y salpica con la sal de mar. Calienta una sartén a fuego medio-alto; échale aceite de coco y, cuando el aceite brille, asa el tempeh 2 minutos por lado.

Reparte la quinoa en cuatro tazones y pon en cada uno 1 rebanada del tempeh, y ¼ de col fermentada, zanahorias, coles de Bruselas y aceitunas.

Rocía aceite de oliva en cada tazón y sírvelo con una rodaja de limón.

Análisis nutricional por porción: 456 calorías, 26 gramos de grasa, 9 gramos de grasa saturada, 0 miligramos de colesterol, 6 gramos de fibra, 20 gramos de proteína, 42 gramos de carbohidratos, 674 miligramos de sodio

CENA

CURRY DE RES

10D

Este platillo sabroso y afable reconforta y alimenta tanto al estómago como al alma. Las especias son antiinflamatorias y buenas para la digestión, y te hacen entrar en calor. Puedes variar las verduras e incluir lo que esté de temporada o lo que más te guste: ¡las posibilidades son interminables! Asimismo, el curry se pone mejor con el tiempo, por lo que puedes prepararlo con un día o dos de anticipación.

Porciones: 4 • Tiempo de preparación: 15 minutos • Tiempo de cocción: 2 horas

1 cucharadita de semilla de comino
½ cucharadita de cilantro
½ cucharadita de granos de pimienta enteros
1 chile seco, rojo y entero
2 centímetros de jengibre fresco, pelado y picado
4 dientes de ajo picados
1 chalote grande picado
2 cucharaditas de aceite de aguacate
1½ tazas de leche de coco entera y sin azúcar
700 gramos de carne de res de pastoreo cocida
2 pimientos morrones rojos y grandes, sin tallo ni semillas, cortados en pedazos grandes
1 taza de caldo de pollo
1 cabeza de brócoli cortada en grumitos
¼ de taza de salsa de pescado
1 taza de hojas de albahaca cortadas en pedacitos

En una pequeña sartén saltea el comino, el cilantro, los granos de pimienta y el chile rojo a fuego medio-alto durante 2 a 3 minutos, hasta que la mezcla empiece a dorarse. Retira la sartén de la estufa y, con un mortero o con un triturador de especias, muele la mezcla hasta pulverizarla. Agrega el jengibre, el ajo y el chalote y revuelve hasta formar un engrudo. Si no tienes mortero, puedes hacer este engrudo con un procesador de alimentos pequeño o con una licuadora.

Calienta el aceite de aguacate en una olla de hierro de 5 o 6 litros a fuego medio-alto, hasta que el aceite brille. Añade el engrudo de especias, revuelve bien y déjalo calentar unos 2 minutos, hasta que aromatice. Vierte la leche de coco y, cuando brille, agrega la carne de res, el pimiento rojo y el caldo de pollo. De nuevo, deja cocer hasta que la mezcla brille y luego baja la temperatura a fuego medio, tapa la olla parcialmente y deja hervir 1½ horas, hasta que la carne se ablande.

Añade el brócoli y la salsa de pescado, tapa otra vez y deja que hierva unos 10 minutos más hasta que el brócoli se ablande.

Reparte en 4 tazones, rocíale hojas de albahaca encima y sirve al momento.

El curry se pone más rico después de un día o dos, así que guárdalo en un contenedor hermético y refrigéralo hasta que lo vayas a consumir; cómelo en los siguientes 5 o 6 días.

Análisis nutricional por porción: 411 calorías, 15 gramos de grasa, 8 gramos de grasa saturada, 152 miligramos de colesterol, 2 gramos de fibra, 55 gramos de proteína, 10 gramos de carbohidratos, 1 731 miligramos de sodio

POLLO ESTOFADO CON HINOJO Y ENDIVIA

10D

Éste se volverá tu platillo favorito y de más confianza; es delicioso y fácil de hacer. El hinojo es buenísimo para la piel, los huesos y la digestión, y la endivia contiene mucha fibra y ayuda a reducir los niveles de glucosa en la sangre. Los sabores son simples, pero te harán agua la boca.

Porciones: 4 • Tiempo de preparación: 15 minutos • Tiempo de cocción: 2 horas

8 piernas o muslos de pollo con hueso y piel
1 cucharadita de sal de mar
½ cucharadita de pimienta negra recién molida
1 cucharada de aceite de aguacate
½ taza de vino blanco
¾ de taza de caldo de pollo
1 chalote cortado en rebanadas delgadas

2 tallos de hinojo sin hojas, cortados a la mitad y en rebanadas
   delgadas (guarda las hojas para aderezar)
4 cabezas de endivia belga, sin hojas, cortadas verticalmente
   en cuatro partes
1 cucharada de jugo de limón
2 cucharadas de aceite de oliva extra virgen
¼ de taza de hojas de perejil picadas

Sazona el pollo con la sal y la pimienta. En una sartén grande de hierro fundido, calienta el aceite de aguacate a fuego medio-alto. En dos tandas, agrega el pollo con la piel hacia abajo; cuece unos 5 minutos, hasta que adquiera un tono café parejo. Voltea las piezas de pollo y cuécelas del otro lado durante 3 minutos, luego transfiérelas a un plato y seca el exceso de aceite de la sartén.

Pon la sartén de vuelta en la estufa (todavía a fuego medio-alto); agrega el vino y limpia bien la sartén. Calienta el vino hasta que se evapore a la mitad (unos 3 minutos), luego añade el caldo de pollo y las piezas de pollo. Echa encima del pollo las rebanadas de chalote, el hinojo y la endivia. Cuando el líquido hierva, tapa la sartén y baja la temperatura a fuego medio.

Deja que hierva de 25 a 30 minutos o hasta que el pollo se ablande y tenga una temperatura interna de 75 °C. Destapa la sartén y transfiere el pollo y las verduras a un plato. Añade el jugo de limón, el aceite de oliva y el perejil al líquido que quede en la sartén y revuelve bien; después, vierte esa mezcla sobre el pollo y los vegetales, y sirve al momento.

Puedes refrigerar las sobras en un contenedor hermético de 3 a 4 días.

Análisis nutricional por porción: 426 calorías, 23 gramos de grasa, 5 gramos de grasa saturada, 95 gramos de colesterol, 20 gramos de fibra, 29 gramos de proteína, 27 gramos de carbohidratos, 877 gramos de sodio

TEMPEH HORNEADO EN SALSA PIRI PIRI CON ESPÁRRAGOS

10D

La sazón de este platillo picante es asombrosa; además, el tempeh terroso se equilibra muy bien con el espárrago ligero. Es una opción con muchas vitaminas y fibra y es perfecta en primavera, cuando el espárrago está en temporada.

Porciones: 4 • Tiempo de preparación: 30 minutos •
Tiempo de cocción: 35 minutos

2 cucharadas de aceite de oliva extra virgen
1 pimiento morrón rojo grande, sin tallo ni semillas, cortado en cubitos
1 cebolla amarilla pequeña, picada
2 chiles (serrano, jalapeño o de cayena), sin tallo ni semillas, cortados en rebanadas delgadas
2 dientes de ajo grandes, picados
1 cucharada de pimentón
2 cucharadas de vinagre de sidra de manzana
¼ de taza de agua potable
1 cucharadita de sal de mar
2 manojos de espárragos sin la parte más fibrosa del tallo
2 bloques (240 gramos) de tempeh orgánico, no modificado genéticamente, cortado en 8 cuadros

Precalienta el horno a 180 °C.

Calienta el aceite de oliva en una sartén grande a fuego medio hasta que brille. Añade el pimiento morrón y la cebolla, revuélvelos ocasionalmente, y déjalos cocer de 4 a 5 minutos, hasta que se ablanden. Agrega los chiles, el ajo y el pimentón, y cuece 2 minutos más. Retira la sartén de la estufa y deja enfriar 10 minutos antes de transferir los contenidos a la licuadora. Agrega el vinagre, el agua y la sal; tapa la licuadora y lícua a alta velocidad, hasta que la mezcla se haga puré. Ésta es la salsa piri piri.

En un recipiente de vidrio para hornear de 20 por 30 centímetros, acomoda los espárragos formando una capa uniforme. Pon una capa de tempeh sobre la de espárragos, y luego baña ambas en la salsa piri piri. Mete el recipiente al horno y hornea durante 20 minutos; luego sácalo con cuidado y sirve al momento.

Análisis nutricional por porción: 330 calorías, 20 gramos de grasa, 4 gramos de grasa saturada, 0 miligramos de colesterol, 5 gramos de fibra, 24 gramos de proteína, 22 gramos de carbohidratos, 545 miligramos de sodio

CALLO DE HACHA A LAS BRASAS CON COLIFLOR AL CURRY

10D

Un platillo único y delicioso que es fácil de preparar y que te deja las manos relativamente libres mientras lo preparas. Los callos de hacha son casi pura proteína, así que este platillo es engañosamente afable.

Porciones: 4 • Tiempo de preparación: 15 minutos •
Tiempo de cocción: 15 minutos

2 cucharadas de mantequilla clarificada
1 cabeza de coliflor cortada en pequeños grumos
1 cucharada de curry en polvo
240 mililitros de leche entera de coco sin azúcar
1 cucharadita de sal de mar
450 gramos de callos de hacha grandes, sin los músculos laterales
¼ de taza de hojas de cilantro picadas
1 limón partido en cuatro

Calienta una cucharada de mantequilla clarificada en una sartén grande a fuego medio hasta que brille. Añade la coliflor y cocínala durante 4 minutos, revolviendo de vez en vez. Incorpora el polvo de curry, la leche de coco y la sal de mar; cuece de 3 a 4 minutos, hasta que la coliflor se ablande.

Mientras tanto, calienta otra cucharada de mantequilla clarificada en otra sartén grande a fuego alto. Una vez que esté caliente, agrega los callos de hacha y cocínalos durante 2 minutos, dejando que se doren por la parte de abajo. Con cuidado, voltea los callos de hacha y cocínalos 1 minuto más; luego transfiérelos a un plato.

Cuando la coliflor se ablande, repártela en cuatro platos y encima de ella coloca los callos de hacha. Salpica cilantro en cada plato y adorna con una rodaja de limón.

Análisis nutricional por porción: 368 calorías, 18 gramos de grasa, 13 gramos de grasa saturada, 103 miligramos de colesterol, 3 gramos de fibra, 39 gramos de proteína, 13 gramos de carbohidratos, 917 miligramos de sodio

TOFU FRITO CON BRÓCOLI Y PIMIENTOS

10D

Éste es un platillo muy rico y fácil de hacer que queda listo en menos de 20 minutos. Puedes usar 450 gramos de pollo o de carne de res en vez de tofu, así como verduras diferentes, dependiendo de lo que esté disponible y en temporada.

Porciones: 4 • Tiempo de preparación: 10 minutos •
Tiempo de cocción: 15 minutos

2 cucharadas de aceite de ajonjolí
1 pimiento morrón rojo grande, sin tallo ni semillas, cortado en julianas
2 cabezas de brócoli grandes (450 gramos en total), cortadas en grumitos
1 centímetro de jengibre fresco, pelado y picado
450 gramos de tofu firme, no modificado genéticamente, escurrido y desmenuzado
2 cucharadas de tamari sin gluten
1 cucharada de vinagre de vino de arroz
½ taza de caldo de verdura o de agua potable
1 cucharada de arrurruz
2 cucharadas de agua potable
1 cucharada de ajonjolí blanco
¼ de taza de hojas de cilantro picadas

Calienta el aceite de ajonjolí en una sartén grande o en un *wok* a fuego medio-alto hasta que brille. Añade los pimientos y el brócoli, sacude la sartén para revolver y cocina de 3 a 4 minutos, revolviendo ocasionalmente, hasta que se ablanden. Añade el jengibre y cocina 1 minuto más; luego añade el tofu y revuelve bien.

Incorpora el tamari, el vinagre y el caldo; que hierva a fuego lento. Mientras tanto, disuelve el arrurruz en el agua y vierte esa mezcla a la sartén. Revuelve bien y deja hervir de 2 a 3 minutos más, hasta que el líquido se espese.

Reparte el tofu en cuatro tazones y sirve al momento; decora con las semillas de ajonjolí y el cilantro. Este platillo va bien con el arroz de coliflor con coco de la página 342.

Análisis nutricional por porción: 176 calorías, 9 gramos de grasa, 1 gramo de grasa saturada, 0 miligramos de colesterol, 4 gramos de fibra, 14 gramos de proteína, 13 gramos de carbohidratos, 382 miligramos de sodio

PECHUGAS DE POLLO MARINADAS EN HIERBAS

10D

Este clásico platillo te consiente, le gustará a toda tu familia y se prepara con ingredientes que probablemente tienes a la mano. Las cebollas son antiinflamatorias y refuerzan el sistema inmunológico; al combinarlas con la proteína del pollo, tienes un platillo que lo cura todo. Puedes omitir la salsa de pescado o reemplazarla con salsa de soya.

Porciones: 4 • Tiempo de preparación: 20 minutos, más una noche para marinar • Tiempo de cocción: 20 minutos

1 cebolla grande picada
½ taza de hojas de perejil compactadas
½ taza de hojas de albahaca compactadas
¼ de taza de hojas de menta compactadas
2 cucharadas de hojas de orégano
4 dientes de ajo grandes
2 cucharadas de salsa de pescado
cáscaras de 2 limones
¼ de taza de aceite de oliva extra virgen
¼ de cucharadita de pimienta de cayena
4 pechugas de pollo sin hueso y con piel

Pon la cebolla, las hierbas, el ajo, la salsa de pescado, la pimienta de cayena, las cáscaras de limón y el aceite de oliva en la licuadora; lícua a alta velocidad durante unos 45 segundos para hacer un puré homogéneo. Reserva ¼ de taza de este adobo y vierte el resto en un tazón con las pechugas. Mezcla bien hasta que el pollo quede del todo cubierto, luego tapa el tazón con papel aluminio o con una tapa de plástico, y refrigéralo para que se marine durante 6 u 8 horas (una noche).

Precalienta el horno a 190 °C.

PLAN DE COMIDAS Y RECETAS

Pon el pollo, con la piel boca abajo, en una charola para hornear. Hornea el pollo y que se rostice de 10 a 12 minutos, o hasta que esté firme y bien cocido. Déjalo reposar unos minutos antes de sacarlo del horno.

Corta el pollo en rebanadas de 1 centímetro, sirve y adereza con el adobo que reservaste.

Análisis nutricional por porción: 324 calorías, 20 gramos de grasa, 4 gramos de grasa saturada, 82 miligramos de colesterol, 1 gramo de fibra, 30 gramos de proteína, 5 gramos de carbohidratos, 766 miligramos de sodio

SALMÓN A LA PARRILLA CON MANTEQUILLA DE PEREJIL Y NUEZ DE CASTILLA

10D

La mantequilla de perejil y nuez de Castilla de este platillo exaltan el rico sabor del salmón y le agregan aún más ácidos grasos esenciales. No les temas a todas las grasas benéficas, pues el cerebro y el cuerpo las necesitan. La mantequilla también va bien con galletas saladas, verduras, huevo, pollo u otros tipos de platillos.

Porciones: 4 • Tiempo de preparación: 20 minutos •
Tiempo de cocción: 10-15 minutos

4 cucharadas (½ barra) de mantequilla de pastoreo sin sal,
    a temperatura ambiente
⅓ de taza de nueces de Castilla picadas
1 diente de ajo picado
¼ de taza de hojas de perejil compactadas, finamente picadas
1 cucharadita de sal de mar
¼ de taza de aceite extra virgen
4 filetes (de 120 a 180 gramos) de salmón
1 pepino grande cortado en rebanadas delgadas
2 cucharadas de vinagre de vino tinto
1 cucharada de cebolletas picadas

Pon la mantequilla en un tazón pequeño y aplástala con un tenedor hasta que se suavice y quede lista para untar. Añade las nueces, el ajo, el perejil y ½ cucharadita de sal.

Prepara una sartén o una parrilla de gas con 1 cucharada de aceite de oliva. Sazona el salmón con la ½ cucharadita de sal restante y colócalo en la sartén o la parrilla caliente. Cocina de 3 o 4 minutos, y luego, con cuidado, voltea los filetes y cocínalos otros 3 o 4 minutos.

Mientras el salmón se cocina, mezcla en un tazón el pepino, el vinagre de vino tinto, 3 cucharadas de aceite de oliva y las cebolletas; revuelve bien.

Reparte el pepino marinado en 4 platos. Cuando el salmón esté listo, coloca cada filete en un plato y ponle encima 1 cucharada de la mantequilla; deja que ésta se derrita y se absorba a través de la piel del salmón, y sirve al momento.

Análisis nutricional por porción: 486 calorías, 44 gramos de grasa, 16 gramos de grasa saturada, 100 miligramos de colesterol, 1 gramo de fibra, 25 gramos de proteína, 4 gramos de carbohidratos, 610 miligramos de sodio

GUARNICIONES Y REFRIGERIOS

GUACAMOLE SOUTHWESTERN

10D

Las semillas de calabaza crujientes, el exquisito comino y los tomatillos agrios hacen de este guacamole una adición única y deliciosa para cualquier platillo. Además, las semillas aportan más proteína y grasas benéficas, lo que es muy conveniente.

Rinde: 2 tazas • Tiempo de preparación: 20 minutos

2 aguacates maduros
1 chalote grande picado
2 cucharaditas de salsa picante
½ cucharadita de semilla de comino molido
1 cucharadita de sal de mar
¼ de taza de hojas de cilantro compactadas, finamente picadas
3 tomatillos picados
2 cucharadas de semillas de calabaza tostadas

Corta los aguacates por la mitad, verticalmente; extrae y desecha el hueso. Rebana el aguacate en zigzag con un cuchillo especial, luego despégalo de la cáscara con una cuchara y échalo en un tazón mediano. Añade el chalote, la salsa picante, el comino y la sal; combínalos con el aguacate usando un tenedor. Déjalo en trozos o aplástalo hasta que se forme una pasta.

Poco a poco agrega el cilantro, los tomatillos y las semillas de calabaza. Sirve al momento, acompañado de verduras picadas, sobre una ensalada o encima de unos tacos.

Análisis nutricional por porción (2 cucharadas): 241 calorías, 22 gramos de grasa, 5 gramos de grasa saturada, 0 miligramos de colesterol, 8 gramos de fibra, 3 gramos de proteína, 12 gramos de carbohidratos, 306 miligramos de sodio.

ARROZ DE COLIFLOR CON COCO

10D

¡Es sumamente delicioso y satisfactorio, sin culpas… y sin cereales! Hecha con coliflor, leche de coco saborizada, pistaches crujientes y coco tostado, esta cremosa alternativa al arroz puede añadirse a otros platillos o usarse como acompañamiento de verduras a la parrilla, pollo o pescado.

Porciones: 4 • Tiempo de preparación: 10 minutos •
Tiempo de cocción: 15 minutos

1 cabeza de coliflor cortada en trocitos
240 mililitros de leche entera de coco sin azúcar
2 vainas de cardamomo
½ cucharadita de sal de mar
¼ de taza de pistaches picados
2 cucharadas de hojuelas de coco tostadas

Pon la mitad de la coliflor en un procesador de alimentos que pueda contener 11 tazas o más; presiona 11 o 12 veces el botón para picar fino, luego transfiere el resultado a una cacerola que pueda contener 4 tazas. Procesa el resto de la coliflor y añádela a la cacerola también.

Agrega la leche de coco, el cardamomo y la sal a la cacerola y tápala. Cocina la mezcla con la coliflor de 8 a 10 minutos a fuego medio, hasta que la leche se absorba.

Destapa la cacerola y añade los pistaches y las hojuelas de coco antes de servir.

Puedes refrigerar las sobras en un contenedor hermético de 3 a 4 días.

Análisis nutricional por porción (½ taza): 274 calorías, 24 gramos de grasa, 20 gramos de grasa saturada, 0 miligramos de colesterol, 7 gramos de fibra, 14 gramos de carbohidratos, 302 gramos de sodio

PATÉ DE HÍGADO DE POLLO

10D

Las menudencias son asombrosas: su contenido nutricional es incomparable y, si se les prepara correctamente, su sabor es extraordinario. Este paté elegante es delicioso sobre galletas saladas, con verduras o con queso; también es genial comerlo a cucharadas. Es un platillo excelente para bebés (ajustado a sus necesidades, por supuesto).

Rinde: 2 tazas • Tiempo de preparación: 10 minutos •
Tiempo de cocción: 20 minutos

1 cucharadas de mantequilla clarificada
1 cebolla grande en rebanadas delgadas
2 o 3 dientes de ajo en rebanadas delgadas
450 gramos de hígados de pollo
½ copa de vino tinto
220 gramos de mantequilla de pastoreo sin sal, a temperatura
    ambiente
1 cucharadita de sal de mar
1 rama de romero sin tallo, las hojas picadas

Calienta una sartén grande a fuego medio-alto. Echa 1 cucharada de la mantequilla y, una vez que brille, añade la cebolla. Cuécela de 8 o 10 minutos, hasta que la cebolla se suavice y dore ligeramente; revuelve con frecuencia. Durante los últimos 2 minutos, incorpora el ajo y deja cocer unos 30 segundos, hasta que aromatice. Transfiere la mezcla a un plato y vuelve a poner la sartén en la estufa.

Derrite la otra cucharada de mantequilla en la sartén a fuego medio-alto; luego, con cuidado, agrega los hígados. Cuécelos de 2 a 3 minutos; voltéalos y cuécelos 2 o 3 minutos más. En lo personal, prefiero que no se cuezan del todo para que se mezclen mejor. Transfiérelos al plato con las cebollas.

Vuelve a poner la sartén en la estufa, vierte el vino tinto y caliéntalo a fuego medio-alto. Con una cuchara de madera, despega los restos de la sartén y deja que la mitad del vino se evapore. Saca la sartén de la estufa y déjala enfriar.

Pon los hígados y el vino tinto en un procesador de alimentos y tritura hasta que se forme una pasta. Con una espátula de hule, despega los restos de las paredes del procesador. Una vez que la mezcla esté lista, enciende la máquina de nuevo y agrega la mantequilla, una cucharada a la vez, y permite que cada cucharada se incorpore bien antes de agregar la siguiente. Una vez que termines de agregar la mantequilla y tengas una mezcla homogénea, añade la sal y el romero, pasa todo a un tazón y sirve con tus galletas saladas sin gluten favoritas.

Refrigera las sobras en un contenedor de vidrio hermético por un máximo de 4 días. También puedes guardarlas en frascos y congelarlas hasta por 3 meses.

Análisis nutricional por porción (2 cucharadas): 231 calorías, 20 gramos de grasa, 12 gramos de grasa saturada, 259 miligramos de colesterol, 0.3 gramos de fibra, 10 gramos de proteína, 2 gramos de carbohidratos, 295 miligramos de sodio

TOMATES ASADOS A FUEGO LENTO

10D

Estos tomates asados son la perfección absoluta. Son excelentes por sí solos, como guarnición, en salsas mexicanas, en ensaladas, mezclados con salsas o como complemento de lo que desees: pizza, pasta, sopas o lo que sea. Puedes aprovechar y prepararlos en verano, cuando están en temporada, y luego congelarlos y usarlos para platillos durante otras temporadas. En especial, son buenísimos acompañados de pescado asado, pollo a la parrilla o verduras salteadas.

Salen: de 20 a 24 mitades de tomates • Tiempo
de preparación: 5 minutos • Tiempo de cocción: 3 horas

1 kilo de tomates Roma cortados a la mitad
2 cucharadas de aceite de oliva extra virgen
1 cucharada de tomillo seco
1 cucharaditas de orégano seco
1 cucharadita de albahaca seca
1 cucharadita de sal de mar
½ cucharadita de pimienta negra recién molida

Precalienta el horno a 170 °C.

Con cuidado, en un tazón grande, revuelve los tomates con los demás ingredientes.

Pon los tomates, con la cáscara hacia abajo, en una sola capa sobre una charola para hornear con bordes y hornéalos 3 horas. Luego sácalos del horno y déjalos enfriar por completo.

Refrigéralos en un contenedor hermético durante no más de 4 días.

Análisis nutricional por porción (5 mitades de tomate):
403 calorías, 30 gramos de grasa, 4 gramos de grasa saturada,
0 miligramos de colesterol, 11 gramos de fibra, 8 gramos de
proteína, 35 gramos de carbohidratos, 44 miligramos de sodio

FALAFEL DE ESPINACAS

Todos aman el falafel. Esta versión tiene más proteína de lo usual gracias a las semillas de chía; además, no está cocido con aceite vegetal, sino con grasas saturadas saludables que no pierden la estabilidad a temperaturas altas. Es también una forma genial de incluir más verduras en la dieta de los niños (y de los adultos).

Rinde: 1 docena de falafeles • Tiempo de preparación:
10 minutos, más una noche de remojo • Tiempo de cocción:
15 minutos

1 taza de garbanzos deshidratados
4 tazas de agua potable
1 cucharada de vinagre de sidra de manzana
2 tazas de espinaca picada
1 cebolla pequeña picada
2 dientes de ajo picados
2 cucharadas de semillas de chía recién molidas
1 cucharadita de sal de mar
1 cucharadita de polvo para hornear
¼ de taza de mantequilla clarificada o de aceite de coco
1 limón partido en gajos

Remoja los garbanzos en una mezcla de agua y vinagre de sidra de manzana de 8 a 12 horas, a temperatura ambiente. Después de eso, enjuágalos y sécalos bien.

Luego, colócalos en un procesador de alimentos y tritúralos hasta que queden del tamaño de granos de arroz. Usa una espátula de hule para quitar los restos de los costados. Los garbanzos deberían pegarse entre sí cuando los aprietes entre los dedos.

Añade la espinaca, la cebolla, el ajo, la chía, la sal y el polvo para hornear al procesador de alimentos, y revuelve todo. Cuando tengas una mezcla homogénea, reparte la mezcla en 12 tortitas de 2.5 centímetros. Asegúrate de que estén bien formadas para que no se despedacen a la hora de cocinarlas.

Calienta 2 cucharadas de mantequilla clarificada en una sartén grande a fuego medio-alto. Cuando la mantequilla brille, agrega 6 tortitas de falafel, sin saturar la sartén. Sofríelas de 2 a 3 minutos de cada lado, hasta que se doren. Coloca los falafeles cocidos en una servilleta de papel para que ésta absorba el exceso de grasa. Calienta las otras 2 cucharadas de mantequilla y sofríe las demás tortitas de igual manera.

Sírvelos calientes y con un toque de jugo de limón.

Refrigera las sobras en un contenedor hermético de 3 a 4 días, o congélalas hasta por 4 semanas.

Análisis nutricional por porción (3 falafeles): 323 calorías, 17 gramos de grasa, 8 gramos de grasa saturada, 33 miligramos de colesterol, 11 gramos de fibra, 16 gramos de proteína, 35 gramos de carbohidratos, 494 miligramos de sodio

DIP DE CAMOTE

El hummus es un alimento básico y para toda la familia, y esta versión está en otro nivel. El camote le da un increíble sabor y le añade más vitaminas y minerales, entre ellos vitaminas B, las cuales nos dan energía. Además, va muy bien con los garbanzos ricos en proteína. Siempre querrás tener este platillo a la mano: ¡volverá locos a todos los paladares!

Rinde: 2 tazas • Tiempo de preparación: 5 minutos • Tiempo de cocción: 15 minutos

1 camote grande, pelado y cortado en pedazos
1 cucharadita de aceite de oliva extra virgen
1 cebolla pequeña, cortada en rebanadas delgadas
1 diente de ajo picado

1 lata (425 gramos) de garbanzos, lavados y escurridos
¼ de taza de tahini
1 cucharada de jugo de limón
2 cucharaditas de chile en polvo
1 cucharadita de sal de mar

Coloca el camote en una cacerola y añade 1 taza de agua potable. Tapa la cacerola y cuece a fuego alto durante 10 minutos, hasta que el camote se ablande. Destapa, escurre y permite que los pedazos de camote se enfríen por completo.

Mientras tanto, calienta una sartén a fuego medio-alto. Agrega el aceite de oliva y, una vez que brille, incorpora la cebolla. Cuece de 5 a 6 minutos, revolviendo ocasionalmente, hasta que la cebolla se suavice. Agrega el ajo y cocínalo 1 minuto, hasta que aromatice. Retira la sartén de la estufa y déjala enfriar.

En un procesador de alimentos, mezcla el camote, la cebolla y los garbanzos hasta hacerlos puré, apretando el botón del procesador 6 o 7 veces. Con una espátula de hule despega los restos de los costados del procesador y luego añade los demás ingredientes.

Revuelve todo en el procesador de nuevo durante 1 minuto hasta que el resultado sea una pasta suave y cremosa. Sirve al momento o refrigera en un contenedor hermético hasta por 4 días.

Análisis nutricional por porción (2 cucharadas): 278 calorías, 9 gramos de grasa, 1 gramo de grasa saturada, 0 miligramos de colesterol, 11 gramos de fibra, 12 gramos de proteína, 39 gramos de carbohidratos, 30 miligramos de sodio

CHAMPIÑONES AL HORNO CON HIERBAS

10D

Solemos creer que los champiñones al horno son pesados y van rellenos de queso, pero éstos son mucho más ligeros. Funcionan como una guarnición buena para cualquier platillo y son sabrosos y nutritivos. ¡Procura no comértelos todos antes de que lleguen al plato!

Rinde: 4 porciones • Tiempo de preparación: 10 minutos • Tiempo de cocción: 30 minutos

450 gramos de champiñones

3 cucharadas de aceite de oliva extra virgen

2 dientes de ajo grandes, picados

1 ramito de romero grande, sin tallo, con las hojas picadas

¼ de taza de hojas de albahaca empacadas, picadas

2 ramos de tomillo, sin tallo, con las hojas picadas

2 cucharaditas de sal de mar

½ cucharadita de pimienta negra recién molida

Precalienta el horno a 180 °C.

Con una toalla, limpia bien los champiñones, y luego ponlos en un tazón grande. Añade los demás ingredientes y revuélvelos bien.

Coloca los champiñones en una charola para hornear con bordes elevados y mételos al horno. Hornéalos de 25 a 30 minutos, hasta que se ablanden y se doren un poco. Con cuidado, sácalos del horno y sírvelos al momento. Puedes refrigerar lo que sobre en un contenedor hermético hasta por 3 días.

Análisis nutricional por porción (1 taza de champiñones cocinados): 61 calorías, 5 gramos de grasa, 1 gramo de grasa saturada, 0 miligramos de colesterol, 0.6 gramos de fibra, 2 gramos de proteína, 3 gramos de carbohidratos, 4 miligramos de sodio

POSTRES

REBANADAS CALIENTES DE MANZANA ESPECIADA

Este increíble postre logra lo imposible: es excesivo, pero también saludable. Su presentación es hermosa y puedes reemplazar las manzanas por otras frutas, dependiendo de la temporada.

Porciones: 4 • Tiempo de preparación: 5 minutos •
Tiempo de cocción: 12 minutos

2 manzanas grandes y frescas (de preferencia manzanas Fuji)
2 cucharadas de mantequilla clarificada o de aceite de coco
¼ de cucharadita de canela molida
1 pizca de clavo molido
Opcional: 1 cucharada de jarabe de maple
2 cucharadas de crema de coco
3 cucharadas de avellanas picadas
1 cucharada de hojuelas de coco tostadas

Pela las manzanas, pártelas a la mitad, quítales el centro y córtalas en rebanadas de 3 milímetros de grosor. Derrite la mantequilla en una sartén grande a fuego medio, echa las manzanas y sofríelas de 3 a 4 minutos, revolviendo ocasionalmente para que no se quemen.

Agrega la canela y el clavo, y cuece un minuto más; luego agrega el jarabe de maple (si quieres) y la crema de coco. Deja que el líquido hierva de 2 a 3 minutos y espese. Por último, agrega las avellanas y las hojuelas de coco, y sirve al momento.

Análisis nutricional por porción (con jarabe de maple):
171 calorías, 11 gramos de grasa, 6 gramos de grasa saturada, 16 miligramos de colesterol, 3 gramos de fibra, 1 gramo de proteína, 20 gramos de carbohidratos, 3 miligramos de sodio, 15 gramos de azúcares

HELADO SUAVE DE MORA AZUL

¿A quién no le gusta el helado? Este postre cremoso tiene muchos anti-oxidantes; además, el aceite de coco te dará energía y te nutrirá mientras reduce tus niveles de colesterol. Es un postre que les gustará tanto a niños como a adultos.

Porciones: 4 • Tiempo de preparación: 5 minutos, más tiempo de enfriamiento

4 tazas de moras azules congeladas
½ taza de leche entera de coco
¼ de taza de aceite de coco
2 cucharadas de hojas de albahaca finamente picadas
Opcional: 1 cucharada de miel
Cáscara de 1 lima
½ cucharadita de extracto de vainilla puro, sin alcohol ni gluten
4 cucharadas de polen de abeja, para aderezar

Es mejor preparar este postre en dos tandas. Mezcla la mitad de las moras, la leche de coco, el aceite, la albahaca, la miel (si quieres), la cáscara de lima y la vainilla en una licuadora, a alta velocidad durante 1 minuto; de ser necesario, empuja las moras que se adhieran a las paredes de la licuadora hacia las aspas. Cuando la mezcla quede homogénea, espesa y cremosa, transfiérela a un tazón grande y métela al congelador. Lícua de igual forma el resto de los ingredientes (excepto el polen de abeja) y añádelos a la primera tanta, la cual debes dejar en el congelador mientras preparas la segunda tanda.

Divide el helado en 4 tazones. Espolvorea 1 cucharada del polen de abeja en cada tazón y sirve al momento, pues es mejor comerte este helado justo después de hacerlo; congelarlo durante mucho tiempo hará que se escarche.

Análisis nutricional por porción: 260 calorías, 16 gramos de grasa, 13 gramos de grasa saturada, 0 miligramos de colesterol, 6 gramos de fibra, 3 gramos de proteína, 30 gramos de carbohidratos, 2 miligramos de sodio, 21 gramos de azúcar

TRUFAS DE MANTEQUILLA DE ALMENDRA

Después de probar estas trufas, siempre las querrás tener a la mano. Puedes experimentar añadiéndoles nueces trituradas o pedacitos de cacao, el cual tiene muchos nutrientes y el cuádruple de antioxidantes que el chocolate negro regular. Por esto, comer estas trufas no te hará sentir culpable.

Rinde 24 trufas • Tiempo de preparación: 15 minutos,
más tiempo de enfriamiento

3 dátiles Medjool suaves y deshuesados
3 cucharadas de mantequilla orgánica sin sal
½ taza de mantequilla de almendra sedosa, sin sal
3 cucharadas de aceite de coco
¾ de taza de coco triturado
2 cucharadas de polvo de cacao
½ cucharadita de extracto de vainilla puro sin alcohol ni gluten
⅛ de cucharadita de sal de mar

Pon los dátiles en un procesador de alimentos y pulsa el botón para picar unas 8 o 10 veces. Añade la mantequilla orgánica, la mantequilla de almendra y el aceite de coco; mezcla con el procesador hasta obtener una mezcla uniforme y cremosa. Añádele entonces el coco triturado, el polvo de cacao, la vainilla y la sal, y revuelve bien.

Forra una charola de hornear con papel pergamino.

Coloca porciones de ½ cucharada de la mezcla sobre la charola y métela al refrigerador o el congelador durante 20 minutos para que las trufas se endurezcan.

Guarda las trufas restantes en un contenedor hermético; refrigera por 3 o 4 días, o congélalas hasta por 1 mes.

Análisis nutricional por porción (1 trufa): 482 calorías, 43 gramos de grasa, 22 gramos de grasa saturada, 23 miligramos de colesterol, 9 gramos de fibra, 9 gramos de proteína, 27 gramos de carbohidratos, 62 miligramos de sodio, 15 gramos de azúcares

BIZCOCHOS DE ALGARROBO ACARAMELADO

Te prometo que enloquecerás con este postre sin chocolate, azúcar ni gluten. No extrañarás esos ingredientes en absoluto. El algarrobo ayuda a la digestión, y el jarabe de maple provee minerales esenciales y beneficia los sistemas inmunológico y cardiaco.

Rinde 8 bizcochos • Tiempo de preparación: 10 minutos •
Tiempo de cocción: 30 o 35 minutos, más enfriamiento

½ taza y 2 cucharadas de mantequilla orgánica y sin sal
½ taza de harina de coco
½ taza de algarrobo en polvo
3 huevos a temperatura ambiente
¼ de taza de jarabe de maple
1 cucharadita de extracto de vainilla puro sin alcohol ni gluten

Precalienta el horno a 160 °C y unta 2 cucharadas de la mantequilla en un recipiente de vidrio para hornear de unos 20 por 25 centímetros.

En un tazón mediano, combina la harina de coco y el algarrobo en polvo. Añade la otra ½ taza de mantequilla y los huevos, así como el jarabe de maple y la vainilla, y revuelve bien.

Vierte la mezcla en el recipiente de vidrio y hornea de 30 a 35 minutos o hasta que, al insertarle un palillo, éste salga limpio.

Deja enfriar 30 minutos antes de cortar los bizcochos y quitarlos del recipiente.

Este postre se puede guardar en un contenedor hermético a temperatura ambiente o refrigerar hasta por 7 días.

Análisis nutricional por porción (1 bizcocho): 360 calorías, 27 gramos de grasa, 16 gramos de grasa saturada, 184 miligramos de colesterol, 2 gramos de fibra, 5 gramos de proteína, 25 gramos de carbohidratos, 215 miligramos de sodio, 18 gramos de azúcares

PALETAS DE HIELO DE FRAMBUESA Y LIMÓN

El polvo de gelatina les da a estas paletas de hielo un toque furtivo de proteína. Son perfectas para recuperarte después de hacer ejercicio o para nutrir a los niños de forma fácil y deliciosa. Necesitarás moldes para paletas de hielo para prepararlas.

Rinde 4 o 6 paletas • Tiempo de preparación: 15 minutos, más tiempo de congelamiento

2¼ tazas de leche entera de coco
2½ cucharaditas de polvo de gelatina sin sabor
¼ de taza de jarabe de maple
Cáscara de 1 limón
½ cucharadita de cardamomo molido
1 cucharadita de extracto de vainilla puro sin alcohol ni gluten
⅛ de cucharadita de sal de mar
½ taza de frambuesas frescas o congeladas

Coloca ¼ de taza de leche de coco en un tazón mediano y resistente al calor. Espolvorea la gelatina sobre la leche y luego déjala reposar durante 5 minutos.

Calienta las otras 2 tazas de leche de coco, el jarabe de maple, la cáscara de limón, el cardamomo, la vainilla y la sal en una cacerola a fuego medio-alto durante 5 minutos. Vierte la gelatina ablandada en esta mezcla y revuélvela hasta que se disuelva.

Deja que la mezcla se enfríe de 15 a 20 minutos. Coloca 3 o 4 frambuesas en cada molde para paleta y luego vierte encima la mezcla. Mete las paletas al congelador mínimo por 4 horas.

Análisis nutricional por porción (1 paleta de hielo):
130 calorías, 6 gramos de grasa, 6 gramos de grasa saturada, 0 miligramos de colesterol, 1 gramo de fibra, 3 gramos de proteína, 16 gramos de carbohidratos, 69 miligramos de sodio, 12 gramos de azúcares

GALLETAS DE MANTEQUILLA DE NUEZ SIN HARINA

Ahora nunca te preguntarás qué refrigerio sin gluten puede satisfacer a tus invitados. Estas galletas tienen una textura fantástica y te sacian gracias a la proteína en la mantequilla de nuez. Es un refrigerio perfecto a cualquier hora del día.

Rinde 12 galletas • Tiempo de preparación: 10 minutos • Tiempo de cocción: 8 a 10 minutos

1 taza de mantequilla de nuez de la India o de almendra
2 cucharadas de azúcar de coco o de jarabe de maple
1 huevo grande
1 cucharadita de extracto de vainilla puro sin alcohol ni gluten
1 cucharadita de bicarbonato de sodio
1 cucharadita de canela molida
½ cucharadita de jengibre molido
½ cucharadita de nuez moscada molida
½ cucharadita de sal de mar

Precalienta el horno a 180 °C y forra una charola para hornear con papel pergamino.

En un tazón, mezcla la mantequilla de nuez, el azúcar de coco, el huevo y la vainilla. En otro tazón, mezcla el bicarbonato, la canela, el jengibre, la nuez moscada y la sal. Combina los contenidos de ambos tazones y revuélvelos hasta que se incorporen bien.

Haz 12 bolas del mismo tamaño con la masa y colócalas sobre la charola para hornear. Con la parte posterior de un tenedor, aplasta cada bola y dibuja líneas en zigzag sobre ellas.

Mete la charola al horno de 8 a 10 minutos. Luego sácala y deja que las galletas se enfríen.

Una vez frías, puedes guardarlas en un contenedor hermético de 3 a 4 días.

Análisis nutricional por porción (1 galleta): 296 calorías, 22 gramos de grasa, 5 gramos de grasa saturada, 47 miligramos de colesterol, 1 gramo de fibra, 9 gramos de proteína, 19 gramos de carbohidratos, 513 miligramos de sodio, 8 gramos de azúcares

MASA UNTABLE DE GALLETA CON CHISPAS DE CHOCOLATE

Quizá este postre sea más bien un betún, pero eso no significa que obligatoriamente deba ir encima de un pastel. Es perfecto para combinarlo con rebanadas de manzana, o para congelarlo y cortarlo en cuadritos, o para comerlo a cucharadas. La grasa saturada saludable de la mantequilla te saciará y preparará a tu cuerpo y a tu cerebro para cualquier desafío.

Rinde ocho porciones • Tiempo de preparación: 5 minutos

1 barra de mantequilla de pastoreo sin sal, a temperatura ambiente
2 cucharadas de pedacitos de cacao
½ cucharadita de canela molida
1 cucharadita de extracto de vainilla sin alcohol ni gluten
Opcional: 1 cucharada de azúcar de maple

Pon la mantequilla en un tazón mediano y, con una cuchara o una espátula de hule, aplástala hasta que quede suave y sea fácil de untar. Añade los demás ingredientes y revuelve bien.

Puedes untar 1 cucharada de la masa en una pera fresca o en rebanadas de manzana, o congelarla en cucharas para hacer un postre congelado.

Análisis nutricional por porción (1 cucharada): 208 calorías, 24 gramos de grasa, 16 gramos de grasa saturada, 60 miligramos de colesterol, 0 gramos de fibra, 0 gramos de proteína, 2 gramos de carbohidratos, 0 miligramos de sodio, 2 gramos de azúcares

Agradecimientos

Este libro surgió de la tierra fértil de la experiencia y la colaboración, así como del trabajo de científicos y médicos que sentaron las bases para la comprensión moderna de las interacciones entre nuestro cuerpo y nuestros alimentos. Sin embargo, no hubiera podido escribir este libro sin la ayuda y el apoyo de muchísima gente que me ha inspirado, guiado y asistido en el proceso.

En primer lugar, debo agradecerles a mis pacientes, quienes son mis mejores maestros. Sólo con su confianza y su amabilidad he podido aprender tanto sobre el uso medicinal de la comida.

Mis puntos de vista no están basados únicamente en la ciencia académica de la nutrición, sino también en mis observaciones de gente real que, a lo largo de décadas, ha ido cambiando su dieta. Asimismo, se basan en el trabajo incansable, cuidadoso y a menudo tedioso de los científicos y los investigadores que me han llevado por el camino correcto.

También están todos los que me han enseñado e inspirado: Jeffrey Bland, David Ludwig, Robest Lustig, Michael Pollan, Mark Bittman, Michael Moss, Andrew Weil, Chris Kresser, Marc David, entre muchos otros.

Mis equipos en *The UltraWellness Center* y en el *Cleveland Clinic Center for Functional Medicine* trabajan muy duro día con día para ofrecer curas innovadoras a nuestros pacientes y nuestras comunidades, utilizando la comida como medicina principal. Todos ellos han sido esenciales para la transformación de la atención médica y no podría hacer lo que hago sin ellos, por lo que les agradezco. Especialmente, le agradezco a Liz Boham, Todd LePine y Kathie Swift por las dos décadas que hemos trabajado juntos y por el apoyo mutuo. A Kathie: gracias por introducirme en el mundo de la medicina funcional y de una nueva forma de pensar la nutrición.

No puedo expresar suficiente gratitud hacia Toby Cosgrove, el director ejecutivo de la *Cleveland Clinic*, quien contribuyó al progreso de la medicina funcional al desarrollar un programa funcional en dicha clínica. En la actualidad, este programa lo lideran Tawny Jones, Patrick Hanaway, Michele Beidelschies, Elizabeth Bradley y Mary Curran; todos ustedes son asombrosos. Además, estoy profundamente agradecido con los prestadores de servicios médicos y los cuidadores que están ahí, trabajando para hacer de la medicina funcional el estándar del cuidado.

Hay muchas otras personas sin las cuales este libro jamás habría podido suceder. Bill Tonelli me ayudó a convertir mi visión en realidad. Anahad O'Connor recopiló y me ayudó a traducir toda la ciencia detrás de este libro. Kaya Purohit, como siempre, me ofreció percepciones asombrosas sobre los vínculos entre la comida, el medio ambiente y la salud. Dhru Purohit es el pegamento que lo une todo y que hace que las cosas sucedan; no hay palabras para agradecerles lo suficiente. El chef Frank Giglio plasmó mi visión de alimentación saludable en recetas increíblemente deliciosas. Y Audria Brumberg prestó una ayuda esencial con el diseño de la portada original.

Claro que no habría sido posible comunicar mi mensaje de sanación sin la ayuda de mi equipo editorial en Little, Brown. Gracias particularmente a Tracy Behar, quien ha tenido fe en mí desde hace 20 años, y a Richard Pine, mi agente, quien lleva casi dos años guiando y apoyando mi trabajo; sin él no habría podido volver mis sueños realidad. Gracias, Ian Straus, por ayudarme con el borrador.

Sin Anne McLaughlin, quien siempre dice que sí, no habría podido mantener todas las piezas de mi vida unidas; eres la mejor de las mejores. Aunque hay muchas personas a quienes agradecer, las siguientes merecen una mención especial: Denise Curtin, Tammy Boyd y Dianna Galia.

El apoyo de mi familia me permite hacer mi trabajo y expresarme totalmente: gracias. Y a Mia, mi extraordinaria esposa: gracias por siempre tener fe en mí y por ser la tierra sólida sobre la que tengo mis pies.

Notas

Primera parte

1. U. Ravnskov *et al.*, "The questionable benefits of exchanging saturated fat with polyunsaturated fat", *Mayo Clin Proc*, abril de 2014, 89(4): 451-453.
2. L. I. Lesser *et al.*, "Relationship between funding source and conclusion among nutrition-related scientific articles", *PLoS Med*, enero de 2007, 4(1): e5.
3. Resumen ejecutivo. *Dietary Guidelines for Americans, 2015-2020*, 8ª ed., Office of Disease Prevention and Health Promotion. https://health.gov/dietaryguide lines/2015/guidelines/executive-summary/.
4. "Chronic diseases: the leading cause of death and disability in the United States", Centers for Disease Control and Prevention. Actualizado el 28 de junio de 2017. https://www.cdc.gov/chronicdisease/overview/.
5. "Effects of health care spending on the U.S. economy", Office of the Assistant Secretary for Planning and Evaluation, US Department of Health and Human Services, 22 de febrero de 2005. https://aspe.hhs.gov/basic-report/effects-health-care-spending-us-economy.
6. C. E. Basch, "Healthier students are better learners: a missing link in school reforms to close the achievement gap", *J Sch Health*, octubre de 2011, 81(10): 593-598.
7. "Too fat to fight", Council for a Strong America, 10 de abril de 2010. https://www.strongnation.org/articles/23-too-fat-to-fight.
8. "Hidden cost of industrial agriculture", Union of Concerned Scientists. http://www.ucsusa.org/food_and_agriculture/our-failing-food-system/industrial-agri culture/hidden-costs-of-industrial.html#.WSIrTDOZNPM.
9. N. Gilbert, "One third of our greenhouse gas emissions come from agricul-ture", *Nature*, octubre de 2012. http://www.nature.com/news/one-third-of-our-greenhouse-gas-emissions-come-from-agriculture-1.11708.
10. F. Lawrence, "Omega-3, junk food and the link between violence and what we eat", *Guardian*, 17 de octubre de 2006. https://www.theguardian.com/politics/2006/oct/17/prisonsandprobation.ukcrime.

11. M. Nestle, "Food marketing and childhood obesity: A matter of policy", *N Engl J Med*, 15 de junio de 2006, 354(24): 2527-2529.
12. D. A. Kessler, "Toward more comprehensive food labeling", *N Engl J Med*, 17 de julio de 2014, 371(3): 193-195.
13. K. R. Siegel *et al.*, "Association of higher consumption of foods derived from subsidized commodities with adverse cardiometabolic risk among US adults", *JAMA Intern Med*, 2016, 176(8): 1124-1132.
14. K. R. Siegel *et al.*, "Association of higher consumption of foods derived from subsidized commodities with adverse cardiometabolic risk among US adults", *JAMA Intern Med*, 2016, 176(8): 1124-1132.
15. K. D. Brownell y D. S. Ludwig, "The Supplemental Nutrition Assistance Program, soda, and USDA policy: who benefits?", *JAMA*, 2011, 306(12): 1370-1371.
16. N. Teicholz, "The scientific report guiding the US dietary guidelines: is it scientific?", *BMJ*, 2015, 351: H4962.
17. E. A. Finkelstein *et al.*, "Impact of targeted beverage taxes on higher and lower income households", *Arch Intern Med*, 2010, 170(22): 2028-2034.
18. M. Nestle, "New study: Big Food's ties to registered dietitians", *Food Politics*, 22 de enero de 2013. http://www.foodpolitics.com/2013/01/new-study-big-foods-ties-to-registered-dietitians/.
19. The Daniel Plan. http://www.danielplan.com/.
20. L. Rapaport, "Antibiotics in animal feed may endanger kids, doctors warn", *Scientific American*, 16 de noviembre de 205. https://www.scientificamerican.com/article/antibiotics-in-animal-feed-may-endanger-kids-doctors-warn/.
21. D. Schillinger y M. F. Jacobson, "Science and public health on trial: warning notices on advertisements for sugary drinks", *JAMA*, 2016, 316(15): 1545-1546.
22. N. Gilbert, "One-third of our greenhouse gas emissions come from agriculture", *Nature*, 31 de octubre de 2012. https://www.nature.com/news/one-third-of-our-greenhouse-gas-emissions-come-from-agriculture-1.11708.
23. D. S. Ludwig *et al.*, "High glycemic index foods, overeating, and obesity", *Pediatrics*, marzo de 1999, 103(3): E26.
24. B. E. Millen *et al.*, "The 2015 Dietary Guidelines Advisory Committee Scientific Report: development and major conclusions", *Adv Nutr*, 16 de mayo de 2016, 7(3): 438-444.
25. D. K. Tobias *et al.*, "Effect of low-fat diet interventions versus other diet interventions on long-term weight change in adults: a systematic review and meta-analysis", *Lancet Diabetes Endocrinol*, diciembre de 2015, 3(12): 968-979.
26. C. B. Ebbeling *et al.*, "Effects of dietary composition on energy expenditure during weight-loss maintenance", *JAMA*, 27 de junio de 2012, 307(24): 2627-2634.
27. D. S. Ludwig y W. C. Willett, "Three daily servings of reduced-fat milk: an evidence-based recommendation?", *JAMA Pediatr*, septiembre de 2013, 167(9): 788-789.
28. R. Chowdhury *et al.*, "Association of dietary, circulating, and supplement fatty acids with coronary risk: a systematic review and meta-analysis", *Ann Intern Med*, 18 de marzo de 2014, 160(6): 398-406.

29. C. E. Ramsden *et al.*, "Use of dietary linoleic acid for secondary prevention of coronary heart disease and death: evaluation of recovered data from the Sydney Diet Heart Study and updated meta-analysis", *BMJ*, 4 de febrero de 2013, 346: e8707.

Segunda parte

Carne

1. R. Chowdhury *et al.*, "Association of dietary, circulating, and supplement fatty acids with coronary risk: a systematic review and meta-analysis", *Ann Intern Med*, 18 de marzo de 2014, 160(6): 398-406.
2. S. van Vliet, N. A. Burd y L. J. van Loon, "The skeletal muscle anabolic response to plant-versus animal-based protein consumption", *J Nutr*, septiembre de 2015, 145(9): 1981-1991.
3. K. A. Whalen *et al.*, "Paleolithic and Mediterranean diet pattern scores are inversely associated with all-cause and cause-specific mortality in adults", *J Nutr*, 8 de febrero de 2017.
4. A. Scheu *et al.*, "The genetic prehistory of domesticated cattle from their origin to the spread across Europe", *BMC Genet*, 28 de mayo de 2015, 16: 54.
5. L. Cordain *et al.*, "The paradoxical nature of hunter-gatherer diets: meat-based, yet non-atherogenic", *Eur J Clin Nutr*, marzo de 2002, 56, (supl. 1): S42-S52.
6. F. Newport, "In U.S., 5 percent consider themselves vegetarians", *Gallup*, 26 de julio de 2012.
7. C. Leu, "Know your meat—and bugs: introducing the periodic table of protein", *Wired*, julio de 2016. https://www.wired.com/2016/07/sustainable-proteins/ #slide-1.
8. G. C. Nelson, *Genetically Modified Organisms in Agriculture: Economics and Politics*, 1ª ed., San Diego, CA, Academic Press, 2001.
9. K. C. Hayes, "Saturated fats and blood lipids: new slant on an old story", *Can J Cardiol*, octubre de 1995, 11, (supl. G): 39G-48G.
10. D. M. Dreon *et al.*, "Change in dietary saturated fat intake is correlated with change in mass of large low-density-lipoprotein particles in men", *Am J Clin Nutr*, mayo de 1998, 67(5): 828-836.
11. P. W. Siri y R. M. Krauss, "Influence of dietary carbohydrate and fat on LDL and HDL particle distributions", *Curr Atheroscler Rep*, noviembre de 2005, 7(6): 455-459.
12. J. Yerushalmy y H. E. Hilleboe, "Fat in the diet and mortality from heart disease; a methodologic note", *NY State J Med*, 15 de julio de 1957, 57(14): 2343-2354.
13. *2015-2020 Dietary Guidelines for Americans*, 8ª ed., US Department of Health and Human Services, US Department of Agriculture, diciembre de 2015.
14. M. McAdams, "How much saturated fat should you have per day?", *SFGate*, 15 de febrero de 2017. http://healthyeating.sfgate.com/much-saturated-fats-should-per-day-5488.html.

15. "Saturated fats", American Heart Association, 14 de febrero de 2017. https://www.heart.org/HEARTORG/HealthyLiving/HealthyEating/Nutrition/Saturated-Fats_UCM_301110_Article.jsp.

16. A. Sachdeva *et al.*, "Lipid levels in patients hospitalized with coronary artery disease: an analysis of 136,905 hospitalizations in Get with the Guidelines", *Am Heart J*, enero de 2009, 157(1): 111-117.

17. M. J. Pencina *et al.*, "Predicting the 30-year risk of cardiovascular disease. The Framingham Heart Study", *Circulation*, 2009, 119: 3078-3084. P. W. F. Wilson y K. M. Anderson, "HDL cholesterol and triglycerides as risk factors for CHD", *Atherosclerosis and Cardiovascular Disease*, 1990: 609-715.

18. A. Astrup *et al.*, "The role of reducing intakes of saturated fat in the prevention of cardiovascular disease: where does the evidence stand in 2010?", *Am J Clin Nutr*, abril de 2011, 93(4): 684-688.

19. C. E. Ramsden *et al.*, "Re-evaluation of the traditional diet-heart hypothesis: analysis of recovered data from Minnesota Coronary Experiment (1968-1973)", *BMJ*, 12 de abril de 2016, 353: i1246.

20. R. Chowdhury *et al.*, "Association of dietary, circulating, and supplement fatty acids with coronary risk: a systematic review and meta-analysis", *Ann Intern Med*, 18 de marzo de 2014, 160(6): 398-406.

21. P. Grasgruber *et al.*, "Food consumption and the actual statistics of cardiovascular diseases: an epidemiological comparison of 42 European countries", *Food Nutr Res*, 27 de septiembre de 2016, 60: 31694.

22. L. Johnston, "Potatoes and cereals are health risk, while dairy is good for you, says new study", *Express*, 16 de octubre de 2016.

23. S. E. Nissen, "U.S. dietary guidelines: an evidence-free zone", *Ann Intern Med*, 19 de abril de 2016, 164(8): 555-559.

24. Y. Salim, "Nutrition and CVD: data from 17 countries on 150000 people", *Cardiology Update 2017*, Davos, Suiza, 12 de febrero de 2017.

25. W. W. Campbell *et al.*, "Effects of an omnivorous diet compared with a lacto-ovovegetarian diet on resistance-training-induced changes in body composition and skeletal muscle in older men", *Am J Clin Nutr*, diciembre de 1999, 70(6): 1032-1039.

26. D. L. Pannemans *et al.*, "Effect of protein source and quantity on protein metabolism in elderly women", *Am J Clin Nutr*, diciembre de 1998, 68(6): 1228-1235.

27. V. Bouvard *et al.*, "Carcinogenicity of consumption of red and processed meat", *Lancet Oncol*, diciembre de 2015, 16(16): 1599-1600.

28. D. D. Alexander y C. A. Cushing, "Red meat and colorectal cancer: a critical summary of prospective epidemiologic studies", *Obes Rev*, mayo de 2011, 12(5): e472-e493.

29. J. Lin *et al.*, "Dietary fat and fatty acids and risk of colorectal cancer in women", *Am J Epidemiol*, 15 de noviembre de 2004, 160(10): 1011-1022.

30. *The Use of Drugs in Food Animals: Benefits and Risks*, National Research Council (US) Committee on Drug Use in Food Animals, Washington, D. C., National Academies Press, 1999.

31. A. R. Sapkota *et al.*, "What do we feed to food-production animals? A review of animal feed ingredients and their potential impacts on human health", *Environ Health Perspect*, mayo de 2007, 115(5): 663-670.

32. H. Brady, "Red Skittles spilling onto Wisconsin highway were headed for cattle", *National Geographic*, 23 de enero de 2017.

33. R. Schultz, "Feeding candy to cows is sweet for their digestion", *Wisconsin State Journal*, 29 de enero de 2017.

34. E. Mackinnon, "Candy not corn for cows in drought", *Live Science*, 23 de agosto de 2012.

35. *Ibid.*

36. T. G. Nagaraja y M. M. Chengappa, "Liver abscesses in feedlot cattle: a review", *J Anim Sci*, enero de 1998, 76(1): 287-298.

37. S. Uwituze *et al.*, "Evaluation of dried distillers grains and roughage source in steam-flaked corn finishing diets", *J Anim Sci*, enero de 2010, 88(1): 258-274.

38. A. Rock, "How safe is your ground beef?", *Consumer Reports*, 21 de diciembre de 2015.

39. *Ibid.*

40. C. A. Daley *et al.*, "A review of fatty acid profiles and antioxidant content in grass-fed and grain-fed beef", *Nutr J*, 10 de marzo de 2010, 9: 10.

41. *Ibid.*

42. J. M. Leheska *et al.*, "Effects of conventional and grass-feeding systems on the nutrient composition of beef", *J Anim Sci*, diciembre de 2008, 86(12): 3575-3585.

43. N. Hall, H. C. Schonfeldt y B. Pretorius, "Fatty acids in beef from grain and grass-fed cattle: The unique South African scenario", *South Afr J Clin Nutr*, 2016; 29(2).

44. J. M. Leheska *et al.*, "Effects of conventional and grass-feeding systems on the nutrient composition of beef", *J Anim Sci*, diciembre de 2008, 86(12): 3575-3585.

45. N. Castro-Webb, E. A. Ruiz-Narvaez y H. Campos, "Cross-sectional study of conjugated linoleic acid in adipose tissue and risk of diabetes", *Am J Clin Nutr*, julio de 2012, 96(1): 175-181.

46. J. J. Ochoa *et al.*, "Conjugated linoleic acids (CLAs) decrease prostate cancer cell proliferation: different molecular mechanisms for cis-9, trans-11 and trans-10, cis-12 isomers", *Carcinogenesis*, julio de 2004, 25(7): 1185-1191.

47. A. Dilzer e Y. Park, "Implication of conjugated linoleic acid (CLA) in human health", *Crit Rev Food Sci Nutr*, 2012, 52(6): 488-513.

48. "Why grass-fed beef costs more", *Consumer Reports*, 24 de agosto de 2015.

49. A. Rock, "How safe is your ground beef?", *Consumer Reports*, 21 de diciembre de 2015.

50. National Nutrient Database for Standard Reference. Beef, liver, raw, US Department of Agriculture, 18 de febrero de 2017. https://ndb.nal.usda.gov/ndb/foods/show/3787. C. Kresser, "Liver: nature's most potent superfood", 11 de abril de 2008. https://chriskresser .com/natures-most-potent-superfood/.

51. D. H. Phillips, "Polycyclic aromatic hydrocarbons in the diet", *Mutat Res*, 15 de julio de 1999, 443(1-2).

52. T. J. Key *et al.*, "Dietary habits and mortality in 11,000 vegetarians and health conscious people: results of a 17 year follow up", *BMJ*, 1996, 313(7060): 775-779.

53. S. Mihrshahi *et al.*, "Vegetarian diet and all-cause mortality: evidence from a large population-based Australian cohort—the 45 and Up Study", *Prev Med*, abril de 2017, 97: 1-7.

54. R. Goodland y J. Anhang, "Livestock and climate change: what if the key actors in climate change are cows, pigs and chickens?", *World Watch Magazine*, noviembre-diciembre de 2009, 22(6).

55. M. M. Mekonnen y A. Y. Hoekstra, *The Green, Blue and Grey Water Footprint of Farm Animals and Animal Products*, Value of Water Research Report Series No. 48. Delft, Países Bajos/UNESCO-The Institute for Water Education, diciembre de 2010.

56. K. Puangsombat y J. S. Smith, "Inhibition of heterocyclic amine formation in beef patties by ethanolic extracts of rosemary", *J Food Sci*, marzo de 2010, 75(2): T40-T47.

57. J. S. Smith, F. Ameri y P. Gadgil, "Effect of marinades on the formation of heterocyclic amines in grilled beef steaks", *J Food Sci*, agosto de 2008, 73(6): T100-T105.

Aves y huevos

1. J. Y. Shin *et al.*, "Egg consumption in relation to risk of cardio-vascular disease and diabetes: a systematic review and meta-analysis", *Am J Clin Nutr*, julio de 2013, 98(1): 146-159.

2. "Per Capita Consumption of Poultry and Livestock, 1965 to Estimated 2016, in Pounds", National Chicken Council, 21 de septiembre de 2016.

3. P. I. Ponte *et al.*, "Restricting the intake of a cereal-based feed in free-range-pastured poultry: effects on performance and meat quality", *Poult Sci*, octubre de 2008, 87(10): 2032-2042. P. I. Ponte *et al.*, "Influence of pasture intake on the fatty acid composition, and cholesterol, tocopherols, and tocotrienols content in meat from free-range broilers", *Poult Sci*, enero de 2008, 87(1): 80-88.

4. R. Mateo-Gallego *et al.*, "Effect of lean red meat from lamb v. lean white meat from chicken on the serum lipid profile: a randomized, cross-over study in women", *Br J Nutr*, mayo de 2012, 107(10): 1403-1407.

5. F. B. Hu *et al.*, "A prospective study of egg consumption and risk of cardiovascular disease in men and women", *JAMA*, 21 de abril de 1999, 281(15): 1387-1394.

6. N. R. Fuller *et al.*, "The effect of a high-egg diet on cardio-vascular risk factors in people with type 2 diabetes: the Diabetes and Egg (DIA-BEGG) Study—a 3-mo randomized controlled trial", *Am J Clin Nutr*, abril de 2015, 101(4): 705-713.

7. Y. Rong *et al.*, "Egg consumption and risk of coronary heart disease and stroke: dose-response meta-analysis of prospective cohort studies", *BMJ*, 7 de enero de 2013, 346: e8539.
8. *Scientific Report of the 2015 Dietary Guidelines Advisory Committee*, US Department of Health and Human Services, US Department of Agriculture, Washington, D. C., febrero de 2015.
9. A. O'Connor, "Nutrition panel calls for less sugar and eases cholesterol and fat restrictions", *New York Times*, 19 de febrero de 2015.
10. E. Povoledo, "Raw eggs and no husband since '38 keep her young at 115", *New York Times*, 14 de febrero de 2015.
11. R. A. Koeth *et al.*, "Intestinal microbiota metabolism of L-carnitine, a nutrient in red meat, promotes atherosclerosis", *Nat Med*, mayo de 2013, 19(5): 576-585.
12. Z. Wang *et al.*, "Gut flora metabolism of phosphatidylcholine promotes cardiovascular disease", *Nature*, 7 de abril de 2011, 472(7341): 57-63.
13. C. E. Cho *et al.*, "Trimethylamine-N-oxide (TMAO) response to animal source foods varies among healthy young men and is influenced by their gut microbiota composition: a randomized controlled trial", *Mol Nutr Food Res*, enero de 2017, 61(1).
14. M. Ufnal, A. Zadlo y R Ostaszewski, "TMAO: a small molecule of great expectations", *Nutrition*, noviembre-diciembre de 2015, 31(11-12): 1317-1323.
15. J. M. Chan, F. Wang y E. A. Holly, "Pancreatic cancer, animal protein and dietary fat in a population-based study", *Cancer Causes Control*, San Francisco Bay Area, California, diciembre de 2007, 18(10): 1153-1167.
16. F. Kolahdooz *et al.*, "Meat, fish, and ovarian cancer risk: results from 2 Australian case-control studies, a systematic review, and meta-analysis", *Am J Clin Nutr*, junio de 2010, 91(6): 1752-1763.
17. C. R. Daniel *et al.*, "Prospective investigation of poultry and fish intake in relation to cancer risk", *Cancer Prev Res (Phila)*, noviembre de 2011, 4(11): 1903-1911.
18. Meat and poultry labeling terms, US Department of Agriculture Food Safety and Inspection Service. Recuperado el 5 de marzo de 2017. Actualizado el 10 de agosto de 2015. https://www.fsis.usda.gov/wps/portal/fsis/topics/food-safety-education/get-answers/food-safety-fact-sheets/food-labeling/meat-and-poultry-labeling-terms.
19. L. Curry, "Ground-breaking animal welfare organic rules moving forward", *Civil Eats*, 12 de enero de 2017.
20. E. Grossman, "Absent federal policy, states take lead on animal welfare", *Civil Eats*, 15 de febrero de 2017.
21. "Salmonella and chicken: what you should know and what you can do", Centers for Disease Control and Prevention. Actualizado el 11 de septiembre de 2017. https://www.cdc.gov/features/SalmonellaChicken/index.html.
22. 2012 Summary Report on Antimicrobials Sold or Distributed for Use in Food-Producing Animals, Food and Drug Administration, Department of Health and Human Services, septiembre de 2014. https://www.fda.gov/downloads/ForIndustry/UserFees/AnimalDrugUserFeeActADUFA/UCM416983.pdf.

23. "Dangerous contaminated chicken", Consumer Reports. Actualizado en enero de 2014. http://www.consumerre ports.org/cro/magazine/2014/02/the-high-cost-of-cheap-chicken/index.htm.
24. S. Klein *et al.*, "The Ten Riskiest Foods Regulated by the U.S. Food and Drug Administration", Center for Science in the Public Interest, 7 de octubre de 2009.
25. *Ibid.*
26. PubChem Compound Database: CID=24455, Sodium tripolyphosphate. National Center for Biotechnology Information, 8 de agosto de 2005. https://pubchem.ncbi.nlm.nih.gov/compound/24455.
27. H. Eagle y G. O. Doak, "The biological activity of arsenosobenzenes in relation to their structure", *Pharmacol Rev*, junio de 1951, 3(2): 107-143.
28. IARC, *Monographs on the Evaluation of Carcinogenic Risks to Humans: Drinking Water Disinfectants and Contaminants, including Arsenic*, Lyon, International Agency for Research on Cancer, 2007.
29. C. W. Schmidt, "Arsenical association: inorganic arsenic may accumulate in the meat of treated chickens", *Environ Health Perspect*, julio de 2013, 121(7): A226.
30. Environment America, *America's Next Top Polluter: Corporate Agribusiness: Company Profile, Tyson Foods, Inc.* http://environmentnewyork.org/sites/environment/files/reports/Env_Am_Tyson_v4_1.pdf.
31. N. Kristof, "Abusing chickens we eat", *New York Times*, 3 de diciembre de 2014.

Leche y lácteos

1. D. S. Ludwig y W. C. Willett, "Three daily servings of reduced-fat milk: an evidence- based recommendation?", *JAMA Pediatr*, septiembre de 2013, 167(9): 788-789.
2. H. A. Bischoff-Ferrari *et al.*, "Milk intake and risk of hip fracture in men and women: a meta-analysis of prospective cohort studies", *J Bone Miner Res*, 2011, 26(4): 833-839.
3. L. Pimpin *et al.*, "Is butter back? A systematic review and meta-analysis of butter consumption and risk of cardiovascular disease, diabetes, and total mortality", *PLoS One*, 29 de junio de 2016, 11(6).
4. F. W. Danby, "Acne, dairy and cancer: the 5alpha-P link", *Dermatoendocrinol*, enero de 2009, 1(1): 12-16.
5. R. Chowdhury *et al.*, "Association of dietary, circulating, and supplement fatty acids with coronary risk: a systematic review and meta-analysis", *Ann Intern Med*, 18 de marzo de 2014, 160(6): 398-406.
6. M. B. Heyman, "Lactose intolerance in infants, children and adolescents", *Pediatrics*, septiembre de 2006, 118(3): 1279-1286.
7. D. Aune *et al.*, "Dairy products, calcium, and prostate cancer risk: a systematic review and meta-analysis of cohort studies", *Am J Clin Nutr*, enero de 2015, 101(1): 87-117.

8. A. Carroccio *et al.*, "Fecal assays detect hypersensitivity to cow's milk protein and gluten in adults with irritable bowel syndrome", *Clin Gastroenterol Hepatol*, noviembre de 2011, 9(11): 965-971.

9. P. Gerbault *et al.*, "Evolution of lactase persistence: an example of human niche construction", *Philos Trans R Soc London B Biol Sci*, 27 de marzo de 2011, 366(1566): 863-877.

10. H. Howchwallner *et al.*, "Cow's milk allergy: from allergens to new forms of diagnosis, therapy and prevention", *Methods*, marzo de 2014, 66(1): 22-33.

11. H. Hochwallner *et al.*, "Microarray and allergenic activity assessment of milk allergens", *Clin Exp Allergy*, diciembre de 2010, 40(12): 1809-1818.

12. R. Katta y M. Schlichte, "Diet and dermatitis: food triggers", *J Clin Aesthet Dermatol*, marzo de 2014, 7(3): 30-36.

13. H. Juntti *et al.*, "Cow's milk allergy is associated with recurrent otitis media during childhood", *Acta Otolaryngol*, 1999, 119(8): 867-873.

14. C. Lill *et al.*, "Milk allergy is frequent in patients with chronic sinusitis and nasal polyposis", *Am J Rhinol Allergy*, noviembre-diciembre de 2011, 25(6): e221-e224.

15. "Choose MyPlate. 10 tips: got your dairy today?", United States Department of Agriculture. Actualizado el 4 de agosto de 2017. https://www.choosemyplate.gov/ten-tips-got-your-dairy-today.

16. Dairy farms in the US: market research report, IBISWorld, junio de 2017. https://www.ibisworld.com/industry/default.aspx?indid=49.

17. Dairy: long-term contribution trends, Center for Responsive Politics, 22 de diciembre de 2016. https://www.opensecrets.org/industries/totals.php.

18. "How industry lobbying shapes the dietary guide-lines", Dietitians for Professional Integrity, 18 de noviembre de 2018. http://integritydietitians.org/2015/11/18/how-industry-lobbying-shapes-the-die tary-guidelines/.

19. L. I. Lesser *et al.*, "Relationship between funding source and conclusion among nutrition-related scientific articles", *PLoS Med*, enero de 2007, 4(1): e5.

20. A. J. Lanou, "Should dairy be recommended as part of a healthy vegetarian diet? Counterpoint", *Am J Clin Nutr*, mayo de 2009, 89(5): 1638S-1642S.

21. H. A. Bischoff-Ferrari *et al.*, "Milk intake and risk of hip fracture in men and women: a meta-analysis of prospective cohort studies", *J Bone Miner Res*, abril de 2011, 26(4): 833-839.

22. H. A. Bischoff-Ferrari *et al.*, "Calcium intake and hip fracture risk in men and women: a meta-analysis of prospective cohort studies and randomized controlled trials", *Am J Clin Nutr*, diciembre de 2007, 86(6): 1780-1790.

23. D. Feskanich *et al.*, "Milk, dietary calcium, and bone fractures in women: a 12-year prospective study", *Am J Public Health*, 1997, 87: 992-997.

24. K. Michaelsson *et al.*, "Dietary calcium and vitamin D in relation to osteoporotic fracture risk", *Bone*, 2003, 32: 694-703.

25. T. Winzenberg *et al.*, "Effects of calcium supplementation on bone density in healthy children: meta-analysis of randomized controlled trials", *BMJ*, 14 de octubre de 2006, 333(7572): 775.

26. A. J. Lanou, S. E. Berkow y N. D. Barnard, "Calcium, dairy products, and bone health in children and young adults: a reevaluation of the evidence", *Pediatrics*, marzo de 2005, 115(3): 736-743.

27. T. Lloyd *et al.*, "Adult female hip bone density reflects teenage sports-exercise patterns but not teenage calcium intake", *Pediatrics*, julio de 2000, 106(1 Pt 1): 40-44.

28. R. P. Heaney, "The bone remodeling transient: interpreting interventions involving bone-related nutrients", *Nutr Rev*, 2001, 59(10): 327-334.

29. World's Healthiest Foods. Calcium. http://www.whfoods.com/genpage.php?tname=nutrient&dbid=45.

30. D. Feskanich, W. C. Willett y G. A. Colditz, "Calcium, vitamin D, milk consumption, and hip fractures: a prospective study among postmenopausal women", *Am J Clin Nutr*, febrero de 2003, 77(2): 504-511.

31. D. S. Ludwig y W. C. Willett, "Three daily servings of reduced-fat milk: an evidence-based recommendation?", *JAMA Pediatr*, 2013, 167(9): 788-789.

32. S. Teppala, A. Shankar y C. Sabanayagam, "Association between IGF-1 and chronic kidney disease among US adults", *Clin Exp Nephrol*, octubre de 2010, 14(5): 440-444.

33. N. Friedrich *et al.*, "The association between IGF-1 and insulin resistance: a general population study in Danish adults", *Diabetes Care*, abril de 2012, 35(4): 768-773.

34. M. Andreassen *et al.*, "IGF1 as predictor of all-cause mortality and cardiovascular disease in an elderly population", *Eur J Endocrinol*, enero de 2009, 160(1): 25-31.

35. R. P. Heaney *et al.*, "Dietary changes favorably affect bone remodeling in older adults", *J Am Diet Assoc*, 1999, 99: 1228-1233.

36. J. Ahn *et al.*, "Dairy products, calcium intake and risk of prostate cancer in the prostate, lung, colorectal and ovarian cancer screening trial", *Cancer Epidemiol Biomarkers Prev*, diciembre de 2007, 16(12): 2623-2630.

37. Y. Song *et al.*, "Whole milk intake is associated with prostate cancer-specific mortality among U.S. male physicians", *J Nutr*, febrero de 2013, 143(2): 189-196.

38. R. Chowdhury *et al.*, "Association of dietary, circulating and supplement fatty acids with coronary risk: a systematic review and meta-analysis", *Ann Intern Med*, 18 de marzo de 2014, 160(6): 398-406.

39. M. Y. Yakoob *et al.*, "Circulating biomarkers of dairy fat and risk of incident diabetes mellitus among men and women in the United States in two large prospective cohorts", *Circulation*, 26 de abril de 2016, 133(17): 1645-1654.

40. C. S. Berkey *et al.*, "Milk, dairy fat, dietary calcium and weight gain: a longitudinal study of adolescents", *Arch Pediatr Adolesc Med*, junio de 2005, 159(6): 543-550. D. Mozaffarian *et al.*, "Changes in diet and lifestyle and long-term weight gain in women and men", *N Engl J Med*, 2011, 364(25): 2392-2404.

41. *Guideline for Vitamin A & D Fortification of Fluid Milk*, The Dairy Practices Council, julio de 2001. http://phpa.dhmh.maryland.gov/OEHFP/OFPCHS/Milk/Shared%20Documents/DPC053_Vitamin_AD_Fortification_Fluid_Milk.pdf.

42. L. Pimpin *et al.*, "Is butter back? A systematic review and meta-analysis of butter consumption and risk of cardiovascular disease, diabetes and total mortality", *PLoS One*, 29 de junio de 2016, 11(6).

43. J. Robinson, "Super natural milk", Eatwild.com. http://www.eatwild.com/articles/superhealthy.html.

44. A. Botta y S. Ghosh, "Exploring the impact of n-6 PUFA-rich oilseed production on commercial butter compositions worldwide", *J Agric Food Chem*, 2016, 64(42): 8026-8034.

45. S. Jianqin *et al.*, "Effects of milk containing only A2 beta casein versus milk containing both A1 and A2 beta casein proteins on gastrointestinal physiology, symptoms of discomfort, and cognitive behavior of people with self-reported intolerance to traditional cows' milk", *Nutrition Journal*, 2016, 15: 35.

46. R. Deth *et al.*, "Clinical evaluation of glutathione concentrations after consumption of milk containing different subtypes of casein: results from a randomized, cross-over clinical trial", *Nutr J*, 29 de septiembre de 2016, 15(1): 82.

47. R. B. Elliott *et al.*, "Type I (insulin-dependent) diabetes mellitus and cow milk: casein variant consumption", *Diabetologia*, marzo de 1999, 42(3): 292-296.

48. Raw milk laws state by state as of April 19, 2016. http://milk.procon.org/view.resource.php?resourceID=005192#sales-prohibited.

49. E. A. Mungai, C. B. Behravesh y L. H. Gould, "Increased outbreaks associated with nonpasteurized milk, United States, 2007-2012", *Emerg Infect Dis*, enero de 2015, 21(1): 119-122.

50. C. Kresser, "Raw milk reality: benefits of raw milk", Chris Kresser, 18 de mayo de 2012. https://chriskresser.com/raw-milk-reality-benefits-of-raw-milk/.

51. A. Y. Hoekstra, "The hidden water resource use behind meat and dairy", *Animal Frontiers*, 2012, 2(2): 3-8.

52. K. Good, "Milk life? How about milk destruction: the shocking truth about the dairy industry and the environment", One Green Planet, 22 de abril de 2016. http://www.onegreenplanet.org/animalsandnature/the-dairy-industry-and-the-environment/.

Pescado y mariscos

1. "Harvest of fears: farm-raised fish may not be free of mercury and other pollutants", *Scientific American*. https://www.scientificamerican.com/article/farm-raised-fish-not-free-mercury-pcb-dioxin/.

2. D. R. Braun *et al.*, "Early hominin diet included diverse terrestrial and aquatic animals 1.95 Ma in East Turkana, Kenya", *Proc Natl Acad Sci U S A*, 1° de junio de 2010, 107(22): 10002-10007.

3. S. M. Innis, "Dietary omega 3 fatty acids and the developing brain", *Brain Res*, 27 de octubre de 2008, 1237: 35-43.

4. D. Mozaffarian y J. H Wu, "Omega-3 fatty acids and cardiovascular disease: effects on risk factors, molecular pathways, and clinical events", *J Am Coll Cardiol*, 8 de noviembre de 2011, 58(20): 2047-2067.

5. A. Nkondjock y O. Receveur, "Fish-seafood consumption, obesity, and type 2 diabetes: an ecological study", *Diabetes Metab*, diciembre de 2003, 29(6): 635-642.

6. A. P. Simopoulos, "Omega-3 fatty acids in inflammation and autoimmune diseases", *J Am Coll Nutr*, 2002, 21(6): 495-505.

7. F. Li, X. Liu y D. Zhang, "Fish consumption and risk of depression: a meta-analysis", *J Epidemiol Community Health*, 2016, 70: 299-304.

8. "Global shift in farmed fish feed may impact nutritional benefits ascribed to consuming seafood", Johns Hopkins Bloomberg School of Public Health, 14 de marzo de 2016. http://www.jhsph.edu/research/centers-and-institutes/johns-hopkins-center-for-a-livable-future/news-room/News-Releases/2016/global-shift-in-farmed-fish-feed-may-impact-nutritional-benefits-ascribed-to-consuming-seafood.html.

9. H. Y. Done y R. U. Halden, "Reconnaissance of 47 antibiotics and associated microbial risks in seafood sold in the United States", *J Hazard Mater*, 23 de enero de 2015, 282: 10-17.

10. J. P. Fry *et al.*, "Environmental health impacts of feeding crops to farmed fish", *Environ Int*, mayo de 2016, 91: 201-214.

11. D. Mozaffarian y E. B Rimm, "Fish intake, contaminants, and human health: evaluating the risks and the benefits", *JAMA*, 2006, 296(15): 1885-1899. L. C. del Gobbo *et al.*, "n-3 Polyunsaturated fatty acid biomarkers and coronary heart disease: pooling project of 19 cohort studies", *JAMA Intern Med*, 1º de agosto de 2016, 176(8): 1155-1166.

12. E. A. Miles y P. C. Calder, "Influence of marine n-3 polyunsaturated fatty acids on immune function and a systematic review of their effects on clinical outcomes in rheumatoid arthritis", *Br J Nutr*, junio de 2012, 107, (supl. 2): S171-S184.

13. GISSI-Prevenzione Investigators, "Dietary supplementation with n-3 polyunsaturated fatty acids and vitamin E after myocardial infarction: results of the GISSI-Prevenzione trial", *Lancet*, 7 de agosto de 1999, 354(9177): 447-455.

14. M. Yokoyama *et al.*, "Effects of eicosapentaenoic acid on major coronary events in hypercholesterolaemic patients (JELIS): a randomized open-label, blinded endpoint analysis", *Lancet*, 31 de marzo de 2007, 369(9567): 1090-1098.

15. A. P. Simopoulos, "Omega-3 fatty acids in health and disease and in growth and development", *Am J Clin Nutr*, septiembre de 1991, 54(3): 438-463.

16. A. P. Simopoulos, "The importance of the ratio of omega-6/omega-3 essential fatty acids", *Biomed Pharmacother*, octubre de 2002, 56(8): 365-379. Reseña.

17. *Dietary Guidelines for Americans 2015-2020*, 8ª ed., US Department of Agriculture, US Department of Health and Human Services, enero de 2016. https://health.gov/dietaryguide lines/2015/guidelines/chapter-1/a-closer-look-inside-healthy-eating-patterns/.

18. "High omega-3 fish analysis", US Department of Agriculture, 8 de enero de 2017. https://health.gov/DietaryGuidelines/dga2005/report/HTML/table_g2_adda2.htm.

19. A. Tanskanen, J. R. Hibbeln y J. Hintikka, "Fish consumption, depression, and suicidality in a general population", *Arch Gen Psychiatry*, 2001, 58(5): 512-513.

20. M. H. Bloch y A. Qawasmi, "Omega-3 fatty acid supplementation for the treatment of children with attention-deficit/hyperactivity disorder symptomatology: systematic review and meta-analysis", *J Am Acad Child Adolesc Psychiatry*, octubre de 2011, 50(10): 991-1000.

21. A. Zaalberg *et al.*, "Effects of nutritional supplements on aggression, rule-breaking, and psychopathology among young adult prisoners", *Aggress Behav*, marzo-abril de 2010, 36(2): 117-126.

22. M. D. Lewis *et al.*, "Suicide deaths of active-duty US military and omega-3 fatty-acid status: a case-control comparison", *J Clin Psychiatry*, diciembre de 2011, 72(12): 1585-1590.

23. "Study links low DHA levels to suicide risk among U.S. military personnel", National Institutes of Health, 23 de agosto de 2011. https://www.nih.gov/news-events/news-releases/study-links-low-dha-levels-suicide-risk-among-us-military-personnel.

24. J. R. Hibbeln y R. V. Gow, "Omega-3 fatty acid and nutrient deficits in adverse neurodevelopment and childhood behaviors", *Child Adolesc Psychiatr Clin N Am*, julio de 2014, 23(3): 555-590.

25. "Fish: what pregnant women and parents should know", Draft Updated Advice by FDA and EPA, junio de 2014. http://www.fda.gov/Food/FoodborneIllnessContaminants/Metals/ucm393070.htm.

26. E. Oken *et al.*, "Maternal fish intake during pregnancy, blood mercury levels, and child cognition at age 3 years in a US cohort", *Am J Epidemiol*, 15 de mayo de 2008, 167(10): 1171-1181.

27. "FDA and EPA issue draft updated advice for fish consumption", Food and Drug Administration, 10 de junio de 2014. http://www.fda.gov/newsevents/newsroom/pressannouncements/ucm397929.htm.

28. J. Colombo *et al.*, "Long-term effects of LCPUFA supplementation on childhood cognitive outcomes", *Am J Clin Nutr*, agosto de 2013, 98(2): 403-412.

29. "Deceptive dishes: seafood swaps found worldwide", Oceana, septiembre de 2016.

30. "Grand jury indicts Santa Monica restaurant and sushi chefs on federal charges related to sale of protected whale meat", National Oceanic and Atmospheric Administration, 2013. http://www.nmfs.noaa.gov/ole/newsroom/stories/13/grand_jury_indicts_santa_monica_restaurant.html.

31. K. Weintraub, "AskWell: canned vs. fresh fish", *New York Times*, 7 de octubre de 2015.

32. Consumer guide to seafood, Environmental Working Group, septiembre de 2014. http://www.ewg.org/research/ewg-s-consumer-guide-seafood/why-eat-seafood-and-how-much.

33. K. L. Weaver *et al.*, "The content of favorable and unfavorable polyunsaturated fatty acids found in commonly eaten fish", *J Am Diet Assoc*, julio de 2008, 108(7): 1178-1185.

34. R. A. Hites *et al.*, "Global assessment of polybrominated diphenyl ethers in farmed and wild salmon", *Environ Sci Technol*, 1° de octubre de 2004, 38(19): 4945-4949.

35. M. C. Hamilton *et al.*, "Lipid composition and contaminants in farmed and wild salmon", *Environ Sci Technol*, 15 de noviembre de 2005, 39(22): 8622-8629.
36. E. Guallar *et al.*, "Mercury, fish oils, and the risk of myocardial infarction", *N Engl J Med*, 28 de noviembre de 2002, 347(22): 1747-1754.
37. "Mercury levels in commercial fish and shellfish (1990-2010)", Food and Drug Administration, 8 de octubre de 2014. http://www.fda.gov/food/foodbor neillnesscontaminants/metals/ucm115644.htm.
38. W. J. Crinnion, "The role of persistent organic pollutants in the worldwide epidemic of type 2 diabetes mellitus and the possible connection to farmed Atlantic salmon (Salmo *salar*)", *Altern Med Rev*, diciembre de 2011, 16(4): 301-313. Reseña.
39. S. Bayen *et al.*, "Effect of cooking on the loss of persistent organic pollutants from salmon", *J Toxicol Environ Health*, 27 de febrero de 2005, 68(4): 253-265.
40. T. Hori *et al.*, "Effects of cooking on concentrations of poly-chlorinated dibenzo-p-dioxins and related compounds in fish and meat", *J Agric Food Chem*, 2 de noviembre de 2005, 53(22): 8820-8828.
41. M. D. Lewis y J. Bailes, "Neuroprotection for the warrior: dietary supplementation with omega-3 fatty acids", *Mil Med*, octubre de 2011, 176(10): 1120-1127. Reseña.
42. K. Yurko-Mauro *et al.*, "Similar eicosapentaenoic acid and docosahexaenoic acid plasma levels achieved with fish oil or krill oil in a randomized double-blind four-week bioavailability study", *Lipids Health Dis*, 2 de septiembre de 2015, 14: 99.
43. K. Lane *et al.*, "Bioavailability and potential uses of vegetarian sources of omega-3 fatty acids: a review of the literature", *Crit Rev Food Sci Nutr*, 2014, 54(5): 572-579.

Verduras

1. V. Worthington, "Nutritional quality of organic versus conventional fruits, vegetables, and grains", *J Altern Complement Med*, abril de 2001, 7(2): 161-173.
2. W. J. Craig, "Health effects of vegan diets", *Am J Clin Nutr*, mayo de 2009, 89(5): 1627S-1633S.
3. M. M. Kaczmarczyk, M. J. Miller y G. G. Freund, "The health benefits of dietary fiber: beyond the usual suspects of type 2 diabetes mellitus, cardiovascular disease and colon cancer", *Metabolism*, agosto de 2012, 61(8): 1058-1066.
4. D. E. King, A. G. Mainous 3rd y C. A Lamburne, "Trends in dietary fiber intake in the United States, 1999-2008", *J Acad Nutr Diet*, mayo de 2012, 112(5): 642-648.
5. K. B. Pandey y S. I. Rizvi, "Planty polyphenols as dietary antioxidants in human health and disease", *Oxid Med Cell Longev*, noviembre-diciembre de 2009, 2(5): 270-278.
6. J. Robinson, "Breeding the nutrition out of food", *New York Times*, 25 de mayo de 2013. http://www.nytimes.com/2013/05/26/opinion/sunday/breeding-the-nutrition-out-of-our-food.html.

7. L. Zhang *et al.*, "Exogenous plant MIR168a specifically targets mammalian LDLRAP1: evidence of cross-kingdom regulation by microRNA", *Cell Research*, 2012, 22: 107-126.

8. P. D. Mascio, S. Kaiser y H. Sies, "Lycopene as the most efficient biological carotenoid singlet oxygen quencher", *Biochemistry and Biophysics*, noviembre de 1989, 274(2): 532-538.

9. M. C. R. Alavanja, "Pesticide use and exposure extensive worldwide", *Rev Environ Health*, octubre-diciembre de 2009, 24(4): 303-309.

10. A. Priyadarshi *et al.*, "A meta-analysis of Parkinson's disease and exposure to pesticides", *Neurotoxicology*, agosto de 2000, 21(4): 435-440.

11. K. L. Bassil *et al.*, "Cancer health effects of pesticides: systematic review", *Can Fam Physician*, octubre de 2007, 53(10): 1704-1711.

12. J. D. Beard *et al.*, "Pesticide exposure and depression among male private pesticide applicators in the agricultural health study", *Environ Health Perspect*, septiembre de 2014, 122(9): 984-991.

13. C. L. Curl *et al.*, "Estimating pesticide exposure from dietary intake and organic food choices: the multi-ethnic study of atherosclerosis (MESA)", *Environ Health Perspect*, mayo de 2015, 123(5): 475-483.

14. "All 48 fruits and vegetables with pesticide residue data", Environmental Working Group, 11 de enero de 2017. https://www.ewg.org/foodnews/list.php.

15. P. F. Cavagnaro *et al.*, "Effect of cooking on garlic (Allium *sativum L.*) antiplatelet activity and thiosulfinates content", *J Agric Food Chem*, 21 de febrero de 2007, 55(4): 1280-1288.

16. M. Vermeulen *et al.*, "Bioavailability and kinetics of sulforaphane in humans after consumption of cooked versus raw broccoli", *J Agric Food Chem*, 26 de noviembre de 2008, 56(22): 10505-10509.

17. R. C. Rabin, "Are frozen fruits and vegetables as nutritious as fresh?", *New York Times*, 18 de noviembre de 2016.

18. O. Oyebode *et al.*, "Fruit and vegetable consumption and all-cause, cancer and CVD mortality: analysis of health survey for England data", *J Epidemiol Community Health*, septiembre de 2014, 68(9): 856-862.

19. N. F. Childers y M. S. Margoles, "An apparent relation of nightshades (Solanaceae) to arthritis", *J Neurol Orthop Med Surg*. 1993, 12: 227-231. Childers NF. *Arthritis: Childers' Diet That Stops It! Nightshades, Aging, and Ill Health*, 4ª ed., Florida, Horticultural Publications, 1993: 19-21.

20. D. Krishnaiah *et al.*, "Mineral content of some seaweeds from Sabah's South China Sea", *Asian J Scientific Res*, 2008, 1: 166-170.

21. P. E. McGovern *et al.*, "Fermented beverages of pre- and proto-historic China", *Proc Natl Acad Sci USA*, 21 de dociembre de 2004, 101(51): 17593-17598.

22. D. R. Pathak, J. P. He y J. Charzewska, "Joint association of high cabbage/sauerkraut intake at 12-13 years of age and adulthood with reduced breast cancer risk in Polish migrant women: results from the US component of the Polish Women's Health Study (pwhs)", AACR Fourth Annual Conference on Frontiers in Cancer Prevention Research, Baltimore, 2005.

23. C. Martinez-Villaluenga *et al.*, "Influence of fermentation conditions on glucosinolates, ascorbigen, and ascorbic acid content in white cabbage cultivated in different seasons", *J Food Sci*, enero-febrero de 2009, 74(1): C62-C67.
24. F. Breidt *et al.*, "Fermented vegetables", en *Food Microbiology: Fundamentals and Frontiers*, 4ª ed., Washington, D. C., asm Press, 2013.
25. K. Foster-Powell, S. H. A. Holt y J. C Brand-Miller, "International table of glycemic index and glycemic load values: 2002", *Am J Clin Nutr*, 2002, 76: 5-56. http://ajcn.nutrition.org/content/76/1/5.full.pdf+html.
26. M. L. Heiman y F. L. Greenway, "A healthy gastrointestinal microbiome is dependent on dietary diversity", *Mol Metab*, 5 de marzo de 2016, 5(5): 317-320.

Fruta

1. "Obesity and overweight", Centers for Disease Control and Prevention, 20 de enero de 2017. https://www.cdc.gov/nchs/fastats/obesity-overweight.htm.
2. "Diabetes latest", Centers for Disease Control and Prevention, 20 de enero de 2017. https://www.cdc.gov/Features/DiabetesFactSheet/.
3. J. W. Lampe, "Health effects of vegetables and fruit: assessing mechanisms of action in human experimental studies", *Am J Clin Nutr*, septiembre de 1999, 70(3): 475-490.
4. S. A. Coe *et al.*, "The polyphenol-rich baobab fruit (Adansonia *digitata L.*) reduces starch digestion and glycemic response in humans", *Nutr Res*, noviembre de 2013, 33(11): 888-896.
5. X. Wang *et al.*, "Fruit and vegetable consumption and mortality from all causes, cardiovascular disease, and cancer: systematic review and dose-response meta-analysis of prospective cohort studies", *BMJ*, 29 de julio de 2014, 349: g4490. I. Muraki *et al.*, "Fruit consumption and risk of type 2 diabetes: results from three prospective longitudinal cohort studies", *BMJ*, 2013, 347: f5001. K. J. Joshipura *et al.*, "The effect of fruit and vegetable intake on risk for coronary heart disease", *Ann Intern Med*, 19 de junio de 2001, 134(12): 1106-1114.
6. *State of the Plate: 2015 Study on America's Consumption of Fruit & Vegetables*, Produce for Better Health Foundation, febrero de 2015. http://pbhfoundation.org/pdfs/about/res/pbh_res/State_of_the_Plate_2015_WEB_Bookmarked.pdf.
7. F. Imamura *et al.*, "Consumption of sugar sweetened beverages, artificially sweetened beverages, and fruit juice and incidence of type 2 diabetes: systematic review, meta-analysis, and estimation of population attributable fraction", *BMJ*, 21 de julio de 2015, 351: h3576. Reseña.
8. J. C. Cohen y R. Schall, "Reassessing the effects of simple carbohydrates on the serum triglyceride responses to fat meals", *Am J Clin Nutr*, 1988, 48: 1031-1034.
9. M. Maersk *et al.*, "Sucrose-sweetened beverages increase fat storage in the liver, muscle, and visceral fat depot: a 6-mo randomized intervention study", *Am J Clin Nutr*, 2012, 95: 283-289.
10. K. L. Stanhope y P. J. Havel, "Fructose consumption: considerations for future research on its effects on adipose distribution, lipid metabolism, and insulin sensitivity in humans", *J Nutr*, 2009, 139: 1236S-1241S.

11. L. Te Morenga, S. Mallard y J. Mann, "Dietary sugars and body weight: systematic review and meta-analyses of randomized controlled trials and cohort studies", *BMJ*, 15 de enero de 2012, 346: e7492.

12. D. S. Ludwig, "Examining the health effects of fructose", *JAMA*, 2013, 310(1): 33-34.

13. B. J. Meyer *et al.*, "Some biochemical effects of a mainly fruit diet in man", *S Afr Med J.*, 1971, 45(10): 253-261.

14. F. J. He *et al.*, "Increased consumption of fruit and vegetables is related to a reduced risk of coronary heart disease: meta-analysis of cohort studies", *J Hum Hypertens*, septiembre de 2007, 21(9): 717-728.

15. A. C. Nooyens *et al.*, "Fruit and vegetable intake and cognitive decline in middle-aged men and women: the Doetinchem Cohort Study", *Br J Nutr*, septiembre de 2011, 106(5): 752-761.

16. F. J. He, C. A. Nowson y G. A. MacGregor, "Fruit and vegetable consumption and stroke: meta-analysis of cohort studies", *Lancet*, 28 de enero de 2006, 367(9507): 320-326.

17. D. Aune *et al.*, "Fruits, vegetables and breast cancer risk: a systematic review and meta-analysis of prospective studies", *Breast Cancer Res Treat*, julio de 2012, 134(2): 479-493.

18. D. J. A. Jenkins *et al.*, "The relation of low glycemic index fruit consumption to glycemic control and risk factors for coronary heart disease in type 2 diabetes", *Diabetologia*, febrero de 2011, 54(2): 271-279.

19. K. Foster-Powell, S. H. A. Holt y J. C. Brand-Miller, "International table of glycemic index and glycemic load values: 2002", *Am J Clin Nutr*, 2002, 76: 5-56.

20. The Antioxidant Food Table. http://www.orac-info-portal.de/download/ORAC _R2.pdf.

21. "2017 shopper's guide to pesticides in produce", Environmental Working Group. https://www.ewg.org/foodnews/summary.php.

22. *2014 Pesticide Data Program Annual Summary*, US Department of Agriculture, 11 de enero de 2016.

23. B. Walker y S. Lunder, "Pesticides + poison gases = cheap, year-round strawberries", Environmental Working Group. https://www.ewg.org/foodnews/strawberries.php.

24. C. Gilliam, "Alarming levels of glyphosate found in popular American foods", *Eco-Watch*, 14 de noviembre de 2016.

25. A. Bouzari, D. Holstege y D. M. Barrett, "Vitamin retention in eight fruits and vegetables: a comparison of refrigerated and frozen storage", *J Agric Food Chem*, 28 de enero de 2015, 63(3): 957-962.

26. A. Rodriguez-Mateos *et al.*, "Impact of cooking, proving, and baking on the (poly)phenol content of wild blueberry", *J Agric Food Chem*, 7 de mayo de 2014, 62(18): 3979-3986.

27. A. Rodriguez-Mateos *et al.*, "Intake and time dependence of blueberry flavonoid-induced improvements in vascular function: a randomized, controlled, double-blind, crossover intervention study with mechanistic insights into biological activity", *Am J Clin Nutr*, noviembre de 2013, 98(5): 1179-1191.

28. C. de Graaf, "Why liquid energy results in overconsumption", *Proc Nutr Soc*, mayo de 2011, 70(2): 162-170.

29. "Agricultural trade", US Department of Agriculture Economic Research Service, Recuperado el 6 de febrero de 2017. Actualizado el 5 de mayo de 2017. https://www.ers.usda.gov/data-products/ag-and-food-statistics-charting-the-essentials/agricultural-trade/.

30. C. L. Weber y H. S. Matthews, "Food-miles and the relative climate impacts of food choices in the United States", *Environ Sci Technol*, 15 de mayo de 2008, 42(10): 3508-3513.

31. H. Siddique, "Rising avocado prices fueling illegal deforestation in Mexico", *Guardian*, 10 de agosto de 2016.

32. M. Guasch-Ferre *et al.*, "Dietary fat intake and risk of cardiovascular disease and all-cause mortality in a population at high risk of cardiovascular disease", *Am J Clin Nutr*, diciembre de 2015, 102(6): 1563-1573.

33. A. G. Dulloo *et al.*, "Twenty-four-hour energy expenditure and urinary catecholamines of humans consuming low-to-moderate amounts of medium-chain triglycerides: a dose-response study in a human respiratory chamber", *Eur J Clin Nutr*, marzo de 1996, 50(3): 152-158.

34. M. Guasch-Ferre *et al.*, "Olive oil intake and risk of cardiovascular disease and mortality in the Predimed Study", *BMC Med*, 2014, 12: 78.

Grasas y aceites

1. M. Hyman, *Eat Fat, Get Thin*, capítulo 6, Boston, Little, Brown, 2016.

2. K. Deirdre *et al.*, "Effect of low-fat diet interventions versus other diet interventions on long term weight change in adults: a systematic review and meta-analysis", *Lancet Diabetes & Endocrinology*, 3(12): 968-979.

3. C. B. Ebbeling *et al.*, "Effects of dietary composition on energy expenditure during weight-loss maintenance", *JAMA*, 27 de junio de 2012, 307(24): 2627-2634.

4. M. Mason, "A dangerous fat and its risky alternatives", *New York Times*, 10 de octubre de 2006.

5. C. B. Ebbeling *et al.*, "Effects of dietary composition on energy expenditure during weight-loss maintenance", *JAMA*, 27 de junio de 2012, 307(24): 2627-2634.

6. L. A. Bazzano *et al.*, "Effects of low-carbohydrate and low-fat diets: a randomized trial", *Ann Intern Med*, 2 de septiembre de 2014, 161(5): 309-318.

7. D. E. Thomas, E. J. Elliot y L. Baur, "Low glycemic index or low glycemic load diets for overweight and obesity", *Cochrane Database Syst Rev*, 18 de julio de 2007, 18: 3.

8. D. K. Tobias *et al.*, "Effect of low-fat diet interventions versus other diet interventions on long-term weight change in adults: a systematic review and meta-analysis", *Lancet Diabetes Endocrinol*, diciembre de 2015, 3(12): 968-979.

9. D. S. Ludwig, "The forty-year low-fat folly", *Medium*, 3 de diciembre de 2015.

10. K. M. Flegal *et al.*, "Prevalence of obesity and trends in the distribution of body mass index among US adults, 1999-2010", *JAMA*, 1º de febrero de 2012, 307(5): 491-497.

11. C. D. Fryar, M. D. Carroll y C. L. Ogden, "Prevalence of overweight and obesity among children and adolescents: United States, 1963-1965 through 2011-2012", Atlanta, GA, National Center for Health Statistics, 2014.

12. D. Mozaffarian y D. S. Ludwig, "Lifting the ban on total dietary fat", *JAMA*, 2015, 313(24): 2421-2422.

13. L. G. Gillingham, S. Harris-Janz y P. J. Jones, "Dietary monounsaturated fatty acids are protective against metabolic syndrome and cardiovascular disease risk factors", *Lipids*, marzo de 2011, 46(3): 209-228. L. J. Appel *et al.*, "Effects of protein, mono-unsaturated fat, and carbohydrate intake on blood pressure and serum lipids: results of the OmniHeart randomized trial", *JAMA*, 16 de noviembre de 2005, 294(19): 2455-2464.

14. A. Parlesak *et al.*, "Intercorrelations of lipoprotein subfractions and their covariation with lifestyle factors in healthy men", *J Clin Biochem Nutr*, mayo de 2014, 54(3): 174-180.

15. F. J. Sanchez-Muniz, "Oils and fats: changes due to culinary and industrial processes", *Int J Vitam Nutr Res*, julio de 2006, 76(4): 230-237.

16. S. Lorente-Cebrian *et al.*, "Role of omega-3 fatty acids in obesity, metabolic syndrome, and cardiovascular diseases: a review of the evidence", *J Physiol Biochem*, septiembre de 2013, 69(3): 633-651. L. Carrie *et al.*, "PUFA for prevention and treatment of dementia?", *Curr Pharm Des*, 2009, 15(36): 4173-4185.

17. M. Loef y H. Walach, "The omega-6/omega-3 ratio and dementia or cognitive decline: a systematic review on human studies and biological evidence", *J Nutr Gerontol Geriatr*, 2013, 32(1): 1-23. J. R. Hibbeln, "Depression, suicide and deficiencies of omega-3 essential fatty acids in modern diets", *World Rev Nutr Diet*, 2009, 99: 17-30.

18. A. P. Simopoulos, "The importance of the ratio of omega-6/omega-3 essential fatty acids", *Biomed Pharmacother*, octubre de 2002, 56(8): 365-379.

19. M. De Lorgeril *et al.*, "Mediterranean dietary pattern in a randomized trial: prolonged survival and possible reduced cancer rate", *Arch Intern Med*, junio de 1998, 158(11): 1181-1187.

20. H. A. B. Hiza y L. Bente, *Nutrient Content of the U.S. Food Supply, 1909-2004: A Summary Report*, usda Center for Nutrition Policy and Promotion, febrero de 2007.

21. P. M. Kris-Etherton *et al.*, "Polyunsaturated fatty acids in the food chain in the United States", *Am J Clin Nutr*, enero de 2000, 71(supl. 1): 179S-188S. Reseña.

22. C. E. Ramsden *et al.*, "Use of dietary linoleic acid for secondary prevention of coronary heart disease and death: evaluation of recovered data from the Sydney Diet Heart Study and updated meta-analysis", *BMJ*, 4 de febrero de 2013, 346: e8707.

23. Una lista completa de grasas saturadas dietéticas puede encontrarse en https://en.wikipedia.org/wiki/ List_of_saturated_fatty_acids.

24. P. W. Siri-Tarino *et al.*, "Saturated fat, carbohydrate, and cardiovascular disease", *Am J Clin Nutr*, 2010, 91(3): 502-509.

25. B. M. Volk *et al.*, "Effects of step-wise increases in dietary carbohydrate on circulating saturated fatty acids and palmitoleic acid in adults with metabolic syndrome", *PLoS One*, 21 de noviembre de 2014, 9(11): e113605.

26. R. Chowdhury *et al.*, "Association of dietary, circulating, and supplement fatty acids with coronary risk: a systematic review and meta-analysis", *Ann Intern Med*, 18 de marzo de 2014, 160(6): 398-406.

27. A. Aarsland y R. R. Wolfe, "Hepatic secretion of VLDL fatty acids during stimulated lipogenesis in men", *J Lipid Res*, 1998, 39(6): 1280-1286.

28. F. M. Sacks *et al.*, American Heart Association, "Dietary Fats and Cardiovascular Disease: A Presidential Advisory from the American Heart Association", *Circulation*, 18 de julio de 2017, 136(3): e1-e23.

29. C. E. Ramsden *et al.*, "Re-evaluation of the traditional diet-heart hypothesis: analysis of recovered data from Minnesota Coronary Experiment (1968-1973)", *BMJ*, 12 de abril de 2016, 353: i1246.

30. M. Dehghan *et al.*, "Associations of fats and carbohydrate intake with cardiovascular disease and mortality in 18 countries from five continents (PURE): a prospective cohort study", *Lancet*, 29 de agosto de 2017.

31. C. Masterjohn, "Saturated fat does a body good", Weston A. Price Foundation, 6 de mayo de 2016.

32. "Cooking with healthier fats and oils", National Institutes of Health. Recuperado el 9 de marzo de 2017. https://www.nhlbi.nih.gov/health/educational/we can/downloads/tip-fats-and-oils.pdf.

33. C. E. Ramsden *et al.*, "Use of dietary linoleic acid for secondary prevention of coronary heart disease and death: evaluation of recovered data from the Sydney Diet Heart Study and updated meta-analysis", *BMJ*, 4 de febrero de 2013, 346: e8707.

34. J. Good, "Smoke point of oils for healthy cooking". Baseline of Health Foundation, 17 de abril de 2012. https://jonbarron.org/diet-and-nutrition/healthiest-cooking-oil-chart-smoke-points.

35. R. J. De Souza *et al.*, "Intake of saturated and trans unsaturated fatty acids and risk of all-cause mortality, cardiovascular disease, and type 2 diabetes: systematic review and meta-analysis of observational studies", *BMJ*, 11 de agosto de 2015, 351: h3978.

36. C. Potera, "Food companies have three years to eliminate trans fats", *Am J Nurs*, 2015, 115(9): 14.

37. A. Vallverdú-Queralt *et al.*, "Home cooking and phenolics: effect of thermal treatment and addition of extra virgin olive oil on the phenolic profile of tomato sauces", *J Agric Food Chem*, 27 de marzo de 2014.

38. F. Perez-Jimenez *et al.*, "The influence of olive oil on human health: not a question of fat alone", *Mol Nutr Food Res*, octubre de 2007, 51(10): 1199-1208.

39. N. Achitoff-Gray, "Cooking fats 101: what's a smoke point and why does it matter?", *Serious Eats*, 16 de mayo de 2014.

40. T. Mueller, "Slippery business: the trade in adulterated olive oil", *The New Yorker*, 13 de agosto de 2007.

41. M. Smith, "Italy arrests 33 accused of olive oil fraud", *Olive Oil Times*, 16 de febrero de 2017.

42. E. N. Frankel *et al.*, "Tests Indicate that Imported 'Extra Virgin' Olive Oil Often Fails International and usda Standards", UC Davis Olive Center, julio de 2010.

43. I. A. Prior *et al.*, "Cholesterol, coconuts, and diet on Polynesian atolls: a natural experiment: the Pukapuka and Tokelau island studies", *Am J Clin Nutr*, agosto de 1981, 34(8): 1552-1561.

44. M. P. St-Onge y P. J. Jones, "Greater rise in fat oxidation with medium-chain triglyceride consumption relative to long-chain triglyceride is associated with lower initial body weight and greater loss of subcutaneous adipose tissue", *Int J Obes Relat Metab Disord*, diciembre de 2003, 27(12): 1565-1571. M. L. Assunção *et al.*, "Effects of dietary coconut oil on the biochemical and anthropometric profiles of women presenting abdominal obesity", *Lipids*, julio de 2009, 44(7): 593-601.

45. S. Brandhorst *et al.*, "A periodic diet that mimics fasting promotes multi-system regeneration, enhanced cognitive performance, and healthspan", *Cell Metab*, 7 de julio de 2015, 22(1): 86-99.

46. M. N. Roberts *et al.*, "A ketogenic diet extends longevity and healthspan in adult mice", *Cell Metab*, 5 de septiembre de 2017, 26(3): 539-546: e5.

47. Y. M. Liu y H. S. Wang, "Medium-chain triglyceride ketogenic diet, an effective treatment for drug-resistant epilepsy and a comparison with other ketogenic diets", *Biomed J*, enero-febrero de 2013, 36(1): 9-15.

48. L. Sevier, "Drizzle with care", *The Ecologist*, 7 de agosto de 2008.

Legumbres

1. V. Miller *et al.*, "Fruit, vegetable, and legume intake, and cardiovascular disease and deaths in 18 countries (PURE): a prospective cohort study", *Lancet*, 29 de agosto de 2017.

2. V. Frauenknecht *et al.*, "Plasma levels of manna-binding lectin (MBL)-associated serine proteases (MASPs) and MBL-associated protein in cardio- and cerebrovascular diseases", *Clin Exp Immunolo*, julio de 2013, 173(1): 112-120.

3. F. Greer y A. Pusztai, "Toxicity of kidney bean (Phaseolus vulgaris) in rats: changes in intestinal permeability", *Digestion*, 1985, 32(1): 42-46.

4. D. L. J. Freed, "Do dietary lectins cause disease?", *BMJ*, 17 de abril de 1999, 318(7190): 1023-1024.

5. S. Fujita y E. Volpi, "Amino acids and muscle loss with aging", *J Nutr*, enero de 2006, 136 (supl. 1): 277S-280S.

6. J. D. Krebs *et al.*, "A randomized trial of the feasibility of a low carbohydrate diet vs standard carbohydrate counting in adults with type 1 diabetes taking body weight into account", *Asia Pac J Clin Nutr*, 2016, 25(1): 78-84.

7. N. R. Rodriguez, "Introduction to Protein Summit 2.0: continued exploration of the impact of high-quality protein on optimal health", *Am J Clin Nutr*, 29 de abril de 2015.

8. S. E. Gebhardt y R. G. Thomas, *Nutritive Values of Foods*, Beltsville, MD, US Department of Agriculture, Agricultural Research Service, Nutrient Data Laboratory, 2002. https://www.ars.usda.gov/is/np/NutritiveValueofFoods/Nutritive ValueofFoods.pdf.

9. D. F. Birt *et al.*, "Resistant starch: promise for improving human health", *Adv Nutr*, 6 de noviembre de 2013, 4(6): 587-601.

10. J. H. Cummings, G. T. Macfarlane y H. N. Englyst, "Prebiotic digestion and fermentation", *Am J Clin Nutr*, febrero de 2001, 73 (supl.): 415S-420S.

11. D. J. Jenkins *et al.*, "Effect of legumes as part of a low glycemic index diet on glycemic control and cardiovascular risk factors in type 2 diabetes mellitus: a randomized controlled trial", *Arch Intern Med*, 2012: 1-8.

12. B. S. Yadav, A. Sharma y R. B. Yadav, "Studies on effect of multiple heating/cooling cycles on the resistant starch formation in cereals, legumes and tubers", *Int J Food Sci Nutr*, 2009, 60 (supl. 4): 258-272.

13. D. M. Winham y A. M. Hutchins, "Perceptions of flatulence from bean consumption among adults in 3 feeding studies", *Nutr J*, 2011, 10: 128.

14. A. C. Ford *et al.*, "American College of Gastroenterology monograph on the management of irritable bowel syndrome and chronic idiopathic constipation", *Am J Gastroenterol*, agosto de 2014, 109 (supl. 1): S2-S26.

15. J. Dent *et al.*, "Epidemiology of gastro-oesophageal reflux disease: a systematic review", *Gut*, mayo de 2005, 54(5): 710-717.

16. A. R. Elyassi, "Perioperative management of the glucose-6-phosphate dehydrogenase deficient patient: a review of literature", *Anesth Prog*, otoño de 2009, 56(3): 86-91.

17. D. P. Provvisiero *et al.*, "Influence of bisphenol A on type 2 diabetes mellitus", *Int J Environ Res Public Health*, 6 de octubre de 2016, 13(10), pii: E989. Reseña.

18. S. Bae y Y. C. Hong, "Exposure to bisphenol A from drinking canned beverages increases blood pressure: randomized crossover trial", *Hypertension*, febrero de 2015, 65(2): 313-319.

19. C. Z. Yang *et al.*, "Most plastic products release estrogenic chemicals: a potential health problem that can be solved", *Environ Health Perspect*, julio de 2011, 119(7): 989-996. C. Liao y K. Kannan, "Concentrations and profiles of bisphenol A and other bisphenol analogues in foodstuffs from the United States and their implications for human exposure", *J Agric Food Chem*, 15 de mayo de 2013, 61(19): 4655-4662.

20. "Adoption of genetically engineered crops in the U.S.", US Department of Agriculture, 19 de octubre de 2016. https://www.ers.usda.gov/data-products/adoption-of-genetically-engineered-crops-in-the-us/.

21. E. Patterson *et al.*, "Health implications of high dietary omega-6 polyunsaturated fatty acids", *J Nutr Metab*, 2012, 2012: 539426. F. Maingrette y G. Renie, "Linoleic acid increases lectin-like oxidized LDL receptor-1 (LOX-1) expression in human aortic endothelial cells", *Diabetes*, mayo de 2005, 54(5): 1506-1513. H. Barsch, J. Nair y R. W. Owen, "Dietary polyunsaturated fatty acids and cancers of the breast and colorectum: emerging evidence for their role as risk modifiers", *Carcinogenesis*, diciembre de 1999, 20(12): 2209-2218. J. R.

Hibbeln y R. V. Gow, "The potential for military diets to reduce depression, suicide, and impulsive aggression: a review of current evidence for omega-3 and omega-6 fatty acids", *Mil Med*, noviembre de 2014, 179 (supl. 11): 117-128.
22. A. G. Henrgy, A. S. Brooks y D. R. Piperno, "Microfossils in calculus demonstrate consumption of plants and cooked foods in Neanderthal diets (Shanidar III, Iraq; Spy I and II, Belgium)", *Proc Natl Acad Sci USA*, 11 de enero de 2011, 108(2): 486-491.

Cereales

1. A. Fasano *et al.*, "Nonceliac gluten sensitivity", *Gastroenterology*, mayo de 2015, 148(6): 1195-1204.
2. *Report of the Dietary Guidelines Advisory Committee on the Dietary Guidelines for Americans, 2010*, Dietary Guidelines Advisory Committee Washington, D. C., US Department of Agriculture Research Service, 2011.
3. L. Schwingshackl y G. Hoffmann, "Long-term effects of low glycemic index/load vs. high glycemic index/load diets on parameters of obesity and obesity-associated risks: a systematic review and meta-analysis", *Nutr Metab Cardiovasc Dis*, agosto de 2013, 23(8): 699-706. Epub 17 de junio de 2013. Reseña.
4. A. Mirrahimi *et al.*, "Associations of glycemic index and load with coronary heart disease events: a systematic review and meta-analysis of prospective cohorts", *J Am Heart Assoc*, octubre de 2012, 1(5).
5. S. Seetharaman *et al.*, "Blood glucose, diet-based glycemic load and cognitive aging among dementia-free older adults", *J Gerontol A Biol Sci Med Sci*, abril de 2015, 70(4): 471-479.
6. J. Y. Dong y L. Q. Qin, "Dietary glycemic index, glycemic load, and risk of breast cancer: meta-analysis of prospective cohort studies", *Breast Cancer Res Treat*, abril de 2011, 126(2): 287-294. Epub 11 de enero de 2011. Reseña.
7. D. Braconnier, "Farming to blame for our shrinking size and brains", Phys.org., 15 de junio de 2011. https:// phys.org/news/2011-06-farming-blame-size-brains.html.
8. C. M. Ripsin *et al.*, "Oat products and lipid lowering. A meta-analysis", *JAMA*, 24 de junio de 1992, 267(24): 3317-3325.
9. J. M. Keenan *et al.*, "Oat ingestion reduces systolic and diastolic blood pressure in patients with mild or borderline hypertension: a pilot trial", *J Fam Pract*, abril de 2002, 51(4): 369.
10. M. A. Pereira *et al.*, "Dietary fiber and risk of coronary heart disease: a pooled analysis of cohort studies", *Arch Intern Med*, 23 de febrero de 2004, 164(4): 370-376.
11. R. J. Klement y U. Kammerer, "Is there a role for carbohydrate restriction in the treatment and prevention of cancer?", *Nutr Metab (Lond)*, 2011, 8: 75.
12. M. Peet, "International variations in the outcome of schizophrenia and the prevalence of depression in relation to national dietary practices: an ecological analysis", *Br J Psychiatry*, mayo de 2004, 184: 404-408.

13. J. S. de Munter *et al.*, "Whole grain, bran, and germ intake and risk of type 2 diabetes: a prospective cohort study and systematic review", *PLoS Med*, agosto de 2007, 4(8): e261.

14. K. Quealy y M. Sanger-Katz, "Is sushi 'healthy'? What about granola? Where Americans and nutritionists disagree", *New York Times*, 5 de julio de 2016.

15. F. S. Atkinson, K. Foster-Powell y J. C. Brand-Miller, "International tables of glycemic index and glycemic load values: 2008", *Diabetes Care*, 31: 2281-2283.

16. R. J. Farrell y C. P. Kelly, "Celiac sprue", *N Engl J Med*, 17 de enero de 2002, 346(3): 180-188. Reseña.

17. M. Uhde *et al.*, "Intestinal cell damage and systemic immune activation in individuals reporting sensitivity to wheat in the absence of coeliac disease", *Gut*, 2016, 65: 1930-1937.

18. C. Sturgeon y A. Fasano, "Zonulin, a regulator of epithelial and endothelial barrier functions, and its involvement in chronic inflammatory diseases", *Tissue Barriers*, 21 de octubre de 2016, 4(4): e1251384.

19. A. Rubio-Tapia *et al.*, "Increased prevalence and mortality in undiagnosed celiac disease", *Gastroenterology*, julio de 2009, 137(1): 88-93.

20. S. E. Byrnes, J. C. Miller y G. S. Denyer, "Amylopectin starch promotes the development of insulin resistance in rats", *J Nutr*, junio de 1995, 125(6): 1430-1437.

21. A. Samsel y S. Seneff, "Glyphosate, pathways to modern diseases II: celiac sprue and gluten intolerance", *Interdisciplinary Toxicology*, 2013, 6(4): 159-184. A. Samsel y S. Seneff, "Glyphosate's suppression of cytochrome P450 enzymes and amino acid biosynthesis by the gut microbiome: pathways to modern diseases", *Entropy*, 2013, 15: 1416-1463.

22. "Sugar in children's cereals: healthy breakfast tips", Environmental Working Group, 12 de diciembre de 2011.

23. F. Thies *et al.*, "Oats and CVD risk markers: a systematic literature review", *Br J Nutr*, octubre de 2014, 112 (supl. 2): S19-S30.

24. U. Ravnskov *et al.*, "Lack of an association or an inverse association between low-density-lipoprotein cholesterol and mortality in the elderly: a systematic review", *BMJ Open*, 12 de junio de 2016, 6(6): e010401.

25. C. B. Ebbeling *et al.*, "Effects of dietary composition on energy expenditure during weight-loss maintenance", *JAMA*, 27 de junio de 2012, 307(24): 2627-2634.

26. el-SM Abdel-Aal *et al.*, "Dietary sources of lutein and zeaxanthin carotenoids and their role in eye health", *Nutrients*, 9 de abril de 2013, 5(4): 1169-1185.

27. "Adoption of genetically engineered crops in the U.S.: recent trends in GE adoption", US Department of Agriculture, 3 de noviembre de 2016.

28. T. B. Hayes *et al.*, "Atrazine induces complete feminization and chemical castration in male African clawed frogs (Xenopus laevis)", *Proc Natl Acad Sci USA*, 9 de marzo de 2010, 107(10): 4612-4617. J. B. Sass, "Colangelo A. European Union bans atrazine, while the United States negotiates continued use", *Int J Occup Environ Health*, julio-septiembre de 2006, 12(3): 260-267.

29. A. J. Agopian *et al.*, "Case-control study of maternal residential atrazine exposure and male genital malformations", *Am J Med Genet A*, mayo de 2013, 161A(5): 977-982.
30. Q. Sun *et al.*, "White rice, brown rice, and risk of type 2 diabetes in US men and women", *Arch Intern Med*, 14 de junio de 2010, 170(11): 961-969.
31. G. F. Deng *et al.*, "Phenolic compounds and bioactivities of pigmented rice", *Crit Rev Food Sci Nutr*, 2013, 53(3): 296-306.
32. "Arsenic in your food", Consumer Reports, noviembre de 2012. http://www.consumerreports.org/cro/magazine/2012/11/arsenic-in-your-food/index.htm. "How much arsenic is in your rice?", Consumer Reports, enero de 2015. http://www.consumerreports.org/cro/magazine/2015/01/how-much-arsenic-is-in-your-rice/index.htm.
33. Guidance for industry and FDA staff. Whole grain label statements, US Food and Drug Administration, US Department of Health and Human Services, febrero de 2006.
34. Pesticide data program, US Department of Agriculture. Recuperado el 8 de marzo de 2017. https://www.ams.usda.gov/ datasets/pdp.
35. B. A. Woodcock *et al.*, "Impacts of neonicotinoid use on long-term population changes in wild bees in England", *Nat Commun*, 16 de agosto de 2016, 7: 12459.

Nueces y semillas

1. X. Su *et al.*, "Intake of fiber and nuts during adolescence and incidence of proliferative benign breast disease", *Cancer Causes Control*, julio de 2010, 21(7): 1033-1046.
2. K. Savoie, "Food pyramid perils", *Health Perspectives*, febrero de 2003.
3. J. Sabate, "Nut consumption and body weight", *Am J Clin Nutr*, septiembre de 2003, 78 (supl. 3): 647S-650S.
4. N. Babio *et al.*, "Predimed Study Investigators. Mediterranean diets and metabolic syndrome status in the Predimed randomized trial", *CMAJ*, 18 de noviembre de 2014, 186(17): E649-E657.
5. C. E. Storniolo *et al.*, "A Mediterranean diet supplemented with extra virgin olive oil or nuts improves endothelial markers involved in blood pressure control in hypertensive women", *Eur J Nutr*, febrero de 2017, 56(1): 89-97.
6. R. Estruch y C. Sierra, "Commentary: frequent nut consumption protects against cardiovascular and cancer mortality, but the effects may be even greater if nuts are included in a healthy diet", *Int J Epidemiol*, junio de 2015, 44(3): 1049-1050.
7. G. Asghari *et al.*, "Nut consumption is associated with lower incidence of type 2 diabetes: the Tehran Lipid and Glucose Study", *Diabetes Metab*, febrero de 2017, 43(1): 18-24.
8. B. Gopinath *et al.*, "Consumption of nuts and risk of total and cause-specific mortality over 15 years", *Nutr Metab Cardiovasc Dis*, diciembre de 2015, 25(12): 1125-1131.

9. R. Estruch *et al.*, "Primary prevention of cardiovascular disease with a Mediterranean diet", *NEJM*, 4 de abril de 2013, 368(14): 1279-1290.

10. N. Ibarrola-Jurado *et al.*, "Cross-sectional assessment of nut consumption and obesity, metabolic syndrome and cardiometabolic risk factors: the Predimed study. *PLoS One*", 2013, 8(2): e57367.

11. C. E. Storniolo *et al.*, "A Mediterranean diet supplemented with extra virgin olive oil or nuts improves endothelial markers involved in blood pressure control in hypertensive women", *Eur J Nutr*, febrero de 2017, 56(1): 89-97.

12. R. Casas *et al.*, "The effects of the Mediterranean diet on biomarkers of vascular wall inflammation and plaque vulnerability in subjects with high risk for cardiovascular disease. A randomized trial", *PLoS One*, 12 de junio de 2014, 9(6): 2100084.

13. D. J. Jenkins *et al.*, "Effect of a 6-month vegan low-carbohydrate ('Eco-Atkins') diet on cardiovascular risk factors and body weight in hyperlipidaemic adults: a randomized controlled trial", *BMJ Open*, 5 de febrero de 2014, 4(2): e003505.

14. D. Aune *et al.*, "Nut consumption and risk of cardiovascular disease, total cancer, all-cause and cause-specific mortality: a systematic review and dose-response meta-analysis of prospective studies", *BMC Medicine*, 14 de diciembre de 2016, 14: 207.

15. E. Ros, "Health benefits of nut consumption", *Nutrients*, julio de 2010, 2(7): 652-682.

16. M. Bes-Rastrollo *et al.*, "Nut consumption and weight gain in a Mediterranean cohort: the SUN study", *Obesity (Silver Spring)*, enero de 2007, 15(1): 107-116.

17. J. D. Smith *et al.*, "Changes in intake of protein foods, carbohydrate amount and quality, and long-term weight change: results from 3 prospective cohorts", *Am J Clin Nutr*, junio de 2015, 101(6): 1216-1224.

18. "Oxygen radical absorbance capacity (orac) of selected foods, release 2", US Department of Agriculture, Agricultural Research Service, 2010, Nutrient Data Laboratory Home Page. Actualizado el 13 de agosto de 2016. https://www.ars.usda.gov/northeast-area/beltsville-md/beltsville-human-nutrition-research-center/nutrient-data-laboratory/docs/oxygen-radical-absorbance-capacity-orac-of-selected-foods-release-2-2010/.

19. B. Cortés *et al.*, "Acute effects of high-fat meals enriched with walnuts or olive oil on postprandial endothelial function", *J Am Coll Cardiol*, 17 de octubre de 2006, 48(8): 1666-1671.

20. J. Yang, R. H. Liu y L. Halim, "Antioxidant and antiproliferative activities of common edible nut seeds", *LWT-Food Science and Technology*, 2009, 42(1): 1-8.

21. S. Rajaram *et al.*, "A monounsaturated fatty acid-rich pecan-enriched diet favorably alters the serum lipid profile of healthy men and women", *J Nutr*, septiembre de 2001, 131(9): 2275-2279.

22. P. Knekt *et al.*, "Serum selenium, serum alpha-tocopherol, and the risk of rheumatoid arthritis", *Epidemiology*, julio de 2000, 11(4): 402-405.

23. C. Cominetti *et al.*, "Brazilian nut consumption improves selenium status and glutathione peroxidase activity and reduces atherogenic risk in obese women", *Nutr Res*, junio de 2012, 32(6): 403-407.

24. A. Orem *et al.*, "Hazelnut-enriched diet improves cardiovascular risk biomarkers beyond a lipid-lowering effect in hypercholesterolemic subjects", *J Clin Lipidol*, marzo-abril de 2013, 7(2): 123-131.
25. M. Aldemir *et al.*, "Pistachio diet improves erectile function parameters and serum lipid profiles in patients with erectile dysfunction", *Int J Impot Res*, enero-febrero de 2011, 23(1): 32-38.
26. A. E. Griel *et al.*, "A macadamia nut–rich diet reduces total and LDL-cholesterol in mildly hypercholesterolemic men and women", *J Nutr*, abril de 2008, 138(4): 761-767.
27. L. Calani *et al.*, "Colonic metabolism of polyphenols from coffee, green tea, and hazelnut skins", *J Clin Gastroenterol*, octubre de 2012, (supl. 46): S95-S99.
28. W. Demark-Wahnefried *et al.*, "Flaxseed supplementation (not dietary fat restriction) reduces prostate cancer proliferation rates in men pre-surgery", *Cancer Epidemiol Biomarkers Prev*, diciembre de 2008, 17(12): 3577-3587. G. Flower *et al.*, "Flax and breast cancer: a systematic review", *Integr Cancer Ther*, mayo de 2014, 13(3): 181-192.
29. K. K. Singh *et al.*, "Flaxseed: a potential source of food, feed and fiber", *Crit Rev Food Sci Nutr*, marzo de 2011, 51(3): 210-222. P. Kajla, A. Sharma y D. R. Sood, "Flaxseed-a potential functional food source", *J Food Sci Technol*, 2015.
30. M. S. Nachbar y J. D. Oppenheim, "Lectins in the United States diet: a survey of lectins in commonly consumed foods and a review of the literature", *Am J Clin Nutr*, noviembre de 1980, 33(11): 2338-2345.
31. M. Sisson, "The lowdown on lectins", Mark's Daily Apple, 4 de junio de 2010.
32. B. J. Macfarlane *et al.*, "Inhibitory effect of nuts on iron absorption", *Am J Clin Nutr*, febrero de 1988, 47(2): 270-274.
33. D. Pierson, "California farms lead the way in almond production", *Los Angeles Times*, 12 de enero de 2014.
34. A. Bland, "California drought has wild salmon competing with almonds for water", NPR, 21 de agosto de 2014.

Azúcares y edulcorantes

1. S. Softic, D. E. Cohen y C. R. Kahn, "Role of dietary fructose and hepatic de novo lipo-genesis in fatty liver disease", *Dig Dis Sci*, mayo de 2016, 61(5): 1282-1293. Epub 8 de febrero de 2016. Reseña.
2. Q. Yang *et al.*, "Added sugar intake and cardiovascular diseases mortality among US adults", *JAMA Intern Med*, 2014, 174(4): 516-524.
3. R. Chowdhury *et al.*, "Association of dietary, circulating, and supplement fatty acids with coronary risk: a systematic review and meta-analysis", *Ann Intern Med*, 2014, 160: 398-406.
4. M. Lenoir *et al.*, "Intense sweetness surpasses cocaine reward", *PLoS One*, 1° de agosto de 2007, 2(8): e698.
5. *Ibid.*
6. J. Suez *et al.*, "Artificial sweeteners induce glucose intolerance by altering the gut microbiota", *Nature*, 9 de octubre de 2014, 514(7521): 181-186.

7. D. Ruanpeng *et al.*, "Sugar and artificially-sweetened beverages linked to obesity: a systematic review and meta-analysis", *Q JM*, 11 de abril de 2017.

8. B. M. Popkin y C. Hawkes, "Sweetening of the global diet, particularly beverages: patterns, trends and policy responses", *Lancet Diabetes Endocrinol*, febrero de 2016, 4(2): 174-186.

9. Q. Yang *et al.*, "Added sugar intake and cardiovascular diseases mortality among US adults", *JAMA Intern Med*, abril de 2014, 174(4): 516-524.

10. A. N. Westover y L. B. Marangell, "A cross-national relationship between sugar consumption and major depression?", *Depress Anxiety*, 2002, 16(3): 118-120.

11. *Scientific Report of the 2015 Dietary Guidelines Advisory Committee*, 2015 Dietary Guidelines Advisory Committee, Office of Disease Prevention and Health Promotion, diciembre de 2016. http://www.health.gov/dietaryguidelines/2015-scientific-report/.

12. "Per capita wheat flour consumption declines along with other starches", US Department of Agriculture, Economic Research Service. Actualizado el 28 de noviembre de 2016. https://www.ers.usda.gov/data-products/chart-gallery/gallery/chart-detail/?chartId=81227.

13. R. A. Ferdman, "Where people around the world eat the most sugar and fat", *Washington Post*, 5 de febrero de 1015. https://www.washingtonpost.com/news/wonk/wp/2015/02/05/where-people-around-the-world-eat-the-most-sugar-and-fat/.

14. L. Te Morenga, S. Mallard y J. Mann, "Dietary sugars and body weight: systematic review and meta-analyses of randomized controlled trials and cohort studies", *BMJ*, 2013, 346: e7492.

15. G. M. Singh *et al.*, "Estimated global, regional, and national disease burdens related to sugar-sweetened beverage consumption in 2010", *Circulation*, 25 de agosto de 2015, 132(8): 639-666.

16. "Sugars intake for adults and children", World Health Organization, marzo de 2015. http://www.who.int/nutrition/publications/guidelines/sugars_intake/en/.

17. "Kids and added sugars: how much is too much?", American Heart Association, agosto de 2016. http://news.heart.org/kids-and-added-sugars-how-much-is-too-much/.

18. G. G. Kuhnle *et al.*, "Association between sucrose intake and risk of overweight and obesity in a prospective sub-cohort of the European prospective investigation into cancer in Norfolk (epic-Norfolk)", *Public Health Nutr*, octubre de 2015, 18(15): 2815-2824.

19. A. Drewnowski y C. D. Rehm, "Consumption of added sugars among US children and adults by food purchase location and food source", *Am J Clin Nutr*, septiembre de 2014, 100(3): 901-907.

20. *Global Report on Diabetes*, World Health Organization, Ginebra, Suiza, WHO Press, 2016. http://apps.who.int/iris/bitstream/10665/204871/1/9789241565257_eng.pdf.

21. L. A. Te Morenga *et al.*, "Dietary sugars and cardiometabolic risk: systematic review and meta-analyses of randomized controlled trials of the effects on blood pressure and lipids", *Am J Clin Nutr*, julio de 2014, 100(1): 65-79. R. R.

Ruff, "Sugar-sweetened beverage consumption is linked to global adult morbidity and mortality through diabetes mellitus, cardiovascular disease and adiposity-related cancers", *Evid Based Med*, diciembre de 2015, 20(6): 223-224.

22. C. A. Krone y J. T. Ely, "Controlling hyperglycemia as an adjunct to cancer therapy", *Integr Cancer Ther*, marzo de 2005, 4(1): 25-31. J. A. Meyerhardt *et al.*, "Dietary glycemic load and cancer recurrence and survival in patients with stage III colon cancer: findings from CALGB 89803", *J Natl Cancer Inst*, 21 de noviembre de 2012, 104(22): 1702-1711.

23. R. Mastrocola *et al.*, "High-fructose intake as risk factor for neurodegeneration: key role for carboxy methyllysine accumulation in mice hippocampal neurons", *Neurobiol Dis*, mayo de 2016, 89: 65-75.

24. B. C. Stephan *et al.*, "Increased fructose intake as a risk factor for dementia", *J Gerontol A Biol Sci Med Sci*, agosto de 2010, 65(8): 809-814.

25. D. R. Felix *et al.*, "Non-alcoholic fatty liver disease (Nafld) in obese children —effect of refined carbohydrates in diet", *BMC Pediatr*, 15 de noviembre de 2016, 16(1): 187. K. Kavanagh *et al.*, "Dietary fructose induces endotoxemia and hepatic injury in calorically controlled primates", *Am J Clin Nutr*, agosto de 2013, 98(2): 349-357.

26. Q. Yang, "Gain weight by 'going diet'? Artificial sweeteners and the neurobiology of sugar cravings: Neuroscience 2010", *Yale Journal of Biology and Medicine*, 2010, 83(2): 101-108.

27. W. Banting, "Letter on corpulence, addressed to the public", *Obes Res*, marzo de 1993, 1(2): 153-163.

28. "Nutrition and your health: dietary guidelines for Americans", US Department of Agriculture, US Department of Health and Human Services, *Home and Garden Bulletin*, febrero de 1980, 232. https://health.gov/dietaryguidelines/1980thin.pdf?_ga=2.180372961.77605286.1503837658-755408361.1503663254.

29. V. S. Malik, "Sugar sweetened beverages and cardiometabolic health", *Curr Opin Cardiol*, septiembre de 2017, 32(5): 572-579.

30. N. Teicholz, *The Big Fat Surprise*, Nueva York, Scribner, 2014.

31. J. Yerushalmy y H. E. Hilleboe, "Fat in the diet and mortality from heart disease; a methodologic note", *NY State J Med*, 15 de julio de 1957, 57(14): 2343-2354.

32. S. Szanto y J. Yudkin, "The effect of dietary sucrose on blood lipids, serum insulin, platelet adhesiveness and body weight in human volunteers", *Postgrad Med J*, septiembre de 1969, 45(527): 602-607.

33. J. Yudkin, "Dietary factors in arteriosclerosis: sucrose", *Lipids*, mayo de 1978, 13(5): 370-372.

34. J. Yudkin y R. H. Lustig, *Pure, White, and Deadly: How Sugar Is Killing Us and What We Can Do to Stop It*, Nueva York, Penguin Books, 2013.

35. C. E. Kearns, L. A. Schmidt y S. A. Glantz, "Sugar industry and coronary heart disease research: a historical analysis of internal industry documents", *JAMA Intern Med*, 2016, 176(11): 1680-1685.

36. A. O'Connor, "Coca-Cola funds scientists who shift blame for obesity away from bad diets", *New York Times*, 9 de agosto de 2015.

37. C. Choi, "How candy makers shape nutrition science", Associated Press, 2 de junio de 2016.

38. J. Erickson *et al.*, "The scientific basis of guideline recommendations on sugar intake: a systematic review", *Ann Intern Med*, 20 de diciembre de 2016. [Epub previo a impresión.]

39. B. S. Lennerz *et al.*, "Effects of dietary glycemic index on brain regions related to reward and craving in men", *Am J Clin Nutr*, septiembre de 2013, 98(3): 641-647.

40. N. M Avena, P. Rada y B. G. Hoebel, "Evidence for sugar addiction: behavioral and neurochemical effects of intermittent, excessive sugar intake", *Neurosci Biobehav Rev*, 2008, 32(1): 20-39.

41. R. H. Lustig *et al.*, "Isocaloric fructose restriction and metabolic improvement in children with obesity and metabolic syndrome", *Obesity (Silver Spring)*, febrero de 2016, 24(2): 453-460.

42. A. Gugliucci *et al.*, "Short-term isocaloric fructose restriction lowers apoC-III levels and yields less atherogenic lipoprotein profiles in children with obesity and metabolic syndrome", *Atherosclerosis*, octubre de 2016, 253: 171-177.

43. M. B. Vos y J. E. Lavine, "Dietary fructose in nonalcoholic fatty liver disease", *Hepatology*, junio de 2013, 57(6): 2525-2531.

44. J. R. Rapin y N. Wiernsperger, "Possible links between intestinal permeability and food processing: a potential therapeutic niche for glutamine", *Clinics (Sao Paulo)*, junio de 2010, 65(6): 635-643.

45. G. A. Bray, S. J. Nielsen y B. M. Popkin, "Consumption of high-fructose corn syrup in beverages may play a role in the epidemic of obesity", *Am J Clin Nutr*, abril de 2004, 79(4): 537-543.

46. J. A. Nettleton *et al.*, "Diet soda intake and risk of incident metabolic syndrome and type 2 diabetes in the Multi-Ethnic Study of Atherosclerosis (mesa)", *Diabetes Care*, 2009, 32(4): 688-694.

47. M. Soffritti *et al.*, "Aspartame administered in feed, beginning prenatally through life span, induces cancers of the liver and lung in male Swiss mice", *Am J Ind Med*, diciembre de 2010, 53(12): 1197-1206.

48. J. Suez *et al.*, "Artificial sweeteners induce glucose intolerance by altering the gut microbiota", *Nature*, 2014, 514(7521): 181-186.

49. T. J. Maher y R. J. Wurtman, "Possible neurologic effects of aspartame, a widely used food additive", *Environ Health Perspect*, noviembre de 1987, 75: 53-57.

50. Q. P. Wang *et al.*, "Sucralose promotes food intake through NPY and a neuronal fasting response", *Cell Metab*, 12 de julio de 2016, 24(1): 75-90. S. E. Swithers y T. L. Davidson, "A role for sweet taste: calorie predictive relations in energy regulation by rats", *Behav Neurosci*, febrero de 2008, 122(1): 161-173.

51. F. de M. Feijó *et al.*, "Saccharin and aspartame, compared with sucrose, induce greater weight gain in adult Wistar rats, at similar total caloric intake levels", *Appetite*, enero de 2013, 60(1): 203-207.

52. M. C Borges *et al.*, "Artificially sweetened beverages and the response to the global obesity crisis", *PLoS Med*, 3 de enero de 2017, 14(1): e1002195.

53. K. C. Hootman *et al.*, "Erythritol is a pentose-phosphate pathway metabolite and associated with adiposity gain in young adults", *Proc Natl Acad Sci USA*, 23 de mayo de 2017, 114(21): E4233-E4240.

54. K. M. Phillips, M. H. Carlsen y R. Blomhoff, "Total antioxidant content of alternatives to refined sugar", *J Am Diet Assoc*, enero de 2009, 109(1): 64-71.

55. J. Clay, *World Agriculture and the Environment: A Commodity-By-Commodity Guide to Impacts and Practices*, Washington, D. C., Island Press, 1° de marzo de 2004.

56. K. Elizabeth, "UNCW professors study Splenda in Cape Fear River", *Star News Online*, 10 de marzo de 2013.

57. J. Wu-Smart y M. Spivak, "Sub-lethal effects of dietary neonicotinoid insecticide exposure on honey bee queen fecundity and colony development", *Sci Rep*, 26 de agosto de 2016, 6: 32108.

58. S. L. Tey *et al.*, "Effects of aspartame-, monk fruit-, stevia- and sucrose-sweetened beverages on postprandial glucose, insulin and energy intake", *Int J Obes (Lond)*, marzo de 2017, 41(3): 450-457.

Bebidas

1. L. D. R. Ibarra-Reynoso *et al.*, "Effect of restriction of foods with high fructose corn syrup content on metabolic indices and fatty liver in obese children", *Obes Facts*, 5 de agosto de 2017, 10(4): 332-340.

2. S. A. Smith-Warner *et al.*, "Alcohol and breast cancer in women: a pooled analysis of cohort studies", *JAMA*, 18 de febrero de 1998, 279(7): 535-540.

3. M. Hyman, *Eat Fat, Get Thin*, Nueva York, Little, Brown, 2016.

4. G. M. Singh *et al.*, "Estimated global, regional and national disease burdens related to sugar-sweetened beverage consumption in 2010", *Circulation*, 25 de agosto de 2015, 132(8): 639-666.

5. D. Ruanpeng *et al.*, "Sugar and artificially-sweetened beverages linked to obesity: a systematic review and meta-analysis", *Q JM*, 11 de abril de 2017.

6. D. C. Greenwood *et al.*, "Association between sugar-sweetened and artificially sweetened soft drinks and type 2 diabetes: systematic review and dose-response meta-analysis of prospective studies", *Br J Nutr*, 14 de septiembre de 2014, 112(5): 725-734.

7. K. Wijarnpreecha *et al.*, "Associations of sugar and artificially sweetened soda with nonalcoholic fatty liver disease: a systematic review and meta-analysis", *QJM*, julio de 2016, 109(7): 461-466.

8. W. Cheungpasitporn *et al.*, "Associations of sugar-sweetened and artificially sweetened soda with chronic kidney disease: a systematic review and meta-analysis", *Nephrology (Carlton)*, diciembre de 2014, 19(12): 791-797.

9. W. Cheungpasitporn *et al.*, "Sugar and artificially sweetened soda consumption linked to hypertension: a systematic review and meta-analysis", *Clin Exp Hypertens*, 2015, 37(7): 587-593.

10. V. S. Malik, "Sugar sweetened beverages and cardiometabolic health", *Curr Opin Cardiol*, septiembre de 2017, 32(5): 572-579.

11. D. Victor, "I don't drink coffee. Should I start?", *New York Times*, 24 de febrero de 2016. http://well.blogs.nytimes.com/2016/02/24/i-dont-drink-coffee-should-i-start/.

12. M. Ding *et al.*, "Association of coffee consumption with total and cause-specific mortality in 3 large prospective cohorts", *Circulation*, noviembre de 2015, 132: 2305-2315. O. J. Kennedy *et al.*, "Systematic review with meta-analysis: coffee consumption and the risk of cirrhosis", *Aliment Pharmacol Ther*, marzo de 2016, 43(5): 562-574. O'Keefe *et al.*, "Effects of habitual coffee consumption on cardiometabolic disease, cardiovascular health, and all-cause mortality", *J Am Coll Cardiol*, 17 de septiembre de 2013, 62(12): 1043-1051. L. Wu, D. Sun e Y. He, "Coffee intake and the incident risk of cognitive disorders: a dose-response meta-analysis of nine prospective cohort studies", *Clin Nutr*, 30 de mayo de 2016, S0261-5614(16)30111-X.

13. A. Yashin *et al.*, "Antioxidant and antiradical activity of coffee", *Antioxidants*, diciembre de 2013, 2(4): 230-245.

14. A. Bjarnadottir, "Science: coffee is the world's biggest source of antioxidants". Recuperado el 27 de diciembre de 2016. https://authoritynutrition.com/coffee-worlds-biggest-source-of-antioxidants/.

15. A. Svilaas *et al.*, "Intakes of antioxidants in coffee, wine, and vegetables are correlated with plasma carotenoids in humans", *J Nutr*, marzo de 2004, 134(3): 562-567.

16. R. M. Van Dam, W. J. Pasman y P. Verhoef, "Effects of coffee consumption on fasting blood glucose and insulin concentrations: randomized controlled trials in healthy volunteers", *Diabetes Care*, diciembre de 2004, 27(12): 2990-2992.

17. W. R. Lovallo *et al.*, "Stress-like adrenocorticotropin responses to caffeine in young healthy men", *Pharmacol Biochem Behav*, noviembre de 1996, 55(3): 365-369.

18. "Erin Brockovich carcinogen in tap water of more than 200 million Americans", Environmental Working Group, 20 de septiembre de 2016. http://www.ewg.org/research/chromium-six-found-in-us-tap-water.

19. "The truth about tap", Natural Resources Defense Council. https://www.nrdc.org/stories/truth-about-tap.

20. J. K. Tobacman, "Review of harmful gastrointestinal effects of carrageenan in animal experiments", *Environ Health Perspect*, octubre de 2001, 109(10): 983-994.

21. C. Kresser, "Harmful or harmless: carrageenan", Chris Kresser, 15 de noviembre de 2013. https://chriskresser.com/harmful-or-harmless-carrageenan/.

22. M. P. St-Onge y P. J. Jones, "Physiological effects of medium-chain triglycerides: potential agents in the prevention of obesity", *J Nutr*, marzo de 2002, 132(3): 329-332.

23. M. Kasai *et al.*, "Effect of dietary medium- and long-chain triacylglycerols (MLCT) on accumulation of body fat in healthy humans", *Asia Pac J Clin Nutr*, 2003, 12(2): 151-160.

24. A. Di Castelnuovo *et al.*, "Alcohol dosing and total mortality in men and women: an updated meta-analysis of 34 prospective studies", *Arch Intern Med*, 11-25 de diciembre de 2006, 166(22): 2437-2445.

25. S. Costanzo *et al.*, "Alcohol consumption and mortality in patients with cardiovascular disease: a meta-analysis", *J Am Coll Cardiol*, 30 de marzo de 2010, 55(13): 1339-1347.
26. M. Jin *et al.*, "Alcohol drinking and all cancer mortality: a meta-analysis", *Ann Oncol*, marzo de 2013, 24(3): 807-816.
27. Y. Gepner *et al.*, "Effects of initiating moderate alcohol intake on cardiometabolic risk in adults with type 2 diabetes: a 2-year randomized, controlled trial", *Ann Intern Med*, 20 de octubre de 2015, 163(8): 569-579.
28. T. S. M. Saleem y S. D. Basha, "Red wine: a drink to your heart", *J Cardiovasc Dis Res*, octubre-diciembre de 2010, 1(4): 171-176.
29. S. Q. Siler, R. A. Neese y M. K. Hellerstein, "De novo lipogenesis, lipid kinetics, and whole-body lipid balances in humans after acute alcohol consumption", *Am J Clin Nutr*, noviembre de 1999, 70(5): 928-936.
30. G. J. Tanner *et al.*, "Measuring hordein (gluten) in beer: a comparison of ELISA and mass spectrometry", *PLoS One*, 2013, 8(2).
31. B. J. Wolk, M. Ganetsky y K. M. Babu, "Toxicity of energy drinks", *Curr Opin Pediatr*, abril de 2012, 24(2): 243-251.
32. M. H. Carlsen *et al.*, "The total antioxidant content of more than 3100 foods, beverages, spices, herbs and supplements used worldwide", *Nutr J*, 22 de enero de 2010, 9: 3.
33. H. Mukhtar y N. Ahmad, "Tea polyphenols: prevention of cancer and optimizing health", *Am J Clin Nutr*, junio de 2000, 71(supl. 6): 1698S-1702S.
34. T. Nagao *et al.*, "Ingestion of a tea rich in catechins leads to a reduction in body fat and malondialdehyde-modified LDL in men", *Am J Clin Nutr*, enero de 2005, 81(1): 122-129.
35. "Tea and cancer prevention", National Cancer Institute. Recuperado el 29 de diciembre de 2016. https://www.cancer.gov/about-cancer/causes-prevention/risk/diet/tea-fact-sheet.
36. P. Nastu, "Carbon footprint of Tropicana orange juice: 1.7 kg", *Environmental Leader*, 23 de enero de 2009.
37. T. Levitt, "Coca-Cola just part of India's 'free-for-all' ", *Ecologist*, 4 de diciembre de 2009.

Tercera parte

1. Review of: Excitotoxins: The taste that kills, American Nutrition Association, *Nutrition Digest*, 38(2)1995. http://americannutritionassociation.org/newsletter/review-excitotoxins-taste-kills.
2. J. Roach, "Gulf of Mexico 'dead zone' is size of New Jersey", National Geographic News. 25 de mayo de 2005. http://news.nationalgeographic.com/news/2005/05/0525_050525_deadzone.html.
3. Food additive status list, Food and Drug Administration. http://www.fda.gov/Food/IngredientsPackagingLabeling/FoodAdditivesIngredients/ucm091048.htm.

4. "EWG's Dirty Dozen guide to food additives: generally recognized as safe—but is it?", Environmental Working Group, 12 de noviembre de 2014. http://www.ewg.org/research/ewg-s-dirty-dozen-guide-food-additives/generally-recognized-as-safe-but-is-it.

5. "Chemical cuisine", Center for Science in the Public Interest. https://cspinet.org/eating-healthy/chemical-cuisine#mycoprotein.

6. R. E. Frye et al., "Modulation of mitochondrial function by the microbiome metabolite propionic acid in autism and control cell lines", Transl Psychiatry, 25 de octubre de 2016, 6(10): e927. D. F. Macfabe, "Short-chain fatty acid fermentation products of the gut microbiome: implications in autism spectrum disorders", Microb Ecol Health Dis, 24 de agosto de 2012, 23.

7. D. Hakim, "Doubts about the promised bounty of genetically modified crops", New York Times, 29 de octubre de 2016.

8. Q. Chang et al., "Antibiotics in agriculture and the risk to human health: how worried should we be?", Evolutionary Applications, 2015, 8(3): 240-247.

9. T. J. Key, "Diet, insulin-like growth factor-1 and cancer risk", Proc Nutr Soc, 3 de mayo de 2011: 1-4.

10. C. E. Reed y S. E. Fenton, "Exposure to diethylstilbestrol during sensitive life stages: a legacy of heritable health effects", Birth Defects Res C Embryo Today: Reviews, 2013, 99(2): 10.

11. H. Y. Jiang et al., "K-carrageenan induces the disruption of intestinal epithelial Caco-2 monolayers by promoting the interaction between intestinal epithelial cells and immune cells", Mol Med Rep, diciembre de 2013, 8(6): 1635-1642.

12. A. Lerner y T. Matthias, "Changes in intestinal tight junction permeability associated with industrial food additives explain the rising incidence of autoimmune disease", Autoimmun Rev, junio de 2015, 14(6): 479-489.

13. "Questions & answers on bisphenol A (BPA) use in food contact applications", Food and Drug Administration. http://www.fda.gov/Food/IngredientsPackagingLabeling/FoodAdditivesIngredients/ucm355155.htm.

14. D. P. Provvisiero et al., "Influence of bisphenol A on type 2 diabetes mellitus", Int J Environ Res Public Health, 6 de octubre de 2016, 13(10), pii: E989. Reseña.

15. V. R. Kay, C. Chambers y W. G. Foster, "Reproductive and developmental effects of phthalate diesters in females", Critical Reviews in Toxicology, 2013, 43(3): 200-219. http://doi.org/10.3109/10408444.2013.766149.

16. R. W. Kobrosly et al., "Prenatal phthalate exposures and neurobehavioral development scores in boys and girls at 6-10 years of age", Environ Health Perspect, 2014, 122(5): 521-528. http://doi.org/10.1289/ehp.1307063.

17. "The fda takes step to remove artificial trans fats in processed foods", Food and Drug Administration, 16 de junio de 2015. http://www.fda.gov/NewsEvents/Newsroom/PressAnnouncements/ucm451237.htm.

18. R. Doukky et al., "Impact of dietary sodium restriction on heart failure outcomes", JACC Heart Fail, enero de 2016, 4(1): 24-35.

19. "How much is too much? Appendix B: vitamin and mineral deficiencies in the U.S.", Environmental Working Group, 19 de junio de 2014. http://www.

ewg.org/research/how-much-is-too-much/appendix-b-vitamin-and-mineral-deficiencies-us.

20. R. P. Heaney, "Long-latency deficiency disease: insights from calcium and vitamin D", *Am J Clin Nutr*, noviembre de 2003, 78(5): 912-919. Reseña.

Cuarta parte

1. L. R. Saslow *et al.*, "An online intervention comparing a very low-carbohydrate ketogenic diet and lifestyle recommendations versus a plate method diet in overweight individuals with type 2 diabetes: a randomized controlled trial", *J Med Internet Res*, 13 de febrero de 2017, 19(2): e36.

2. A. Fasano *et al.*, "Nonceliac gluten sensitivity", *Gastroenterology*, mayo de 2015, 148(6): 1195-1204.

3. D. L. J. Freed, "Do dietary lectins cause disease? The evidence is suggestive—and raises interesting possibilities for treatment", *BMJ: British Medical Journal*, 1999, 318(7190): 1023-1024.

Mark Hyman es médico, investigador y autor bestseller de *The New York Times*, reconocido internacionalmente. Entre sus libros destacan los exitosos *La solución del azúcar en la sangre, Detox. La dieta de los 10 días* y *Come grasa y adelgaza*. El doctor Hyman es fundador y director médico de The UltraWellness Center en Lenox, Massachusetts, donde dirige un equipo de médicos, nutriólogos y enfermeras que utilizan su método para mejorar la salud y cambiar la vida de sus pacientes. También es director del Centro Clínico de Cleveland para la Medicina Funcional y Presidente del Instituto para la Medicina Funcional.

Otros títulos del autor

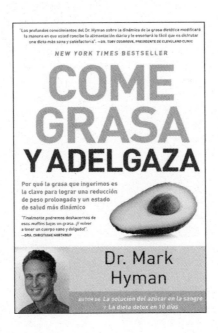

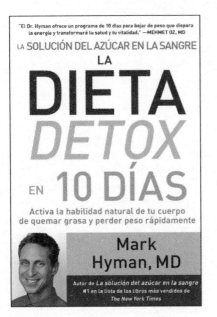

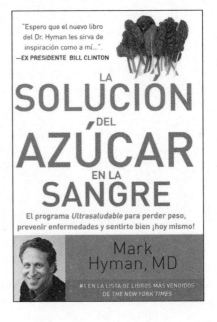